DR. MED. LUTZ BANNASCH | BEATE JUNGINGER

Textliche und fachliche Mitarbeit: Dr. med Heike Kovács

# Die
# Körper-Geist-Seele
# Formel

## Ganzheitliche
## Heilung
## aus dem Immunsystem

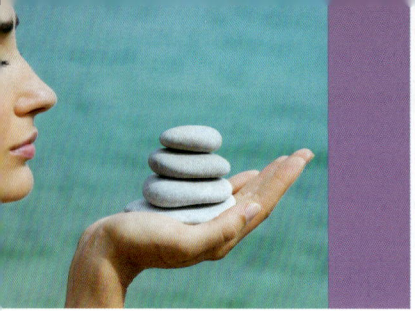
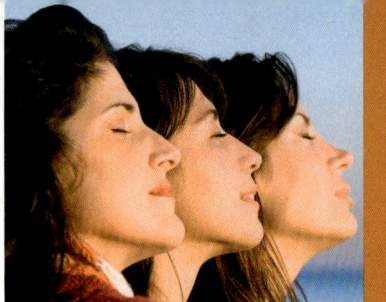
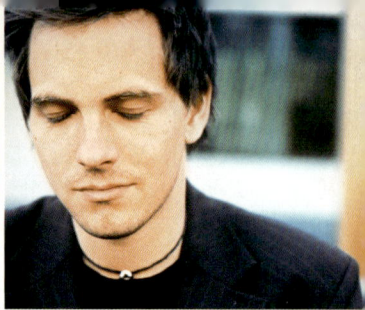

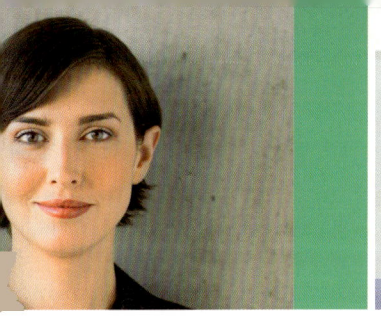
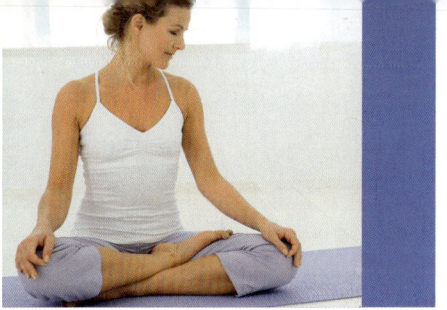

## Die bewährten PNI-Module

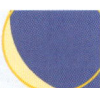

# Ein Wort zuvor

VIELLEICHT IST IHNEN die folgende Situation bekannt? Seit Monaten nagt die ständige Kritik Ihres Chefs an Ihrem Selbstwertgefühl. Sie werden immer unsicherer, und auch den Kollegen trauen Sie schon nicht mehr über den Weg, denn möglicherweise warten diese ja nur darauf, Ihren Platz einzunehmen. Zu Hause häufen sich ebenfalls die Probleme, die Beziehung zu Ihrem Partner droht in eine Krise zu rutschen, mit den Kids gibt es ständig Ärger, die Hausarbeit wächst Ihnen über den Kopf. Und dann kommt es, wie es kommen muss: Erst eine Erkältung, der eine hartnäckige Bronchitis folgt; der Magen macht Ihnen nach längerer Antibiotikum-Einnahme zu schaffen, Kopf und Rücken schmerzen, Müdigkeit und Erschöpfung setzen Ihnen immer stärker zu. Die konsultierten Ärzte schütteln den Kopf, keine Therapie erweist sich als wirksam, und der Weg aus der Krankheitsspirale scheint zunehmend versperrt.

Solche und ähnliche Fälle gibt es zu Tausenden – Menschen, die sich oft jahrelang von Arzt zu Arzt schleppen, unterschiedlichste Therapien und Medikamente ausprobieren. Jedoch: Die Symptome bleiben. Auch in unsere immunologische Praxis kommen solche Patienten. Wir haben für sie den brandneuen Begriff des „Overload-Syndroms" geprägt. Das Wort stammt aus dem Englischen und lässt sich mit „Überlastungssyndrom" übersetzen.

Bisher ist von dem facettenreichen Symptomenbild, das sich so schwer einordnen lässt und das Patienten oft über Jahre plagt, noch wenig bekannt. In diesem Buch werden Sie das Overload-Syndrom genau kennenlernen und auch erfahren, wie es sich von anderen Proble-

Achte auf deine Gedanken,
denn sie werden Worte.

Achte auf deine Worte,
denn sie werden Handlungen.

Achte auf deine Handlungen,
denn Sie werden Gewohnheiten.

Achte auf deine Gewohnheiten,
denn sie werden dein Charakter.

Achte auf deinen Charakter,
denn er wird dein Schicksal.

Aus dem Talmud

men wie dem Burn-out-, Bore-out- oder dem Chronic-fatigue-Syndrom (CFS) unterscheidet. Bei unseren Anamneseerhebungen, die ähnlich funktionieren wie der Selbst-Check gleich am Anfang dieses Buches, fielen uns viele der Patienten mit Overload-Syndrom dadurch auf, dass das Immunsystem stets aufs Neue beeinträchtigt wurde; Symptome wie ständige Infekte, Allergien, Neurodermitis, Muskelschmerzen und völlige Erschöpfung traten immer wieder auf. In intensiven Gesprächen war schnell klar, dass die Ursachen tiefer lagen.

Und wo? Hier gibt die Psychoneuroimmunologie eine Antwort. Dass Gefühle unseren Organismus beeinflussen und dass Geist, Körper und Seele in enger Verbindung zueinander stehen, ist eine jahrtausendealte Weisheit. Doch wie intensiv das Netz dieses Beziehungssystems geknüpft ist und wie machtvoll die Wechselwirkungen in ihm tatsächlich sind, wird erst jetzt aufgrund neuer psychologischer, neurologischer und immunologischer Forschungsmethoden in aufsehenerregender Weise messbar und verstehbar. Die Erkenntnisse aus dem neuen, spannenden Wissenschaftszweig der Psychoneuroimmunologie lassen für die praktische Umsetzung nur eine Konsequenz zu: Behandlungen zur Stärkung der Konstitution eines Menschen – seines Abwehrsystems, seines Hormonstoffwechsels, seines Nervenkostüms, seiner psychischen Befindlichkeit – müssen grundsätzlich einem ganzheitlichen, interdisziplinären Therapieprinzip folgen, um langfristig wirklich erfolgreich zu sein. Konkret heißt dies, dass die seelisch-geistige Verfassung eines Patienten – seine Art zu denken, zu fühlen und sich in seinem sozialen Umfeld zu verhalten – mindestens ebenso viel Aufmerksamkeit verdient wie seine körperlichen Symptome. In unserer

Arbeit haben wir deshalb diesen interdisziplinären Ansatz zum Prinzip erhoben und eine enge Kooperation zwischen immunologischer Therapie und intensiver Coaching-Arbeit geschaffen. Es ist der Schulterschluss zweier bedeutender Behandlungssysteme – dem des Körpers und dem der Seele. Sie funktionieren für sich einzeln gut, aber erst im Zusammenspiel wirken sie wirklich optimal zum Wohle des Patienten.

Dieses Buch soll Ihnen helfen, die komplexen Zusammenhänge zwischen Körper und Psyche besser zu verstehen. Lassen Sie sich auf eine faszinierende Reise durch Ihren Organismus entführen, auf der Sie erfahren, wie Immunsystem, Blutkreislauf, Organe, Nerven und Hormone in einem komplexen Regelwerk für Ihre Gesundheit und Ihr Wohlbefinden sorgen. Auf diese Weise erhalten Sie das nötige Wissen, um Krankheiten und Beschwerden selbst frühzeitig vorzubeugen oder eine Therapie zu finden, die angemessen ist und Ihnen echte Hilfe bietet.

Dieser Ratgeber ist von uns verfasst worden, um Ihnen Einblicke in das spannende Gebiet der Psychoneuroimmunologie zu geben und Ihnen mit zahlreichen Anleitungen zur Seite zu stehen. Wir hoffen, dass das vorliegende Buch Ihnen viele wertvolle Informationen und Tipps zu übermitteln vermag, die Sie zum Gesundwerden und Gesundbleiben nutzen können.

Ihre Beate Junginger und Lutz Bannasch

## NOCH GESUND ODER SCHON KRANK?

Im ersten Moment mutet die Frage vielleicht ein bisschen seltsam an: Bin ich noch gesund oder schon krank? Die Grenzen scheinen klar zu sein: Wenn Ihr Kollege im Büro hustet und schnieft und Sie nun mit Fieber, tränenden Augen und laufender Nase das Bett hüten müssen, ist der Fall eindeutig – die Erkältungsviren haben eben auch vor Ihnen nicht haltgemacht, und Ihr Immunsystem hat sich mit einem grippalen Infekt auseinanderzusetzen, der – wenn alles gut geht – nach ungefähr einer Woche wieder ausgeheilt ist. Auch bei einer Gehirnerschütterung, Muskelzerrung, einem Knochenbruch oder Bänderriss würde kein Arzt zögern, Sie krankzuschreiben, damit Sie Ihre Verletzung auskurieren können.

### GRAUZONE ZWISCHEN KRANKHEIT UND GESUNDHEIT

In vielen Fällen ist es aber mit dem Krank- und Gesundsein nicht so eindeutig. Wer von uns kennt nicht die Situation: Man fühlt sich nicht so richtig fit, spürt tief im Inneren, dass etwas nicht ganz in Ordnung ist. Die innere Stimme mahnt zum Innehalten, möchte, dass wir ihr Gehör schenken, unserem Körper und unserer Seele mehr Aufmerksamkeit widmen. Aber wir ignorieren diese Stimme und tun so, als ob wir genauso vital und leistungsfähig seien wie eh und je. Denn Kranksein ist in unserer leistungsbetonten Gesellschaft nicht besonders gut akzeptiert, vor allem nicht, wenn es sich um wenig fassbare gesundheitliche Probleme handelt. Dazu kommt noch, dass viele Menschen es sich einfach nicht leisten können, etwas kürzerzutreten oder sich gar eine Auszeit zur Wiederherstellung von Gesundheit und Wohlbefinden zu nehmen. Die kleinen und größeren Sünden des Alltags – wie unausge-wogenes Essen, zu wenig Bewegung, zu viel Kaffee, Zigaretten, Alkohol – tun ihr Übriges. Und dann: Die Stimme in uns ruft lauter, die Signale werden deutlicher – kleinere Befindlichkeitsstörungen und Zipperlein wachsen sich immer öfter zu handfesten Beschwerden aus; Körper, Geist und Seele geraten immer häufiger in einen massiven Stresszustand. Überhaupt Stress: Er spielt, wie Sie später noch ausführlich erfahren werden, im Zusammenspiel von Körper, Geist und Seele eine maßgebliche Rolle und ist an nahezu allen Krankheitsprozessen mehr oder weniger stark beteiligt. So auch am Overload-Syndrom. Dieses ausgesprochen facettenreiche Syndrom wird Ihnen im Kapitel „Den Krankmachern auf der Spur" ab Seite 79 ausführlich vorgestellt. Was Sie an dieser Stelle schon wissen sollten, ist, dass dieses Syndrom quasi die Grauzone zwischen Krankheit und Gesundheit darstellt, aber mit einer präzisen Analyse der eigenen Situation sehr gut zu erfassen ist.

### TESTEN SIE SICH SELBST

Der folgende Selbst-Check hilft Ihnen zu erkennen, ob Sie vom Overload-Syndrom betroffen sind und ermöglicht Ihnen, Ihr persönliches Risiko für ernste Folgeerkrankungen einzuschätzen. Auch wenn Ihnen die Fragen komisch vorkommen sollten oder manche Antworten weniger chic erscheinen als andere: Beantworten Sie die Fragen ehrlich und ohne groß nachzudenken, denn nur dann kann Ihnen der Selbst-Check ein realistisches Bild Ihrer Situation vermitteln. Denken Sie beim Ausfüllen stets an die Situation, die in der Frage auftaucht, aber nicht an das Ergebnis des Tests, es gibt kein falsches Ergebnis, nur Ihr persönliches Ergebnis! Bedenken Sie aber bitte: Ein Arztbesuch lässt sich durch den Test nicht ersetzen!

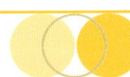

## SELBST-CHECK: LEIDE ICH AM OVERLOAD-SYNDROM?

*Bearbeiten Sie zunächst den gesamten Test.
Ermitteln Sie dann die Punkte der einzelnen
Spalten. Die Punkte aller Spalten zusammen
ergeben schließlich die Gesamtpunktzahl.*

| Punktewerte: | |
| --- | --- |
| *oft* | *2 Punkte* |
| *selten* | *1 Punkt* |
| *nie* | *0 Punkt* |

|  | 2 | 1 | 0 |
| --- | --- | --- | --- |
|  | Oft | Selten | Nie |

**KOPF UND HALS**

Wenn ich unter Druck gerate, habe ich Kopfschmerzen. — *oft* ☒

Ich habe Sehstörungen, leide unter Verschwommensehen und Doppelbildern. — *selten* ☒

Mir ist schwindelig. — *selten* ☒

Nackenverspannungen machen mir so zu schaffen, dass die Schmerzen in den Rücken oder Kopf ausstrahlen. — *selten* ☒

Ich vernehme Ohrgeräusche, die mir sehr lästig sind. — *nie* ☒

Vor allem in den Wintermonaten bin ich von Entzündungen der Nebenhöhlen, der Ohren oder des Halsbereiches betroffen. — *oft* ☒

Ich habe Schluckstörungen. — *selten* ☒

Ich leide unter (allergischem) Schnupfen. — *nie* ☒

Meine Augen brennen und jucken. — *selten* ☒

Ich leide unter Migräneanfällen. — *nie* ☒

**BRUST UND LUNGE**

Ich habe mit Bronchitis und Asthma bronchiale zu tun. — *nie* ☒

Ich bekomme Herzklopfen und spüre eine Beklemmung in der Brust. — *oft* ☒

Ich bin kurzatmig, z. B. beim Treppensteigen. — *selten* ☒

Ich verspüre manchmal ein Stechen in der Brust. — *nie* ☒

Ich habe abends geschwollene Beine. — *nie* ☒

**MAGEN UND DARM**

Wenn ich mich aufrege, schlägt mir das auf den Magen. — *oft* ☒

Ich leide unter Verdauungsproblemen wie Verstopfung und/oder Durchfall. — *selten* ☒

Ich neige zu Blähungen und Völlegefühl. — *oft* ☒

Ich sehe Blut oder Schleim auf meinem Stuhl. — *nie* ☒

Ich habe Bauchschmerzen. — *selten* ☒

Ich habe mit Sodbrennen zu tun. — *nie* ☒

Obwohl ich wenig esse, habe ich das Gefühl, zuzunehmen. — *oft* ☒

Nach dem Essen bin ich sehr müde und könnte mich hinlegen. — *oft* ☒

Vor allem wenn ich morgens aufwache, habe ich einen unangenehmen, pappigen Geschmack im Mund. — *oft* ☒

| Punktzahl | + +9 → | 1 +3 + = 22 |
| --- | --- | --- |

| | 2 Oft | 1 Selten | 0 Nie |
|---|---|---|---|
| Ich leide unter Mundgeruch und schlechtem Atem. | | | X |
| Meine Zunge ist belegt. | | X | |
| Ich sehe seitlich in der Zunge meine Zahnabdrücke. | | | X |

## RÜCKEN, GELENKE UND MUSKELN

| | 2 Oft | 1 Selten | 0 Nie |
|---|---|---|---|
| Rückenschmerzen sind mein Problem. | | | X |
| Mein Rücken fühlt sich manchmal wie ein Panzer an. | | | X |
| Ich leide unter Verspannungen und Muskelschmerzen. | | X | |
| Meine Gelenke schmerzen. | X | | |

## HAUT UND HAARE

| | 2 Oft | 1 Selten | 0 Nie |
|---|---|---|---|
| Meine Haut spannt, rötet sich, oder es zeigen sich Unreinheiten. | | | X |
| Ich habe mit nesselartigem Ausschlag zu tun. | | | X |
| Mein Haar ist spröde und brüchig. | | X | |
| Ich bemerke vermehrten Haarausfall. | X | | |
| Meine Nägel sind brüchig, spalten sich. | X | | |
| Meine Nägel haben Rillen und weiße Flecken. | | X | |
| Wunden heilen bei mir schlecht. | | X | |

## HARNWEGE UND GESCHLECHTSORGANE

| | 2 Oft | 1 Selten | 0 Nie |
|---|---|---|---|
| Ich leide unter wiederkehrenden Blasenentzündungen. | | X | |

| | 2 Oft | 1 Selten | 0 Nie |
|---|---|---|---|
| Ich spüre ein Brennen beim Wasserlassen. | | | X |
| Ich habe Nierenschmerzen. | | | X |
| Frauen: Mein Zyklus ist unregelmäßig, und/oder ich habe starke Menstruationsbeschwerden. | X | | |
| Männer: Wenn ich unter Stress stehe, habe ich Potenzprobleme. | | | |

## IMMUNSYSTEM

| | 2 Oft | 1 Selten | 0 Nie |
|---|---|---|---|
| Ich habe geschwollene Lymphknoten. | | X | |
| Ich schwitze nachts sehr stark. | | | X |
| Ich bin unerklärbar schwach und erschöpft. | X | | |
| Ich habe starke Infekte. | | X | |
| Ich nehme Antibiotika. | | X | |
| Ich nehme Cortison. | | | X |
| Ich reagiere allergisch. | | | X |
| Ich bekomme sehr dicke Insektenstichreaktionen. | | | X |

## SCHLAFVERHALTEN

| | 2 Oft | 1 Selten | 0 Nie |
|---|---|---|---|
| Ich schlafe schlecht ein und wache immer wieder auf. | | X | |
| Wenn ich nachts aufwache, fange ich an zu grübeln. | | | X |
| Ich wache sehr früh auf, kann nicht mehr einschlafen, obwohl ich noch müde bin. | | | X |
| Ich wache morgens mit einem dumpfen Gefühl auf, fühle mich gerädert und ausgelaugt. | | X | |

**Punktzahl**   1+0+   →   9+ + = 19

8

| | 2 | 1 | 0 |
| --- | --- | --- | --- |
| | Oft | Selten | Nie |

Ich habe keine Lust zum Aufstehen. ☐ **☒** ☐

Ich denke schon morgens: „Dies wird wieder ein schlechter und anstrengender Tag". ☐ **☒** ☐

Ich komme morgens schwer aus dem Bett und abends zu spät ins Bett. ☐ **☒** ☐

## SEELISCH-GEISTIGES BEFINDEN

An manchen Tagen erscheint mir alles sinnlos und leer. Ich fühle mich schlecht, bin frustriert und traurig. ☐ **☒** ☐

Ich grübele viel und komme mit mir selbst nicht klar. ☐ **☒** ☐

Mich plagen Sorgen und Konflikte mit anderen über Wochen hinweg. ☐ **☒** ☐

Ich habe Angst, die an mich gestellten Anforderungen nicht zu bewältigen. **☒** ☐ ☐

Ich bin gereizt und verärgert, mich regen schon Kleinigkeiten auf. ☐ **☒** ☐

Ich bin nervös und unruhig, ohne zu wissen warum. ☐ **☒** ☐

Ich werde von anderen angesprochen, weil ich so unausgeglichen und unleidlich bin. ☐ ☐ **☒**

Ich schlucke Ärger hinunter, obwohl ich explodieren könnte. ☐ **☒** ☐

Ich bin vergesslich. Namen fallen mir nicht ein. ☐ ☐ **☒**

Ich kann mich schlecht konzentrieren. **☒** ☐ ☐

Ich habe wegen meines Verhaltens und meiner Leistung ein schlechtes Gewissen. ☐ ☐ **☒**

Ich finde mich nicht so besonders toll. ☐ **☒** ☐

Während andere sich über ihre Erfolge wirklich freuen können, bin ich nie stolz auf mich. ☐ ☐ **☒**

## ALLGEMEINE LEBENSGEWOHNHEITEN

Mein Tagesrhythmus ist unregelmäßig; ich gehe mal spät, mal früh ins Bett, schlafe mal lange, mal kurz. ☐ ☐ **☒**

Was ich mir vornehme, schaffe ich auch – dann arbeite ich eben frühmorgens, in der Nacht oder am Wochenende meine Aufgaben ab. **☒** ☐ ☐

Die Zeit richtig einzuteilen, bereitet mir Schwierigkeiten; Termine kollidieren oder Arbeit bleibt liegen. ☐ **☒** ☐

Ich lasse Dinge liegen, vergesse wichtige Termine. ☐ **☒** ☐

Es gibt Tage, da wächst mir alles über den Kopf, und ich weiß nicht mehr, wo ich anfangen und wo aufhören soll. **☒** ☐ ☐

Ich mache viele Dinge gleichzeitig. **☒** ☐ ☐

Wenn ich Sorgen oder Stress habe, trinke ich abends mehr als ein Glas Wein oder eine Flasche Bier, um abzuschalten. ☐ ☐ **☒**

Ich esse unregelmäßig, gehe z. B. ohne Frühstück aus dem Haus oder spätabends noch ins Lokal. ☐ ☐ **☒**

**Punktzahl** 1 + 3 + → + 9 + = 22

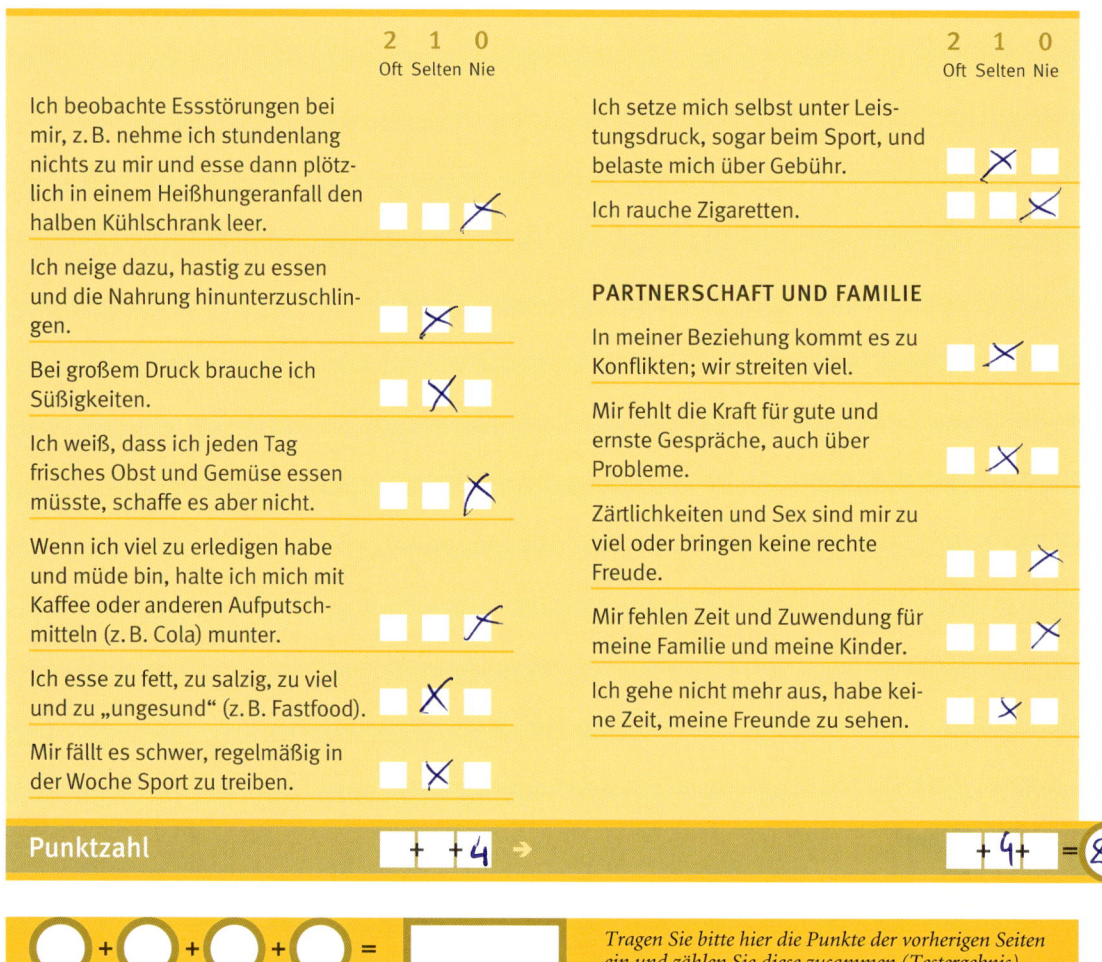

|  | 2 | 1 | 0 |
|---|---|---|---|
|  | Oft | Selten | Nie |

Ich beobachte Essstörungen bei mir, z. B. nehme ich stundenlang nichts zu mir und esse dann plötzlich in einem Heißhungeranfall den halben Kühlschrank leer. — Nie

Ich neige dazu, hastig zu essen und die Nahrung hinunterzuschlingen. — Selten

Bei großem Druck brauche ich Süßigkeiten. — Selten

Ich weiß, dass ich jeden Tag frisches Obst und Gemüse essen müsste, schaffe es aber nicht. — Nie

Wenn ich viel zu erledigen habe und müde bin, halte ich mich mit Kaffee oder anderen Aufputschmitteln (z. B. Cola) munter. — Nie

Ich esse zu fett, zu salzig, zu viel und zu „ungesund" (z. B. Fastfood). — Selten

Mir fällt es schwer, regelmäßig in der Woche Sport zu treiben. — Selten

|  | 2 | 1 | 0 |
|---|---|---|---|
|  | Oft | Selten | Nie |

Ich setze mich selbst unter Leistungsdruck, sogar beim Sport, und belaste mich über Gebühr. — Selten

Ich rauche Zigaretten. — Nie

**PARTNERSCHAFT UND FAMILIE**

In meiner Beziehung kommt es zu Konflikten; wir streiten viel. — Selten

Mir fehlt die Kraft für gute und ernste Gespräche, auch über Probleme. — Selten

Zärtlichkeiten und Sex sind mir zu viel oder bringen keine rechte Freude. — Nie

Mir fehlen Zeit und Zuwendung für meine Familie und meine Kinder. — Nie

Ich gehe nicht mehr aus, habe keine Zeit, meine Freunde zu sehen. — Nie

**Punktzahl**   + + 4 →   + 4 + = 8

◯ + ◯ + ◯ + ◯ = [        ]   *Tragen Sie bitte hier die Punkte der vorherigen Seiten ein und zählen Sie diese zusammen (Testergebnis).*

## AUSWERTUNG

*Das Gesamtergebnis sagt Ihnen, wie groß Ihr Risiko für das Overload-Syndrom ist und was Sie in Ihrem Leben ändern müssen.*

### 0 bis 60 Punkte

**Ihre Ampel steht auf Grün – Sie sind in Harmonie mit sich und der Welt!**

Glückwunsch! Sie haben Ihr Leben im Griff, befinden sich in guter gesundheitlicher Verfassung und fühlen sich meistens sehr wohl. Zu verdanken haben Sie das Ihrer ausgeglichenen Seelenlage, die Ihnen ermöglicht, immer wieder den richtigen Kurs einzuschlagen. Auch die Achtsamkeit für Ihre körperliche Gesundheit sowie ein vernünftiger Lebensrhythmus mit einem guten Wechselspiel zwischen Aktivität und Ruhe spielt eine Rolle für Ihren guten Zustand. Sie verfügen über den besten Schutzwall gegen Stress jedweder Art, Ihr Overload-Risiko ist äußerst gering. Machen Sie weiter so und tun Sie Ihrer Seele und Ihrem Körper immer mal wieder etwas Gutes, damit Ihnen diese Kraft erhalten bleibt – z.B. mit den Tipps und Empfehlungen, die Sie in diesem Ratgeber finden. Halten Sie dennoch empfohlene Vorsorgeuntersuchungen beim Arzt ein.

### 61 bis 120 Punkte

**Ihre Ampel schaltet auf Gelb – Sie begeben sich in die Gefahrenzone!**

Aufgepasst! Noch ist es nicht zu spät, Sie können dem Overload-Syndrom entkommen. Aber es gibt schon viele Anzeichen, dass sowohl bezüglich Ihrer körperlichen Gesundheit als auch Ihrer seelischen Verfassung und Ihrem sozialen Miteinander einiges in die Schieflage geraten ist. Nehmen Sie dies als Warnzeichen und versuchen Sie Stressfaktoren, ungesunde Lebensgewohnheiten und andere Krankmacher aus Ihrem Alltag zu verbannen, damit sich wieder Ausgeglichenheit und Wohlbefinden einstellen. Bei den Statements, die Sie mit „oft" angekreuzt haben, ist besonders Obacht geboten, beherzigen Sie gezielt die Ratschläge und therapeutischen Empfehlungen in diesem Buch, die Ihnen helfen, diese speziellen Probleme und Schwachstellen in Ihrem Leben zu beseitigen. Sicherheitshalber lassen Sie sich doch bald einmal beim Arzt durchchecken.

### 121 bis 184 Punkte

**Ihre Ampel zeigt Rot – Sie befinden sich im Hochrisiko-Bereich!**

Höchste Alarmstufe! Handeln Sie sofort, nehmen Sie Ihr Leben kritisch unter die Lupe und stellen Sie es konsequent um. Das Overload-Syndrom hat Sie nämlich schon längst erfasst und Sie laufen Gefahr, ernsthaft zu erkranken. Es wird immer schwieriger für Sie, Ihr seelisches, geistiges und körperliches Wohlbefinden zurückzuerlangen. Konsultieren Sie baldmöglichst einen Arzt und lassen sich medizinisch untersuchen. Nehmen Sie zusätzlich professionelle Hilfe in Anspruch, um aus Ihrem Stress und Ihrer Überlastung herauszufinden: Mit einem Coach oder Therapeuten sowie mithilfe dieses Ratgebers bringen Sie Ihr Leben wieder auf harmonischen Kurs.

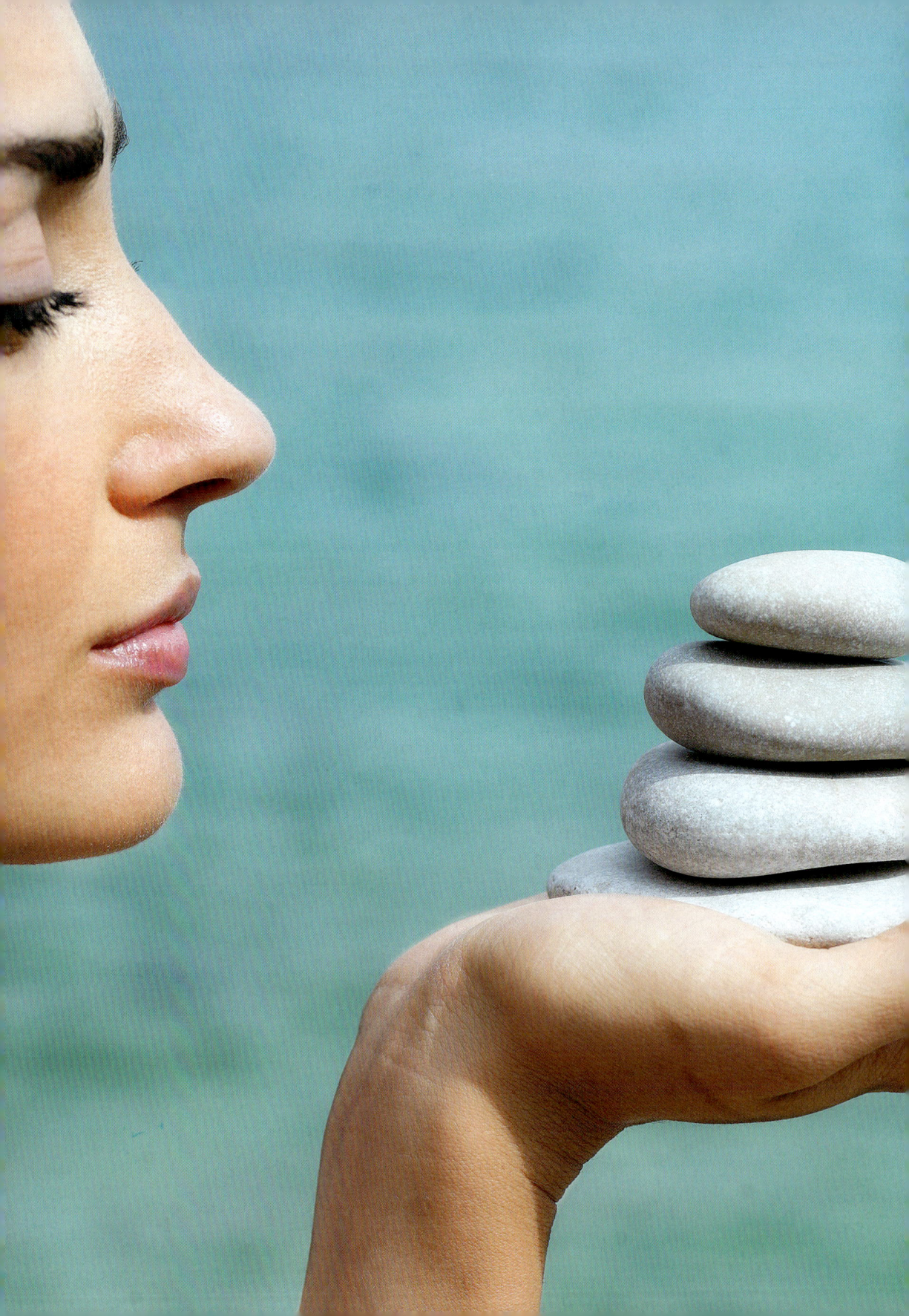

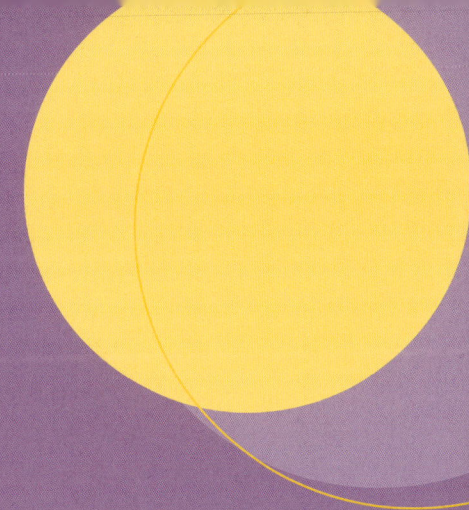

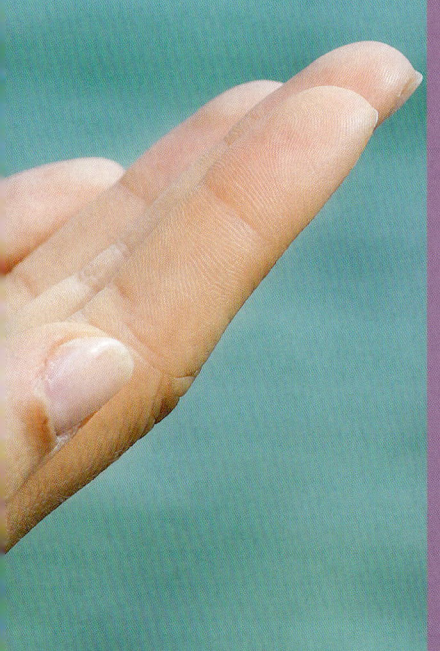

# PNI –
# Die neue
# Zauberformel

Die Psychoneuroimmunologie (PNI) gewinnt heute mit modernsten Wissenschaftsmethoden immer mehr Erkenntnisse darüber, wie Gedanken und Gefühle auf den Körper wirken, dort tief greifende Prozesse in Gang setzen und so über Krankheit und Gesundheit mit entscheiden.

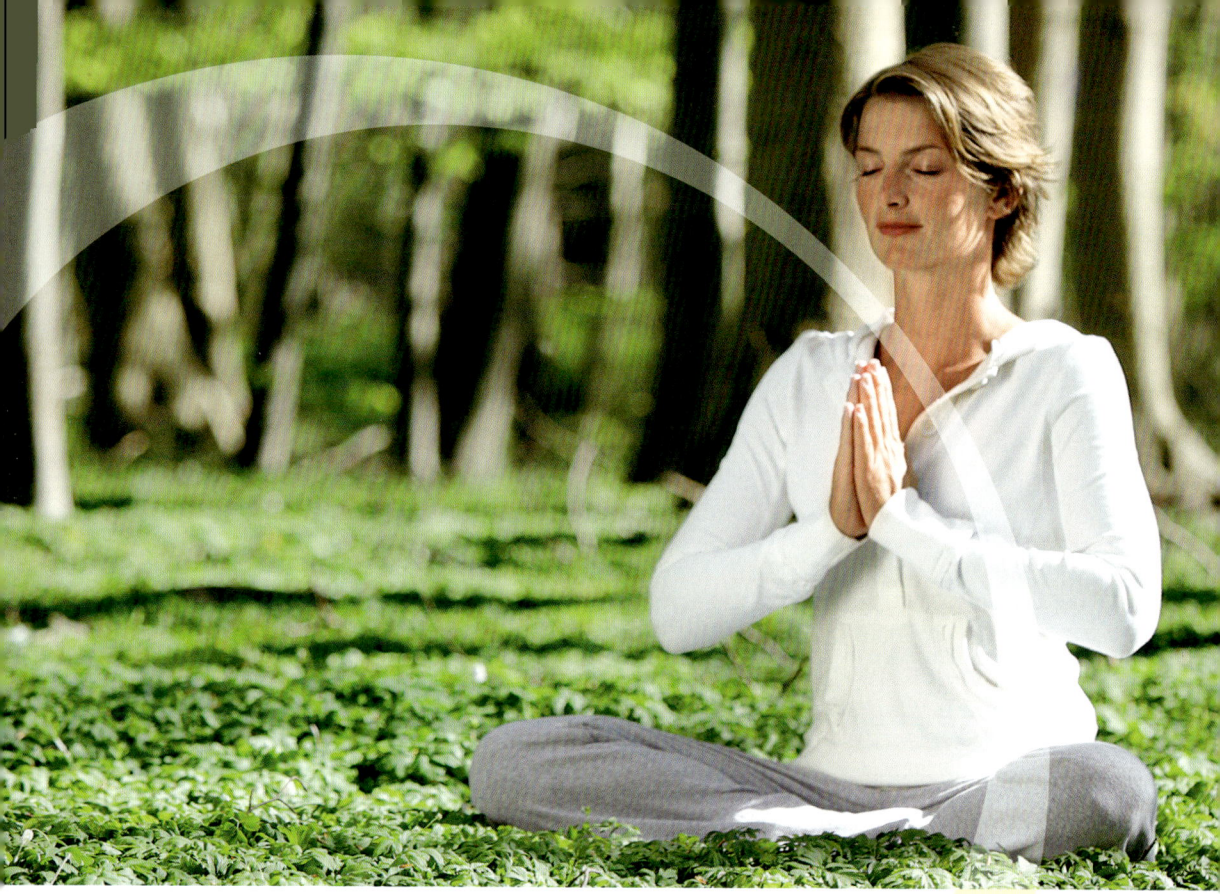

# Körper, Geist und Seele sind eins

„DIE KRANKHEIT HAT MEIN LEBEN verändert." Diesen Satz hört man oft aus dem
Mund von Patienten, und zumeist ist er gar
nicht negativ gemeint. Im Gegenteil: Viele
Menschen empfinden schwere Krankheiten
und andere leidvolle Erfahrungen zwar als
Einbruch in ihrem Leben und als große Krise.
Dennoch hadern sie nicht mit ihrem Schicksal,
verzweifeln und zerbrechen nicht, sondern
begeben sich auf die Suche nach einer tieferen

Wahrheit, nach der Botschaft, die ihnen das
körperliche Leiden auf geistig-seelischer Ebene
mitteilen will. Und sie werden fündig. Die
Betroffenen spüren nach, wo ihr Leben möglicherweise auf eine falsche Bahn geraten war,
welche negativen Empfindungen wie Groll,
Ärger oder Schuldgefühle sich angestaut und
welche ungesunden Gewohnheiten sich nach
und nach in den Alltag eingeschlichen hatten.
Sie versuchen zu erkennen, was sie in die

„Opferrolle" drängte und das Gefühl hervorrief, nicht mehr selbst die Verantwortung für ihr Leben zu tragen und ihrer Bestimmung folgen zu können. Nach einem radikalen Schnitt und einer konsequenten Umorientierung finden viele zu einem ganz neuen Dasein von besonderer Bewusstheit und besonderer Qualität. Wenn eine Brustkrebspatientin beispielsweise resümiert, dass die Krebserkrankung das Beste sei, was ihr im Leben je widerfahren sei, lässt einen diese Aussage staunen, ist vor diesem Hintergrund jedoch nicht verwunderlich. Die (Geistes-)Haltung, Krankheit als Chance aufzufassen, als Signal dafür, ganz bewusst in seinem Leben etwas zu verändern, seinen Weg zu korrigieren und ins Reine mit sich selbst und seiner Umwelt zu kommen, führt in der Tat oft zu frappierenden Erfolgen. Vor allem vermag sie die jedem Organismus innewohnenden Selbstheilungskräfte offensichtlich so anzufachen, dass Patienten von schweren, chronischen Leiden wie Rheuma oder sogar Krebs befreit und wieder ganz gesund werden.

## DIE EINHEIT DER IRDISCHEN EXISTENZ

Wie ist das möglich? Die Antwort liegt in der – eigentlich schon sehr alten – Erkenntnis, dass wir nicht über einen Körper verfügen, dem wir einfach so ausgeliefert sind und dessen Funktionen unsichtbar sowie unbeeinflussbar im Inneren ablaufen. Nein, wir haben die Macht, diese Funktionen zu steuern – zum Guten oder zum Schlechten. Diese Macht liegt in unserem Geist, in unseren Emotionen, Einstellungen, Anschauungen und täglichen Gewohnheiten. Fernöstliche Gesundheitslehren hatten schon vor Jahrtausenden diesen holistischen (ganzheitlichen) Blick. Die über

4000 Jahre alte Traditionelle Chinesische Medizin (TCM) folgte stets der Betrachtung, dass Körper, Geist und Seele als feste Einheit zusammengehören. Außerdem geht die Traditionelle Chinesische Medizin davon aus, dass der Mensch ein in den Kosmos eingebundenes Wesen ist. Auch die altindische Ayurveda-Lehre sieht eine Krankheit oder ein Symptom nicht isoliert, sondern immer im Zusammenhang mit dem ganzen Menschen in seiner körperlichen, seelischen und geistigen Verfassung sowie seinem sozialen Umfeld.

> *L*eib und Seele sind nicht zwei Substanzen, sondern eine. Sie sind der Mensch, der sich selbst in verschiedener Weise kennenlernt.
>
> Carl Friedrich von Weizsäcker (1912–2007)

Der in der westlichen Medizin etablierte Wissenschaftszweig der Psychosomatik (von Psyche = Seele und Soma = Leib) weiß ebenfalls schon länger um diese Zusammenhänge. So ist hinlänglich bekannt, dass ausgeprägte seelische Konflikte sich früher oder später in körperlichen Symptomen oder gar chronischen Krankheiten wie beispielsweise Migräne, Rückenleiden, Herz- oder Atemwegserkrankungen niederschlagen können. Umgekehrt funktioniert dieser Prozess der stetigen Wechselwirkung natürlich genauso: Wenn der Körper nicht richtig funktioniert, weil zum Beispiel die Zellen nicht ausreichend Vitalstoffe erhalten, die Nervenaktivität durch Toxine wie Nikotin oder Alkohol beeinträchtigt ist oder das Immunsystem von Krankheitserregern oder Allergie auslösenden Stoffen überflutet wird, schlägt sich das unweigerlich auch auf die Seele nieder.

## DIE SUCHE NACH DEN GROSSEN LEBENSRÄTSELN

Auch wenn das Körper-Geist-Seele-Netzwerk unzähligen Gelehrten dieser Welt – Medizinern, Naturwissenschaftlern, Philosophen, Psychologen, Theologen – als existent und empirisch, also durch Erfahrungswissen belegt, gilt – ein echter wissenschaftlicher Nachweis, wie dieses System genau funktioniert, konnte bisher nicht erbracht werden. Erst in den letzten Jahren haben sich Wissenschaftler verschiedener Forschungszweige, z. B. Gehirnforscher, Zellbiologen, Immunologen, Genetiker, Neuropsychologen, intensiv der Untersuchung dieses machtvollen Netzwerkes angenommen und sind dabei in eine Welt eingetreten, die unglaubliche Wissensschätze über unsere irdische Existenz birgt und in der unzählige Mysterien und Geheimnisse nur darauf warten, gelüftet zu werden. Was die Wissenschaftler bisher schon herausgefunden haben, ist atemberaubend, vielversprechend und löst einen großartigen, neuen Trend aus. An Universitäten und anderen Wissenschaftsinstitutionen finden immer mehr Studien statt, um die Wechselbeziehung zwischen Emotionen, Gedanken und körperlichem Wohlbefinden zu untersuchen.

Die immensen Fortschritte der medizinischen Diagnostik gewähren dabei immer aufschlussreichere Einblicke.

## EMOTIONALES GEHIRN UND INTELLIGENTE ZELLEN

Die Forscher bringen ihre Ergebnisse in aufsehenerregenden Publikationen an die Öffentlichkeit. So erklärt beispielsweise der französische Neurowissenschaftler und Psychiater David Servan-Schreiber in seinem Bestseller „Die neue Medizin der Emotionen", wie Stress, Depressionen und andere Krankheiten ohne Medikamente, aber durch die Stärkung des „emotionalen Gehirns" geheilt werden können. Auf welche Weise zwischenmenschliche Beziehungen als soziale Impulse die Struktur unseres Gehirns verändern, die Gene, den Körper und damit letztlich unser Wohlergehen beeinflussen, veranschaulicht der Freiburger Internist und Psychosomatiker Joachim Bauer in dem Ratgeber „Das Gedächtnis des Körpers". Auch der amerikanische Zellbiologe und Epigenetiker Bruce Lipton beschreibt in seinem fesselnden Buch „Intelligente Zellen", für das er im Jahre 2006 den nationalen amerikanischen Buchpreis erhielt, dass Denken und Fühlen menschliche Zellen beeinflussen können und dass die Gene als Träger unserer Erbanlagen wandelbar sind, je nachdem, in welche Umgebung wir sie versetzen. Lipton betrachtet die Körperzellen als dialogische, geistig prägbare „Kulturwesen" und ist überzeugt, dass wir mit diesem Wissen die Macht haben, unser Leben nach unseren Vorstellungen zu gestalten.

## SCHULTERSCHLUSS VERSCHIEDENER WISSENSCHAFTEN

Wie Steinchen eines Mosaiks tragen passionierte Forscher auf der ganzen Welt wichtige Erkenntnisse zusammen, um daraus allmählich ein komplettes Bild zu erschaffen, das einmal unser gesamtes bisheriges Wissen über uns Menschen, unseren Körper, unseren Geist und unser Potenzial auf dem Planeten Erde revolutionieren könnte. Unter dem Dach der Psychoneuroimmunologie (PNI) sind die zahlreichen Fachgebiete und interdisziplinären Forschungsansätze zur Körper-Geist-Seele-Medizin vereint. Auf den folgenden Seiten möchten wir Ihnen nun einen kleinen Einblick geben, wie die wissenschaftliche Arbeit in der Disziplin der PNI beschaffen ist und an welchen Zellen, Stoffen, Organen unseres Körpers die Studien stattfinden. Keine Sorge: Es erwarten Sie keine trockenen Beschreibungen von Laborgeräten und Versuchsanordnungen, keine unverständlichen Fachbegriffe oder rätselhafte Formeln. Vielmehr möchten wir Ihnen an wenigen anschaulichen, leicht verständlichen Beispielen verdeutlichen, wie die ungeheuer komplexen Funktionssysteme unseres Organismus (Immunsystem, Gehirn, Nerven, Hormone) sich miteinander verzahnen und miteinander kooperieren – für eine Einheit, die immer noch eines der größten Wunder darstellt: den Menschen.

## DIE KLUFT DES DUALISTISCHEN DENKENS

Die Strukturen, Funktionen und Prozesse des menschlichen Körpers als eine Einheit zu betrachten, ein Netzwerk, in dem alles ständig im Fluss und Austausch begriffen ist, war in der westlichen Forschung und Medizin lange Zeit nicht selbstverständlich. Vielmehr herrschte unter Neurologen, Psychologen, Immun- und Hormonspezialisten die Überzeugung, weitgehend jeweils unabhängige Funktionskreise des Körpers zu behandeln, die nicht viel miteinander zu tun haben. So war der Psychotherapeut eben schwerpunktmäßig für das Seelenwohl seiner Patienten zuständig, aber ob die Killerzellen im Blut reduziert oder

bestimmte Hormone ins Ungleichgewicht geraten waren, interessierte ihn kaum. Umgekehrt untersuchten Immunologen und Endokrinologen (Hormonspezialisten) zwar akribisch Menge und Zusammensetzung bestimmter Zellen und Moleküle, Neurologen maßen Nervenleitgeschwindigkeiten und Hirnströme, jedoch die Beeinflussung der Immunzellen und -botenstoffe, der Nervenzellen und Nervenbahnen durch die Seele hatte in ihrer diagnostischen und therapeutischen Arbeit keinen besonderen Stellenwert. Natürlich kannten die Mediziner und Wissenschaftler die alten Volksweisheiten „Kummer macht krank" oder „frisch Verliebte sind gegen alles gefeit", sie spürten sicher auch intuitiv, dass viele chronische Leiden ihrer Patienten mit negativen Gefühlen und einem negativen Umfeld zusammenhängen mussten, doch erlaubte ihnen die Art und Weise, wie Medizin und Wissenschaft praktiziert wurde, nicht, über die Grenzen der eigenen Disziplin hinauszuschauen.

## DAS CARTESIANISCHE WELTBILD

Die Spaltung von Körper, Geist und Seele hat ihre Wurzel in der Geschichte der abendländischen Wissenschaft und wurde von dem französischen Philosophen René Descartes (1596-1650) begründet. Nachdem im 17. Jahrhundert das mystische, vom Glauben an höhere Mächte und an Gott geprägte Weltbild durch zunehmende naturwissenschaftliche und mathematische Erforschungen erschüttert wurde, kam es zu einer großen Verunsicherung: Einerseits bestand noch die Überzeugung, dass alles, Menschen, Tiere, Pflanzen, Wasser, Erde, Luft, von Gott geschaffen sei und durch ihn eine (unsterbliche) Seele erhalten habe. Andererseits kamen Gelehrte wie die Astronomen Nikolaus Kopernikus und Johan-

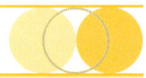

### René Descartes

René Descartes wurde 1596 in Frankreich geboren. Er entstammte einem alten Adelsgeschlecht, und so hatte er die Möglichkeit, an dem in damaliger Zeit sehr renommierten Jesuitenkolleg in La Flèche in scholastischer Philosophie und Naturwissenschaft unterrichtet zu werden. Nach einem weiteren Studium der Rechtswissenschaften begab er sich auf Reisen quer durch Europa. 1625 zog Descartes nach Paris und lebte dort vier Jahre lang. Anschließend emigrierte er nach Holland. In den folgenden Jahren verfasste er dort den größten Teil seiner philosophischen, mathematischen, physikalischen und medizinischen Werke. Er hatte enge Beziehungen zu angesehenen Wissenschaftlern seiner Zeit und pflegte mit ihnen einen engen Austausch. Im Herbst 1649 folgte er einer Einladung seiner langjährigen Briefpartnerin, der Königin Christine, nach Stockholm, wo er vier Monate später starb.

René Descartes gilt als Begründer des Rationalismus. Im Zentrum seiner Erkenntnistheorie steht die Vernunft (lateinisch: „ratio" = Vernunft). Außerdem ist seine Lehre geprägt von dem Satz: „Ich denke, also bin ich." (lateinisch: „Cogito, ergo sum.") Diese Einsicht hat Descartes aufgrund eines „methodischen Zweifels" gewonnen, und zwar an allem, was er vorher zu wissen glaubte. Der große Denker versuchte durch das Zweifeln, das Bejahen, Verneinen und stetige Überprüfen zu Wahrheit und Gewissheit zu gelangen.

nes Keppler sowie der Mathematiker und Physiker Galileo Galilei immer mehr mathematisch-logischen und physikalischen Zusammenhängen auf die Spur und erklärten unser Erdendasein als eine ganz klaren Gesetzen folgende Existenz. Dies beschwor einen tiefen Konflikt herauf: zwischen der Religion als der Hüterin des Glaubens, des Nichtfassbaren, des Immateriellen und der Naturwissenschaft als der Verfechterin des Rationalen, des Materiellen, Mess- und Nachvollziehbaren. Descartes versuchte den Konflikt zu lösen, indem er beiden Weltanschauungen einen Platz zuwies – allerdings getrennt voneinander in einem dualistischen Denkprinzip, das die Vorstellung von einer wechselseitigen Beeinflussung, ja gar von einer Einheit nicht mehr zuließ. Der Graben war also gezogen, auf der einen Seite befand sich die unsichtbare Seele, auf der anderen der sichtbare Körper. Die Unvereinbarkeit der beiden „Substanzen", von Geist (alias Seele) und Materie (alias Körper) erlangte als „Cartesischer Dualismus" historische Berühmtheit und sollte die Geschicke der Wissenschaft bis in unser Jahrhundert hinein lenken.

So ist es nicht verwunderlich, dass nachfolgende große Gelehrte wie etwa Charles Darwin (1809-1882) in ihrem Denken ebenfalls einer Spaltung unterworfen waren. Nach der Überzeugung des britischen Naturforschers wurde unser individuelles Leben ausschließlich von den Erbfaktoren bestimmt. Die Existenz auf der Erde war für ihn demnach eine ganz und gar materielle Angelegenheit, nämlich die – zufällige – Mischung unserer Gene. Geistigseelische oder gar göttliche Prozesse hatten hier nichts zu suchen. Die nächsten Generationen an Naturwissenschaftlern, Biologen, Biochemikern oder Genetikern übernahmen diese Anschauung, ohne Zweifel daran zu hegen, und auch die modernen Schulbücher der Biologie sind immer noch auf die Darwinsche Lehre ausgerichtet. So schreibt der Zellforscher Bruce Lipton: „Als traditionell rational und naturwissenschaftlich denkender Biologe war für mich die Frage nach Gott überflüssig. Das Leben ist die Konsequenz reinen Zufalls, ein zufällig gemischtes Kartenspiel oder ein genetisches Würfeln."

## INFO

### Charles Darwin

Charles Darwin wurde 1809 in England geboren. Mit 49 Jahren brach er zu einer fünf Jahre dauernden Schiffsreise auf, was ihm das Studium der Geologie von Kontinenten und Inseln sowie ihrer Lebewesen erlaubte. Er wurde zum bedeutendsten Naturforscher seiner Zeit und veröffentlichte zahlreiche wissenschaftliche Arbeiten. Sein bekanntestes und einflussreichstes, aber auch umstrittenstes Werk trägt den Titel „Die Entstehung der Arten durch natürliche Zuchtwahl". Darwin gilt damit als Mitbegründer der Evolutionstheorie. Sie besagt im Kern, dass nur solche Arten überleben, die jeweils bestmöglich an ihren Lebensraum angepasst sind, alle anderen verschwinden nach und nach. Als Anschauungsobjekt hierfür dienten ihm u. a. die auf den Galapagosinseln heimischen und nach ihm benannten Finken, die Darwinfinken. An ihnen konnte Darwin nachweisen, dass existierende Arten sich aus anderen Arten entwickelt haben, eine Entdeckung, die sich als bahnbrechend erwies. Darwin starb 1882, im Alter von 73 Jahren.

## DIE ÜBERWINDUNG DES DUALISMUS

Der holistische, also ganzheitliche, Ansatz der Körper-Seele-Geist-Einheit fristete bei uns lange Zeit ein Schattendasein und war, wenn überhaupt, den alternativen Heilmethoden wie etwa der Homöopathie zugeschlagen. Die Schulmedizin dagegen zeigte sich stark symptomorientiert und stellte die enge Beziehung von Soma und Psyche nicht in den Vordergrund. Deshalb ist es auch nicht verwunderlich, dass vielen Ärzten, und damit natürlich auch Patienten, gar nicht bekannt war und ist, in welchem Ausmaß körperliche Störungen zu seelischen Beschwerden führen können und umgekehrt. Auch Einflüsse durch Ernährungsweise, Lebensgewohnheiten, Geisteshaltung und viele andere Faktoren – von denen in diesem Buch ausführlich die Rede sein wird – wurden in diesem Kontext oft viel zu wenig berücksichtigt. Erst nach und nach findet hier ein langsames Umdenken statt und die Psychoneuroimmunologie (PNI) gewinnt erfreulicherweise einen immer größeren Stellenwert. Denn in Medizin und Wissenschaft sind nun die Veränderungen zu beobachten, die helfen, die Kluft zwischen dem Geist-Seele-System auf der einen Seite und dem Materie-Körper-System auf der anderen Seite langsam zu überwinden. Was diesen erfreulichen Prozess in Gang gebracht hat, ist die Kooperation verschiedener Forschungsbereiche, die bisher – wie schon erwähnt – ziemlich abgeschottet voneinander arbeiteten und zwischen denen so gut wie kein Austausch stattfand. Die Psychoneuroimmunologie gehört mit Sicherheit zu diesen neuen, interdisziplinären Arbeitsbereichen mit den größten Zukunftschancen, den hoffnungsvollsten Behandlungsansätzen und den aufregendsten Erkenntnissen, wie wir unsere Selbstheilungskräfte in Gang bringen und unser Wohlbefinden bewahren können.

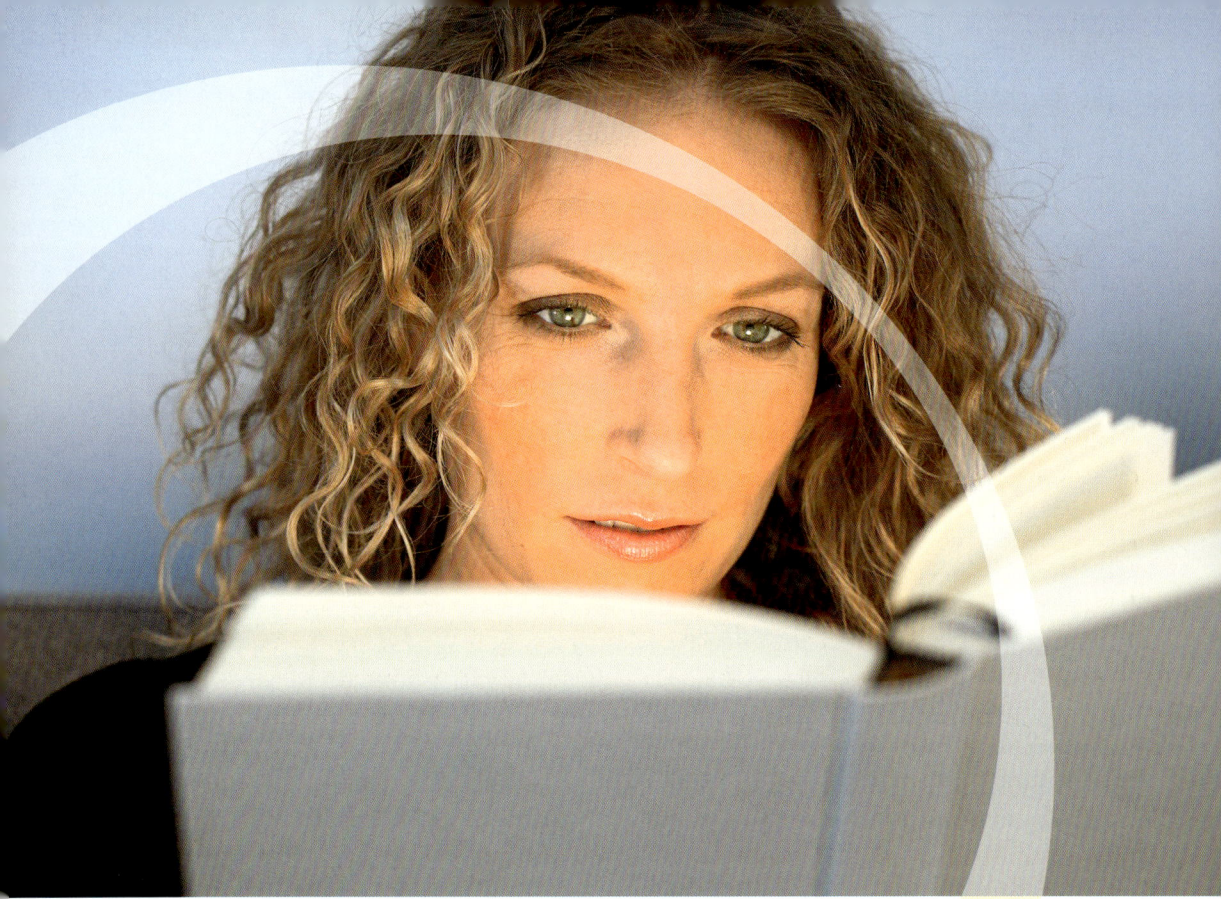

# Was ist Psycho- neuroimmunologie?

DER KOMPLIZIERTE FACHBEGRIFF wurde in den Achtzigerjahren des 20. Jahrhunderts von dem amerikanischen Psychiater und Psychologen Robert Ader aus Rochester geprägt. Die Worteinheit „Psycho" stammt aus dem Griechischen und steht für die empirische Wissenschaft der Psychologie, die das seelische Erleben des Menschen beschreibt und erklärt. Mit dem lateinischen Wort „Neuro" ist der Sammelbegriff der Neurowissenschaften abge-

kürzt, die sich der Erforschung des Nervensystems und des Gehirns widmen. Die „Immunologie" untersucht die biologischen, biochemischen und physikalischen Grundlagen sowie Funktionen der Körperabwehr. Eigentlich wollte Robert Ader dem Begriff Psychoneuroimmunologie noch das Wort „endokrin" hinzufügen. Es sollte für „Endokrinologie" stehen, den Fachausdruck für die Lehre von den Hormonen. Diese haben in dem komplexen Funktionsnetzwerk unseres Organismus nämlich ebenfalls eine große Bedeutung.

Allerdings erschien ihm der Wortbandwurm dann doch als zu lang und unaussprechlich, und so beließ er es bei den drei Begriffsteilen mit der Abkürzung PNI. Mit dem speziellen Terminus hatte der Querdenker und Pionier Ader eine ganz neue Richtung wissenschaftlicher Forschung angestoßen. In zahlreichen Labors änderten sich die Versuchsanordnungen und es tauchten plötzlich Fragen auf wie: In welcher Weise werden Emotionen an das Immunsystem vermittelt? Wo befinden sich die „Schaltstellen" zwischen Gefühlen und Abwehrzellen? Welche biochemischen oder physikalischen Prozesse laufen dort ab? Wie sind die Moleküle beschaffen, die an der Interaktion von Gehirn und Immunsystem mitwirken?

Wer sich so mutig aufmacht, konventionelle Denkweisen hinter sich zu lassen und unbekanntes Terrain zu betreten, muss – vor allem in der etablierten, eher konservativen Naturwissenschaft und Medizin – mit Widerstand rechnen. So waren die Psychoneuroimmunologen der ersten Jahre oft vehementer Kritik, ja sogar regelrechten Anfeindungen ausgesetzt. Vor allem mussten sich die Anhänger der jungen Forschungsrichtung gegen den Vorwurf der Unwissenschaftlichkeit zur Wehr setzen. Die PNI-Gegner hielten es für unseriös, in den Molekülen unseres Körpers nach Emotionen, ja nach Geist und Seele forschen zu wollen. – Was für ein absurdes Ansinnen! Undenkbar! Glücklicherweise hat die Psychoneuroimmunologie überlebt und ist nicht dem Konservatismus zum Opfer gefallen. Nachdem die Hürden des Anfangs genommen waren, schlossen sich immer mehr Forscher zusammen, um gemeinsam den Beweis anzutreten, dass ihre Denkrichtung stimmt und die Verbindung

von Seele, Nerven, Hormonen und Immunsystem tatsächlich existiert. Mittlerweile gibt es zahlreiche Studien, die nach strengen wissenschaftlichen Kriterien durchgeführt wurden und diesen Zusammenhang eindeutig belegen (siehe Seite 39-41). Zunehmend beweisen sich auch die positiven Effekte von gezielten Coaching-Maßnahmen (siehe im Kapitel „Die Lösung der eigenen Probleme") auf das Immunsystem.

Bevor wir Ihnen einige dieser Studien vorstellen, möchten wir an dieser Stelle einen kurzen Überblick über die drei großen Wissensgebiete der Psychoneuroimmunologie geben.

## P = PSYCHE

Das griechische Wort „Psyche" heißt übersetzt „Hauch" oder „Atem" und steht mit dem Verb „psychea" = „atmen, blasen" in Verbindung. Der deutsche Begriff „Seele" stammt etymologisch aus dem Urgermanischen. Dort gab es das Wort „saiwalo", das sehr wahrscheinlich mit „saiwaz" = „See" zusammenhängt.

Es ist zwar nicht belegt, doch möglicherweise hat die Bezeichnung „saiwalo" damit zu tun, dass die alten Germanen glaubten, die Seele würde sich vor der Geburt und nach dem Tod in Seen aufhalten.

### AUF DEN SPUREN UNSERER SEELE

Was ist die Seele? Wo kommt sie her, wie gelangt sie in unseren Körper und wo findet man sie dort? Diese Frage beschäftigte nicht nur unsere germanischen Vorväter, sondern ist wahrscheinlich so alt wie die Menschheitsgeschichte selbst. In allen großen Kulturen, allen großen Weltreligionen nimmt die Seele einen ganz zentralen Platz ein. Tausende von Mythen, Ideen, Anschauungen und ganzen

Philosophien ranken sich um sie, die Rätselhafte, die Unfassbare und Unbegreifbare. Ist sie sterblich oder unsterblich? Hat sie eine stoffliche Qualität oder gehört sie in die Sphäre des Immateriellen? Kann sie wandern und zu verschiedenen Zeiten, in verschiedenen Epochen auf die Erde kommen und wieder gehen? Ist sie es, die uns Menschen repräsentiert mit unseren Gedanken, Hoffnungen, Wünschen, Sehnsüchten, Träumen? Die unser Wesen ausmacht, unseren Charakter prägt, unseren Intellekt beflügelt und unsere Handlungen lenkt?

Im alten Ägypten wurde die Seele als „Odem" oder „Lufthauch" bezeichnet und so – genau wie bei den Griechen – mit dem Atem in Verbindung gebracht. Offensichtlich schien das Ein- und Ausatmen den alten Völkern am besten geeignet, die Psyche als den Inbegriff des Lebenden und Lebendigen zu verkörpern. Auch in Indien und China war die Seele eng verknüpft mit dem Lebendigsein. So gab es in Indien eine „Vitalseele", die Leben überhaupt erst möglich macht; im alten China unterschied man eine „Körperseele", die für physische Vorgänge wie Bewegung zuständig ist, von der „Hauchseele", die unseren Intellekt prägt und uns Bewusstsein gibt.

## SIND GEIST UND PSYCHE MESSBAR?

Die großen Philosophen der griechischen Antike gingen mit Leidenschaft der Frage nach, aus welcher Substanz die Seele denn bestehen, wo sie ihren Platz haben und wie man sie erfassen könnte. Heraklit (ca. 540-483 v. Chr.) beispielsweise war überzeugt, dass die Seele stofflich sein müsse und in zwei unterschiedlichen Zuständen vorkomme, einem wässrigen und einem trockenen. Sokrates (469-399 v. Chr.) ordnete der Psyche eher geistige Qualitäten zu und brachte sie vor

allem damit in Verbindung, dass sie den Menschen zur Vernunft und zur Wahrheit befähige. Sein Schüler Platon (427-347 v. Chr.) sah in der Psyche ebenfalls ein rein immaterielles Prinzip. Außerdem war die Seele für ihn unsterblich, seiner Ansicht nach traf sie nur vorübergehend mit dem Körper zusammen, um ihn nach dem Tod wieder zu verlassen, nicht aber, um mit ihm eine Einheit zu bilden. Die Fähigkeit zur ewigen Existenz und zur Wanderung ließ die Seele bei Platon sehr in die Nähe des Göttlichen rücken. Aristoteles (384-322 v. Chr.) übernahm Platons Ansichten nicht. In seinem philosophischen Werk „Über die Seele", lateinisch „de anima" (lat. anima = Seele), beschrieb er Psyche und Körper als eine Einheit, den Sitz der Seele lokalisierte er im Herzen.

Ganz anders der bedeutende Medizingelehrte der griechischen Antike, Hippokrates (460 bis 370 v. Chr.): Er mutmaßte als einer der Ersten, dass die Seele irgendetwas mit dem Gehirn zu tun, folglich ihr Zuhause im Kopf des Menschen haben müsse.

Ob stofflich oder nicht-stofflich, im Herzen oder im Gehirn, als Ausdruck des Atems oder einer anderen Lebensenergie: Bis zum heutigen Tage sind alle Gedanken und Konzepte zur Seele rein spekulativ. Auch berühmte Gelehrte der jüngeren Zeit wie Sigmund Freud (1856-1939) oder Carl Gustav Jung (1875 bis 1961) widmeten zwar ihr ganzes Leben der Erforschung der Psyche, doch was sie wirklich ist, blieb ihnen genauso verborgen wie den nachfolgenden Generationen an Psychologen, Philosophen, Theologen oder Naturwissenschaftlern. Und mit Sicherheit wird es noch viele Jahre – vielleicht Hunderte oder gar Tausende – dauern, bis die Seele ihr Geheimnis preisgibt. Vielleicht erfährt es die Menschheit aber auch nie ...

## N = NERVEN

Der zweite Wortteil „neuro" stammt aus dem Lateinischen und steht für unser Nervensystem. Dieses komplizierte Regelwerk setzt sich aus dem Gehirn, dem Rückenmark und Millionen von Nervenzellen und -bahnen zusammen, die jeden Winkel unseres Körpers durchziehen. Ohne Nervensystem wäre Leben undenkbar. Die unzähligen Zellen und Leitbahnen verarbeiten fortlaufend Informationen, z. B. akustische Signale über die Ohren, visuelle Eindrücke über die Augen, Kälte oder Wärme über Empfangszellen in der Haut, und veranlassen den Organismus zu sinnvollen

Reaktionen. Das Nervensystem steuert alles: Organe, Kreislauf, Stoffwechsel, Immunsystem und natürlich auch unser Denken und Fühlen – und zwar über das unscheinbare, grau-weiße, etwa drei Pfund schwere Organ in unserem Kopf: das Gehirn.

### WUNDERWERK IM KOPF

Das Gehirn unterscheidet den Menschen von allen anderen Lebewesen am stärksten. Es birgt eine fantastische Welt, unvorstellbar groß, unvorstellbar komplex und immer noch voller Geheimnisse. In dem gigantischen Netzwerk von vielen Tausend Kilometern Nervenleitung und über 100 Milliarden Nervenzellen spielen

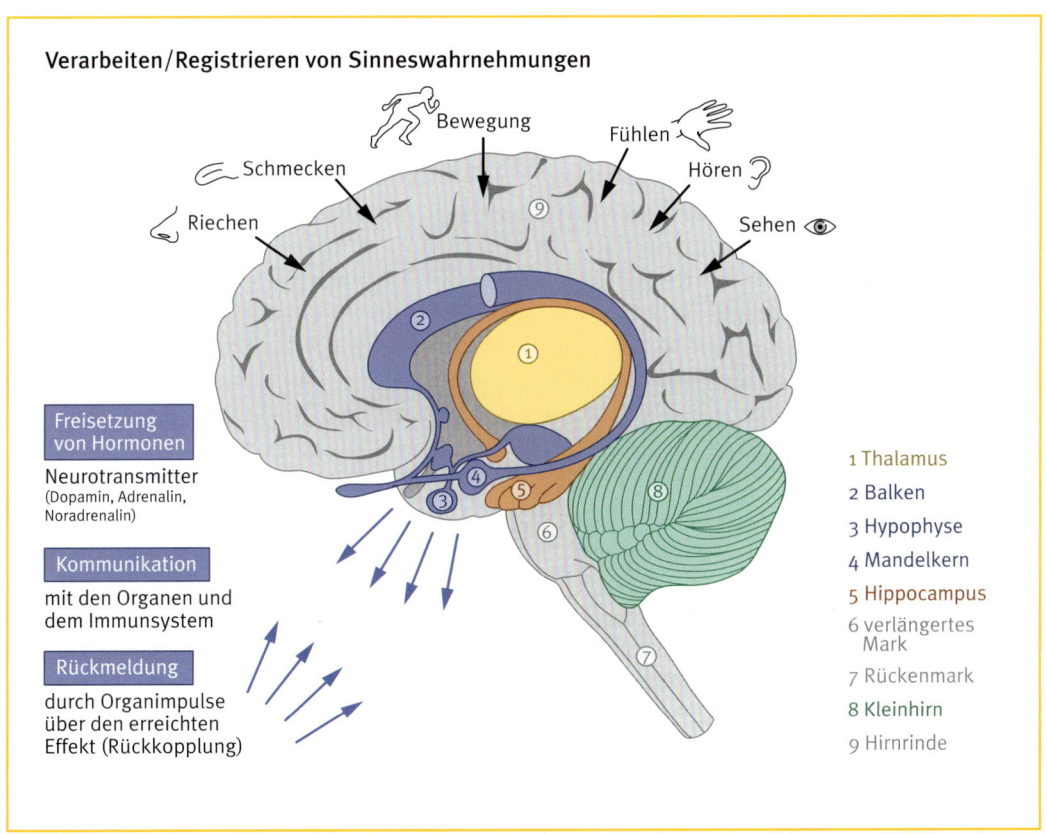

**Verarbeiten/Registrieren von Sinneswahrnehmungen**

Bewegung
Schmecken
Fühlen
Hören
Riechen
Sehen

Freisetzung von Hormonen
Neurotransmitter
(Dopamin, Adrenalin, Noradrenalin)

Kommunikation
mit den Organen und dem Immunsystem

Rückmeldung
durch Organimpulse über den erreichten Effekt (Rückkopplung)

1 Thalamus
2 Balken
3 Hypophyse
4 Mandelkern
5 Hippocampus
6 verlängertes Mark
7 Rückenmark
8 Kleinhirn
9 Hirnrinde

sich täglich faszinierende elektrische und biochemische Prozesse ab, werden täglich Höchstleistungen an Informationsverarbeitung vollbracht, die kein Supercomputer auf

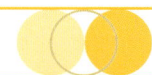
dieser Welt zuwege bringen könnte. Dabei hat die Natur das menschliche Gehirn mit einem riesigen Vorrat ausgestattet: Seine Kapazität würde für einige Hundert Jahre Denk- und Gefühlsleistung sowie andere neuronale Aktivität reichen, sofern wir solch ein biblisches Alter erreichen könnten. Allerdings bedarf es zum Erhalt der Gehirnleistung eines regelmäßigen Trainings, sonst beginnen die Nervenverbindungen zu verkümmern, der Geist zu altern.

## LEITUNGEN UND SCHALTKREISE

Wie funktioniert das neuronale Netzwerk genau? Was befähigt ein Baby laufen oder sprechen zu lernen, einen Pianisten Chopin oder Beethoven zu spielen, eine Eiskunstläuferin den doppelten Rittberger zu springen oder uns alle einfach nur, die unzähligen Aktivitäten des Alltags zu bewältigen? Bei jedem Gedanken, jedem Gefühl und jeder Handlung bilden sich Nervenschaltkreise. Jedes Neuron – so die Fachbezeichnung für eine Nervenzelle – hat einen schwanzartigen Fortsatz, der als Axon bezeichnet wird und sich wie die Finger einer Hand verzweigt. Darüber hinaus besitzt ein Neuron zahlreiche Anhängsel, die als Rezeptoren, also „Empfangsstellen" für ankommende Signale dienen. Diese Rezeptor-Anhängsel werden Dendriten genannt. Jedes Axon einer Nervenzelle reicht nah an die Dendriten eines anderen Neurons heran, ohne sie jedoch zu berühren. Zwischen ihnen bestehen winzige Zwischenräume. In diesen als Synapsen bezeichneten Räumen findet die eigentliche Informationsübertragung des Gehirns statt. Wird eine Nervenzelle im Gehirn durch einen Reiz in einen Erregungszustand versetzt, sendet sie einen elektrischen Impuls aus, der zum Axon geleitet wird und dort bis zum Ende, also bis zur Synapse, weiterläuft. Normalerweise wäre hier die Reise des elektrischen Impulses beendet, da ja ein Zwischenraum das Axon von anderen Nervenbahnen trennt. Allerdings existieren in diesem synaptischen Spalt sogenannte Neurotransmitter, auf die wir weiter unten noch einmal zu sprechen kommen. Es handelt sich hier um spezielle chemische Botenstoffe, die den Spalt überbrücken und so das Signal zur nächsten Nervenzelle weiterleiten können. Man kann sie sich wie kleine Fährschiffe vorstellen, die den

Impuls auf der einen Seite des synaptischen Spalts abholen und auf die andere Seite hinübertransportieren. Eine einzige Nervenzelle vermag bis zu 10 000 Synapsen auszubilden! Und je aktiver wir sind, je mehr wir lernen und unser Gehirn benutzen, desto größer wird die Zahl solcher Schaltstellen und desto dichter ist das neuronale Netzwerk geknüpft. Kontinuierliches Training wirkt hier also wie ein Verstärker und macht den Nutzen lebenslanger geistiger und körperlicher Übung deutlich.

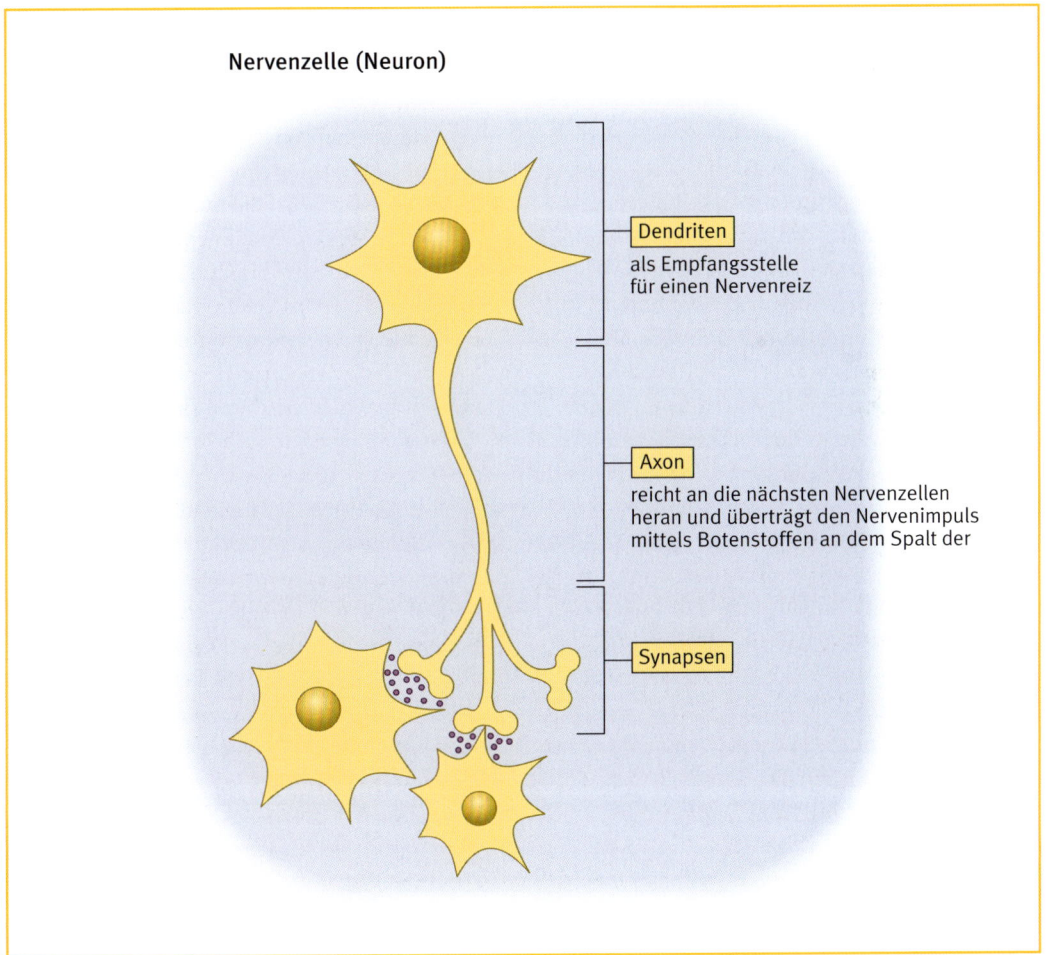

**Nervenzelle (Neuron)**

**Dendriten**
als Empfangsstelle für einen Nervenreiz

**Axon**
reicht an die nächsten Nervenzellen heran und überträgt den Nervenimpuls mittels Botenstoffen an dem Spalt der

**Synapsen**

## NEUROTRANSMITTER: KLEINE MOLEKÜLE – GROSSE WIRKUNG

Nerven und Gehirn stehen mit dem Immunsystem, dem Stoffwechsel sowie allen anderen Systemen unseres Organismus über ganz komplexe Kommunikationsmechanismen in ständigem Austausch miteinander. Die Neurotransmitter haben bei dieser Kommunikation Schlüsselfunktionen. Ohne diese nervalen Botenstoffe könnte unser Gehirn überhaupt nicht arbeiten, es kämen keine Nervenleitungen zustande – und damit wären wir weder fähig, Gedanken zu entwickeln, noch Gefühle zu empfinden oder Bewegungen auszuführen. Das Gehirn befände sich quasi im Stillstand, vollkommen ohne Aktivität – und so auch der ganze Körper. Neurotransmitter wie beispielsweise Dopamin, Adrenalin, Noradrenalin und Serotonin werden in den Nervenzellen selbst gebildet, um an den Synapsen die biochemischen Brücken zu bauen und die Nerven miteinander in Verbindung treten zu lassen. Über diese Art der Kommunikation werden dann viele andere Funktionsbereiche des Körpers aktiviert. An den Schnittstellen von Gehirn zum Hormonsystem finden beispielsweise komplexe Steuerungsvorgänge statt, die durch Nervenimpulse ausgelöst werden. Solche Schnittstellen bilden z. B. der Hypothalamus, ein übergeordnetes Hormon-Steuerungszentrum im Mittelhirn, sowie die Hirnanhangsdrüse, lateinisch Hypophyse genannt. Hier werden nahezu alle wichtigen Hormone des Körpers reguliert, das heißt, in Dosis und Wirkung an die Bedürfnisse des Organismus angepasst, seien es die Schilddrüsenhormone, die männlichen und weiblichen Geschlechtshormone oder die Hormone der Nebennieren. Doch auch sämtliche Organe, alle Gefäßbahnen sowie die Körperabwehr sind über Verbindungseinheiten wie etwa das vegetative Nervensystem (siehe Seite 26 unten bis 28) untrennbar an die neuronale Tätigkeit im Gehirn gekoppelt und damit zu einer festen Funktionseinheit zusammengefügt.

## KLEINE „GEHIRNE" IN DEN ORGANEN

Seit Kurzem weiß die Wissenschaft, dass Organe, beispielsweise der Darm oder das Herz, selbst über zigtausend Neuronen verfügen, die so etwas wie ein kleines „Organgehirn" darstellen. Diese Mini-Gehirne, so schreibt der Neurowissenschaftler David Servan-Schreiber in dem Buch „Die Neue Medizin der Emotionen" können ihrerseits Informationen aufnehmen, Wahrnehmungen verarbeiten und sogar Erinnerungen speichern. Und sie sind eng mit dem limbischen System verknüpft, dem Areal in der Mitte unseres Gehirns, das für die Emotionen zuständig ist. Mit der Beziehung zwischen den kleinen Organgehirnen und dem Emotionszentrum im Kopf lässt sich erklären, warum wir auch mit dem Bauch und dem Herzen „fühlen" können, was der Volksmund ausdrückt mit Worten wie „mir wird leicht ums Herz" oder „mir läuft die Galle über". Wenn man lernt, auf die Signale, welche die Organe senden, zu achten, also deren „Sprache" zu verstehen, kann man seine Gefühle besser kontrollieren. Und umgekehrt: Wenn man über ausreichend emotionale Intelligenz verfügt, mit seinen Gefühlen also geordnet umzugehen vermag, wirkt sich das auch positiv auf die Organe aus, die dann harmonisch und ausgeglichen funktionieren.

## DATENAUTOBAHN ZWISCHEN GEHIRN UND ORGANEN

Eine Schlüsselrolle in der Wechselwirkung zwischen dem Emotionszentrum im Gehirn und den Organen spielt das sogenannte vegetative Nervensystem. Es entzieht sich unserem

Willen und damit der bewussten Beeinflussung. Das vegetative Nervensystem besteht aus zwei großen Nervensträngen, die man sich wie mächtige Datenautobahnen vorstellen kann: dem Sympathikus und dem Parasympathikus. Auf diesen „Autobahnen" werden fortlaufend Impulse aus den tiefen Gehirnschichten zu den Körperorganen und wieder zurück gesendet. Dabei fungiert der Sympathikus als eine Art Beschleuniger: Mit der Freisetzung der Neurotransmitter Adrenalin und Noradrenalin aktiviert er das Organgewebe, erweitert bei-

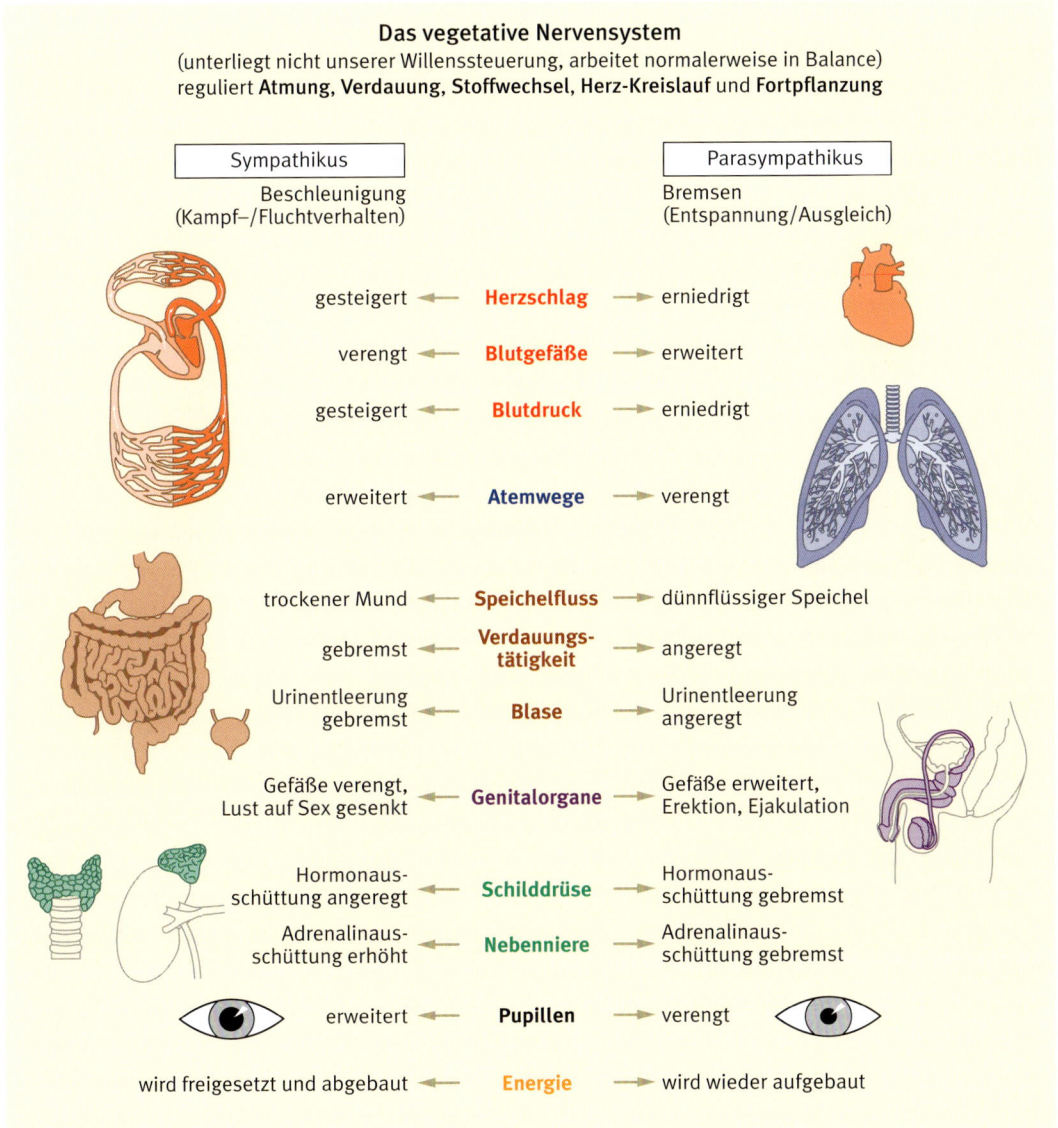

**Das vegetative Nervensystem**
(unterliegt nicht unserer Willenssteuerung, arbeitet normalerweise in Balance)
reguliert **Atmung, Verdauung, Stoffwechsel, Herz-Kreislauf** und **Fortpflanzung**

| Sympathikus | | Parasympathikus |
|---|---|---|
| Beschleunigung (Kampf–/Fluchtverhalten) | | Bremsen (Entspannung/Ausgleich) |
| gesteigert ← | **Herzschlag** | → erniedrigt |
| verengt ← | **Blutgefäße** | → erweitert |
| gesteigert ← | **Blutdruck** | → erniedrigt |
| erweitert ← | **Atemwege** | → verengt |
| trockener Mund ← | **Speichelfluss** | → dünnflüssiger Speichel |
| gebremst ← | **Verdauungs- tätigkeit** | → angeregt |
| Urinentleerung gebremst | **Blase** | Urinentleerung angeregt |
| Gefäße verengt, Lust auf Sex gesenkt ← | **Genitalorgane** | → Gefäße erweitert, Erektion, Ejakulation |
| Hormonaus- schüttung angeregt ← | **Schilddrüse** | → Hormonaus- schüttung gebremst |
| Adrenalinaus- schüttung erhöht ← | **Nebenniere** | → Adrenalinaus- schüttung gebremst |
| erweitert ← | **Pupillen** | → verengt |
| wird freigesetzt und abgebaut ← | **Energie** | → wird wieder aufgebaut |

spielsweise die Atemwege, beschleunigt den Herzschlag und treibt den Blutdruck nach oben. Diese Sympathikus-Reaktion wird in der Natur benötigt, um Kampf- und Fluchtverhalten auszulösen und Menschen und Tieren Rettung aus Gefahrensituationen zu ermöglichen. Aber auch in alltäglichen Stresssituationen, etwa einer Auseinandersetzung mit dem Chef, einem drängelnden Autofahrer auf der Bundesstraße, einem Brief vom Finanzamt mit Ankündigung der Steuerprüfung, spielt das „Beschleuniger-System" des Sympathikus eine große Rolle.

Der Parasympathikus nun ist quasi der Gegenspieler des Sympathikus und stellt für den Organismus so etwas wie eine Bremse dar. Er sorgt für Entspannung und Ausgleich, sein Botenstoff Acetylcholin senkt die Herzfrequenz und damit den Puls, verengt die Atemwege und steigert die Bewegung des Darmes, was einem aktiven Verdauungsvorgang entspricht.

In jeder Sekunde regulieren die beiden Systeme die vegetativen Vorgänge in unserem Inneren. Unter normalen Bedingungen besteht eine Ausgewogenheit zwischen ihren Aktivitäten, Sympathikus und Parasympathikus halten sich die Waage und reagieren angemessen auf die Signale, die von außen kommen. Ein Reh hat so beispielsweise die Möglichkeit, kraft seines Sympathikus in Habtachtstellung zu sein, wenn es Gefahr wittert und nötigenfalls rasch die Flucht zu ergreifen, um dann wieder – parasympathisch gesteuert – ruhig und gelassen der Futtersuche nachzugehen, wenn es keine Warnsignale mehr vernimmt.

## AUS DEM GLEICHGEWICHT

Bei den meisten Säugetieren – Hunden, Hasen, Katzen, Pferden – wie auch bei Vögeln funktioniert dieses „Anspannungs-Entspan-nungs-System" ebenfalls noch perfekt. Vielen Artgenossen unserer Gattung Mensch jedoch macht eine Imbalance, ein gestörtes Gleichgewicht, der vegetativen Steuerungsfunktionen zunehmend zu schaffen, wobei die Aktivität des Sympathikus über die Maßen gesteigert ist und der Parasympathikus keinen Ausgleich mehr zu bringen vermag. Woran liegt das? Wissenschaftler aus der Stressforschung machen vor allem die Lebensbedingungen unserer modernen Industrie- und Kommunikationsgesellschaft dafür verantwortlich – Hektik, Leistungsdruck, Konkurrenzdenken, Reizüberflutung, Überlastung, Einsamkeit, zu wenig Harmonie in den zwischenmenschlichen Beziehungen, dafür zu viele Konflikte, immer weniger Geborgenheit in Familie und Partnerschaft, immer mehr Unsicherheit und Angst. Hinzu gesellt sich noch eine stressauslösende Enge in U-Bahnen, auf den Straßen und in Wohnsiedlungen. Das alles wirkt sich auf die vegetative Steuerung in unserem Organismus ungefähr so aus, als würde man ständig auf dem Gaspedal stehen. Der Körper ist quasi in Daueralarmbereitschaft, auf Kampf oder Flucht programmiert, so wie bei unseren Steinzeitvorfahren, wenn sie dem Säbelzahntiger zu entrinnen versuchten und auf den nächsten Baum flüchteten. Das wirklich Gefährliche an der vegetativen Fehlregulation ist, dass es keine „Entwarnung" mehr gibt und die Zellen des Körpers unter Adrenalin-Dauerbombardement stehen. Im schlimmsten Fall kann dies zur Entgleisung und zum völligen Zusammenbruch führen, was sich in bedrohlichen Krankheitsprozessen wie dem Burn-out-Syndrom (siehe Seite 83) offenbart. Doch es muss gar nicht erst dieser „worst case" eintreten, auch schon in viel früheren Stadien zeigen sich meist schon die Folgen des vegetativen Ungleichgewichts, zum Beispiel, indem hoher

Adrenalinspiegel und ständige Anspannung zu Gefäßverkrampfungen und Durchblutungsstörungen führen. Die schlechtere Blutversorgung wirkt sich im gesamten Organismus negativ aus, sie kann Organe und das Immunsystem schwächen und viele Probleme wie Migräne, Rückenschmerzen, Rheuma, Allergien eine erhöhte Infektanfälligkeit oder sogar die Entstehung von Krebserkrankungen nach sich ziehen.

## I = IMMUNSYSTEM

Vor allem Eltern von Kindergarten- oder Schulkindern können ein Lied davon singen: Wenn eines der Kids sich in der Kindergartengruppe oder Klasse einen grippalen Infekt zuzieht, erwischt es mindestens die Hälfte der anderen ebenfalls und meist auch das eigene Kind. Manche bleiben aber verschont; während die Kameraden schniefen und husten, sind sie putzmunter und völlig gesund. Ihr Immunsystem funktioniert offensichtlich besonders gut und vermag die Schnupfenviren in Schach zu halten. Das Immunsystem (lat. „immunis" bedeutet frei übersetzt „unberührt" oder „rein"), dieses gigantische, für uns kaum vorstellbare Netzwerk aus Molekülen, Stoffen und Zellen ist eigentlich eher unscheinbar: Würde man es zusammenlegen, wäre es nicht viel größer als eine Pampelmuse. Wir können es weder sehen und hören, noch riechen und schmecken. Trotzdem ist es im Körper allgegenwärtig, unermüdlich im Einsatz und leistet im Verborgenen Großartiges.

### DIE MÄCHTIGSTE SCHUTZPATROUILLE DER WELT

Am besten lässt sich das Immunsystem mit dem Militär vergleichen, denn so ähnlich wie die Aufgaben der Soldaten in einem Heer sind

auch seine Aufgaben im Körper: Es muss den Organismus gegen Angreifer von außen verteidigen, gefährliche Eindringlinge – Krankheitserreger wie Bakterien, Viren, Pilze, Parasiten – niederkämpfen und zu jeder Stunde in jedem Winkel des Körpers Wache halten und kontrollieren, ob alles in Ordnung ist. An allen Fronten sind die Gesundheitssoldaten tätig und das mit einem Milliardentrupp. Dort, wo sich Körperöffnungen als günstige Eintrittspforten und die Grenzlinien des Körper nach außen befinden – z. B. auf der Haut und im Verdauungstrakt –, sind sie besonders wachsam, denn von hier aus gelangen die meisten „ungebetenen Gäste" in den Körper, hier drohen die meisten Gefahren.

Das, was die Wissenschaft über das Immunsystem weiß, ist gerade mal die Spitze eines Eisberges. Aber im Zuge fortschreitender Technologien und moderner Untersuchungsmethoden erhalten die Forscher immer tiefere Einblicke in die Funktionsweise dieses machtvollen Regelwerkes. Und mit jeder Studie wird klarer, dass unsere Körperabwehr als hoch kooperatives System arbeitet und eingebettet ist in ein gewaltiges Netzwerk, dem – wie Sie ja bereits erfahren haben – auch Stoffwechsel, Nervensystem, Kreislauf und die Organe angehören.

### STARKE HELFER GEGEN KREBS, INFEKTIONEN & CO.

Ausgesprochen faszinierend ist die Fähigkeit des Immunsystems, zwischen „eigen" und „fremd", zwischen „Freund" und „Feind" zu unterscheiden. Möglich wird dies, indem das Immunsystem ständig die chemischen Markierungen an den Oberflächen jedes Moleküls und jeder Zelle kontrolliert. So vermag es ohne Probleme zu erkennen, ob eine Substanz unbekannt ist oder es sich um körpereigenes

Gewebe handelt. Letzteres wird im Allgemeinen von der Abwehr akzeptiert. Dieser Mechanismus der exakten Differenzierung funktioniert bei kleinsten Organismen und sogar noch deren Bruchstücken wie bei wenige Nanometer großen Viruspartikeln, aber auch bei Krebszellen, die sich vom körpereigenen Gewebe manchmal nur durch ein oder zwei auffällige Merkmale unterscheiden. Sind Fremdlinge dingfest gemacht, blasen die Schutztruppen der Abwehr zum Großangriff: Viren, Bakterien und Pilzen wird der Garaus gemacht, entartete Zellen fallen ebenfalls der Vernichtung anheim, sie werden in den Selbstmord (Apoptose) getrieben und sterben ab. Allerdings auch transplantiertes Fremdgewebe wie zum Beispiel eine gespendete Niere oder Knochenmark erhält eine Kampfansage – ein Effekt, den die Transplantationsmedizin als Abstoßungsreaktion kennt und mit immununterdrückenden Medikamenten zu verhindern sucht.

Aus welchen Immunzellen und Immunmolekülen setzt sich nun unsere Körperabwehr zusammen und wie kooperieren sie? Im Folgenden wollen wir Ihnen dazu einen kurzen Überblick geben:

## DIE DREI GROSSEN VERTEIDIGUNGSSYSTEME UNSERER KÖRPERABWEHR

Wie die perfekt organisierten Truppeneinheiten eines Heeres, so ist auch das Immunsystem entsprechend seinen diversen Aufgaben bestens aufgestellt. Es gibt im körperlichen Abwehrsystem – analog den Teilstreitkräften Marine, Infanterie oder Luftwaffe – verschiedene „Spezialisten", die gemäß ihren besonderen Fähigkeiten in speziellen Bereichen des Körpers tätig sind. Dabei lassen sich im Prinzip drei große „Verteidigungssysteme" unterscheiden:

1. die mechanischen und chemischen Schutzbarrieren der Körperhülle,
2. die erste Verteidigungslinie des Immunsystems mit
   › Fresszellen
   › Killerzellen
   › Detektorstoffen (Komplementsystem)
3. die zweite Verteidigungslinie des Immunsystems mit
   › Lymphozyten
   › Antikörpern
   › Gedächtniszellen

## DIE SCHUTZBARRIEREN

Haut und Schleimhäute bilden die direkte Grenze des Körpers zu seiner äußeren Umgebung und haben somit ganz besondere Schutzfunktionen. Man kann sie am besten mit den hohen Mauern einer mittelalterlichen Burg und dem dazugehörigen Burggraben vergleichen, die es feindlichen Kriegern sehr schwer oder gar völlig unmöglich machten, ins Innere der Festung einzudringen. Dieser erste Schutzwall des Körpers befindet sich

› auf der Haut
› in den Augen
› im Nasen-Rachen-Raum
› in den Bronchien
› im Magen
› im Darm
› in der Harnröhre
› in der Scheide

### Haut

Mit einer Fläche von 1,5 bis zwei Quadratmetern und einem Gewicht von ungefähr 14 Kilogramm ist die Haut unser größtes Organ. Hätten Sie das gewusst? Ebenso überrascht die Bandbreite ihrer verschiedenen Funktionen: Mit ihren drei Schichten ist sie Schutzhülle für den Körper gegen die Umwelt, ein Kälte- und

Hitzeschild, eine Barriere für Krankheitserreger, Schadstoffe und Strahlung und nicht zuletzt ein bedeutendes Sinnesorgan. Das „Immunsystem" der Haut sitzt teilweise in ihrer mittleren Schicht – der sogenannten Lederhaut –, in der sich auch Bindegewebs- und Sinneszellen befinden. Es besteht darüber hinaus aus speziellen Bakterien, die den Säureschutzmantel der Haut bilden. Diese Keime benötigen ein saures Milieu, um richtig existieren zu können. Demnach liegt der pH-Wert (Säurewert) der Haut zwischen vier und sechs. In diesem Säureschutzmantel befinden sich bestimmte Eiweißstoffe, die Krankheitserreger, wenn sie von außen auf die Haut gelangen, am Eindringen hindern oder sogar abtöten können. Der Säureschutzmantel ist ein kompliziert ausgeklügeltes System, das die Haut vor Schaden bewahren kann. Bakterien, Viren und Pilzsporen haben bei einem gesunden Säureschutzmantel keine Chance. Die Haut ist dadurch das erste Bollwerk des Abwehrsystems. Ihr empfindliches Gleichgewicht von Mikroorganismen kann allerdings durch Krankheiten, aber vor allem durch falsche Pflege, übertriebene Hygiene und Desinfektionsmittel gestört werden!

## Augen

Das Abwehrsystem der Augen besteht aus der Tränenflüssigkeit. Tränen enthalten nämlich ein spezielles Enzym (eine eiweißspaltende Substanz) namens Lysozym. Dieses Enzym kann die Zellwände von Bakterien auflösen und sie auf diese Weise unschädlich machen. Gerät die Abwehr im Bereich der Augen aus den Fugen, zeigt sich das in einem Phänomen, das vor allem Eltern von Kindergartenkindern gut kennen: einer eitrigen Bindehautentzündung, in der Fachsprache Konjunktivitis genannt. Bei dieser äußerst ansteckenden Krankheit wird die feine Schleimhaut im äußeren Bereich der Augenhöhle von Bakterien befallen, welche die typischen Symptome der Rötung, des vermehrten Tränenflusses, des Brennens und Juckens auslösen.

## Nasen-Rachen-Raum

Die Schleimhaut in den oberen Luftwegen produziert beständig einen feinen enzymhaltigen Film, der Krankheitserreger, Staubpartikel und andere winzige Fremdkörper abzuhalten vermag. Trocknet die Schleimhaut aus, zum Beispiel durch zu niedrige Luftfeuchtigkeit während der Heizperiode, oder enthält der Schleim zu wenig Abwehrstoffe (Immunglobulin A), erlahmen ihre Abwehrfunktionen und Krankheitserreger wie etwa die weit verbreiteten Schnupfenviren haben leichtes Spiel. Weitere kleine „Abwehrfabriken" im Bereich der oberen Atemwege und des Mundbereiches sind die Rachen- und Gaumenmandeln. Diese Tonsillen (Tonsilla pharyngea und Tonsilla palatina) – so der medizinische Fachausdruck – bestehen aus lymphatischem Gewebe (einem Gewebe mit speziellen immunologischen Funktionen) und haben die Aufgabe, Krankheitserreger abzufangen, die über Mund und Nase in den Organismus gelangen. Aufgrund der vielen Infekte, die insbesondere Kleinkinder in den ersten Lebensjahren durchmachen, sind die Mandeln oft sehr belastet, sie beginnen zu wuchern, häufig kommt es auch zu chronischen Entzündungen. Deshalb müssen manchmal vergrößerte Rachenmandeln – im Volksmund als Polypen bekannt – operativ entfernt werden, wenn sie die Atmung zu sehr behindern. Eine chirurgische Therapie empfehlen Kinderärzte ebenfalls bei entzündeten Gaumenmandeln, die sehr oft vereitert sind und das Kind in seinem Befinden stark beeinträchtigen.

### Bronchien

Dieser Bereich der Atemwege enthält viele keimabtötende Immuneiweiße im Schleim und ist mit feinen Flimmerhärchen ausgekleidet, die fortlaufend Fremdstoffe abtransportieren und so eine Reinigung bewirken. Wird dieses Flimmerepithel nachhaltig geschädigt – etwa durch Inhalation von Zigarettenrauch –, erlischt seine Regenerationsfähigkeit und Entzündungen können sich ausbreiten, was sich z. B. in einem chronischen Husten zeigt.

### Magen

Das wichtige Verdauungsorgan besitzt einen besonders kraftvollen und aggressiven Abwehrmechanismus: die Salzsäure. Diese Säure hat die Aufgabe, die in den Magen gelangten Speisen aufzulösen, damit sie im Darm der weiteren Verdauung zugeführt werden können. Sie kann aber auch schädliche Mikroorganismen zerstören, die in den Verdauungstrakt eingedrungen sind. Zudem befindet sich im Mageninneren eine große Zahl an Enzymen, die ihrerseits Krankheitserregern und anderen schädlichen Stoffen wirkungsvoll begegnen können.

### Darm

Der etwa sieben Meter lange Verdauungsschlauch mit seiner Gesamtoberfläche von fast 300 Quadratmetern hat im Bereich der örtlichen Immunabwehr einen ganz besonderen Status. Sein spezieller Wachposten ist die Darmflora, ein Netzwerk aus verschiedensten Abwehrmolekülen und -zellen sowie den Darmbakterien, die wie eine Art Tapete die gesamte Darmoberfläche im Inneren auskleiden und schützen. Dabei handelt es sich keineswegs um Krankheitserreger, sondern diese Keime leben mit uns in Symbiose und erfüllen nützliche Funktionen. Sie spalten z. B. die

Nahrungsreste auf, die von den Verdauungssäften nicht aufgeschlossen werden konnten. Vor allem aber bewahren sie den Darm vor dem Überhandnehmen anderer, fremder Mikroorganismen und halten so Krankheiten vom Körper fern. Der Darm und seine Bakterienflora stellen eine physiologische Einheit dar. Störungen in dem Gefüge können zu vielfältigen Beeinträchtigungen des Stoffwechsels führen. Die bekanntesten Mikroorganismen, die den Darm besiedeln, sind Kolibakterien, Bifidobakterien und Laktobazillen.

Zusammen mit dem Gesamtorganismus funktioniert die Darmflora als ein ökologisches System, dessen Gleichgewicht für die Gesundheit von außerordentlicher Bedeutung ist. Es gibt jedoch Mechanismen, die diese Balance empfindlich stören können. Vor allem Medikamente wie Antibiotika, aber auch zu viel Zucker und Alkohol bringen das Ökosystem in Unordnung. Da diese Substanzen einen Großteil der Bakterien abtöten und das Darmmilieu schädigen, verschiebt sich das Verhältnis der einzelnen Keimarten zueinander, und es kommt zu einem verstärkten Wachstum von krank machenden Erregern wie z. B. Pilzen. Nicht nur die nützlichen Darmbakterien sorgen für eine reibungslose Verdauung und schützen den Körper vor Krankheitserregern, es befinden sich auch Unmengen von Immunzellen in den „Peyerschen Plaques" der Darmschleimhaut. Das sind kleine Lymphknoten-Inseln, welche die gesamte Darmschleimhaut durchziehen. Im Dünndarm kommen sie jedoch besonders konzentriert vor und bilden Immungeflechte von mehreren Zentimetern Länge. Die Peyerschen Plaques stehen sozusagen an vorderster Front der Abwehr. Ähnlich wie die Rachen- und Gaumenmandeln in der Mundregion halten sie im Darm schädliche Eindringlinge in Schach.

### Harnröhre

Die empfindliche Schleimhaut der Harnröhre hält Krankheitserreger und andere ungebetene Gäste durch einen einfachen, aber wirksamen Mechanismus fern: Spülen, spülen, spülen. Der regelmäßige Fluss des Urins schwemmt Mikroorganismen aus Blase und Harnwegen heraus und reinigt auf diese Weise die Schleimhautoberfläche mechanisch. Außerdem wirkt Urin selbst leicht desinfizierend und keimtötend. Deshalb empfiehlt es sich bei einer Harnwegsinfektion, viel zu trinken.

### Scheide

In der Vagina sind wichtige Bakterien angesiedelt, welche die gesunde Scheidenflora bilden. Es handelt sich vor allem um sogenannte Laktobazillen, die Milchsäure produzieren und damit für ein leicht saures Milieu sorgen, das krank machende Erreger wirksam abzuhalten vermag. Frauen sollten die empfindliche Vaginalflora nicht durch aggressive Seifen oder Intimsprays zerstören.

### DIE ERSTE VERTEIDIGUNGSLINIE DES IMMUNSYSTEMS

Diese Abwehreinheit des Immunsystems wird auch als unspezifische oder angeborene Immunabwehr bezeichnet. Sie ist entwicklungsgeschichtlich sehr alt und existierte bereits vor zig Millionen Jahren bei den einfachen Lebewesen. Während der Entwicklung zu immer komplexeren Organismen bis hin zum Menschen haben sich die Abwehrstrategien dieses angeborenen Immunsystems kaum verändert. Wissenschaftler gehen davon aus, dass 90 Prozent aller Infektionen von der angeborenen, unspezifischen Abwehr erfolgreich bekämpft werden. Bei einem Ungeborenen ist dieses Immunsystem schon voll aktiv. Denn das Baby erhält über die Nabelschnur nicht nur Nährstoffe und Sauerstoff, sondern eben auch wichtige Immunzellen und -stoffe. Auf diese Weise ist das Baby schon in der Gebärmutter sowie als Neugeborenes gegen viele Krankheitserreger gefeit. Im Folgenden lernen Sie die drei wichtigsten Waffen des angeborenen Immunsystems kennen.

### Detektorstoffe

Diese Substanzen bestehen aus Eiweiß (Protein) und gehören dem sogenannten Komplementsystem an. Der Ausdruck „Komplement" (lat. komplementär = sich ergänzend) wurde von dem berühmten Immunologen und Chemiker Paul Ehrlich (1854-1915) begründet. Er ging aufgrund seiner Untersuchungen davon aus, dass auf der Oberfläche von Immunzellen bestimmte Rezeptoren – also kleine Empfangsstellen – existieren, die fremde Substanzen erkennen können. Sie sammeln sozusagen Informationen über den Feind und produzieren dann gezielt Gegenstoffe, die heute als Antikörper (siehe weiter unten) bekannt sind. Damit diese optimal arbeiten können, brauchen sie die „komplementäre" Mithilfe ebendieser Komplementfaktoren aus dem Serum. Heute weiß man, dass dem Komplementsystem mehr als 30 Proteine angehören, die teilweise an Immunzellen gebunden sind, aber auch im Blutplasma des Menschen frei herumschwimmen. Diese Eiweiße stehen sozusagen an vorderster Front des angeborenen Immunsystems, spüren die fremden Eindringlinge auf und aktivieren Immunzellen, die diese „Feinde" schließlich vernichten. Wissenschaftlichen Erkenntnissen zufolge können die Komplementeiweiße zu einem gewissen Teil sogar selbst feindliche Mikroorganismen zerstören. Sie sind demnach nicht nur die „Spione" und „Agenten", sondern betätigen sich selbst zuweilen auch als „Killer".

### Fresszellen

Der Fachbegriff für diese Abwehrtruppe lautet Phagozyten. Ihnen gehört die starke Waffeneinheit der sogenannten Makrophagen (große Fresszellen) an. Sie zählen zu den weißen Blutkörperchen, die dem Knochenmark entstammen, und funktionieren wie eine aktive körpereigene Säuberungsanlage. Überall im Körper patrouillieren sie – im Blut, in den Lymphbahnen, im Gewebe – und fressen alles, was sich ihnen in den Weg stellt und als körperfremd erkannt wird. Die aufgenommenen (phagozytierten) Zellen – etwa Viren oder Bakterien – werden dann von den Fresszellen in Einzelteile zerlegt und anderen Immunzellen als Informationen über den Gegner, wie der Steckbrief eines polizeilich gesuchten Verbrechers, präsentiert, damit auch das übrige Immunsystem im Abwehrkampf Hilfe leisten kann.

### Killerzellen

Die Nächsten im Bunde der angeborenen Immunabwehr sind die natürlichen Killerzellen. Sie bilden eine Untergruppe der weißen Blutkörperchen und sind darauf spezialisiert, auffällige Zellen wie etwa Krebszellen oder von Viren befallene Zellen selbstständig anzugreifen und – nomen est omen – zu töten. Wie aber unterscheidet die Killertruppe die krankhaft veränderten Zellen von den gesunden Zellen des Körpers? Möglich macht ihnen das ein spezielles Erkennungssystem, das auf die Oberfläche der infizierten oder entarteten Zellen gerichtet ist. Die Killerzellen besitzen sogenannte Rezeptoren (Empfangsantennen), die genau unterscheiden können, ob die Oberfläche einer Zelle der Oberfläche einer gesunden Körperzelle entspricht oder ob die Signale von Tumorzellen, beziehungsweise von Virus befallenen Zellen produziert wurden. So können Killerzellen sogar solche Zellen eliminieren, die sich mit besonderen Tarnmechanismen der Entdeckung durch andere Immunzellen entzogen hatten.

### DIE ZWEITE VERTEIDIGUNGSLINIE DES IMMUNSYSTEMS

Im Laufe von Jahrmillionen hat sich aus der angeborenen Immunabwehr ein weiteres Immunsystem entwickelt: die erworbene Immunabwehr. Diese Abwehreinheit unterscheidet sich dahingehend, dass sie zuerst gezielt ausgebildet werden muss, um dann aber auch ganz gezielt (spezifisch) gegen Feinde vorzugehen. Eine Art der Ausbildung stellen zum Beispiel Impfungen bzw. Infekte (die meisten

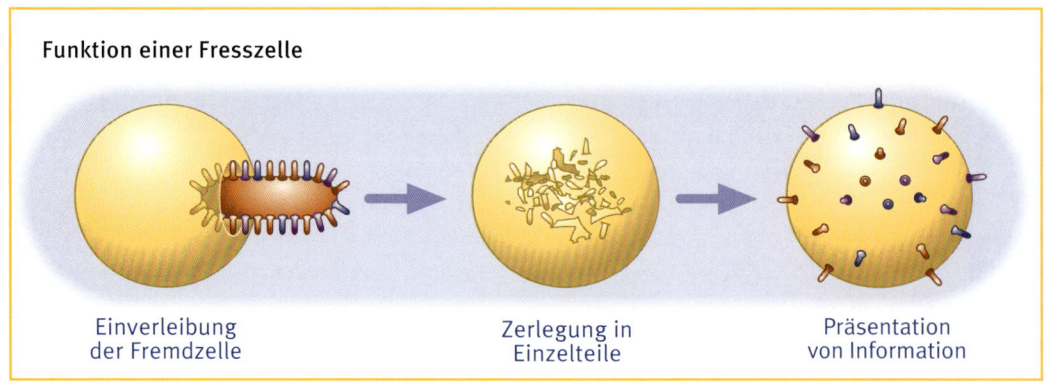

**Funktion einer Fresszelle**

Einverleibung der Fremdzelle → Zerlegung in Einzelteile → Präsentation von Information

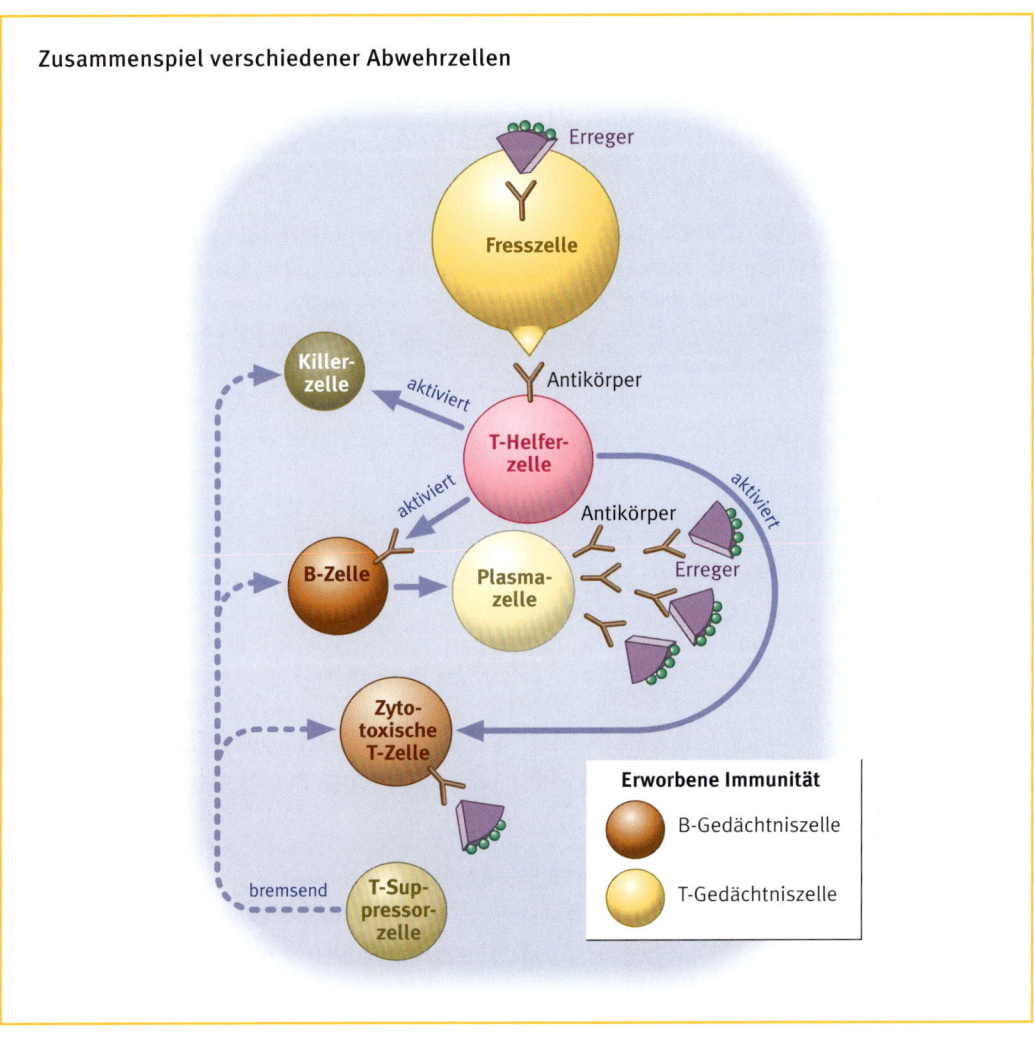

**Zusammenspiel verschiedener Abwehrzellen**

Erreger

Fresszelle

Antikörper

Killer-
zelle

aktiviert

T-Helfer-
zelle

aktiviert

aktiviert

B-Zelle

Antikörper

Plasma-
zelle

Erreger

Zyto-
toxische
T-Zelle

**Erworbene Immunität**

B-Gedächtniszelle

T-Gedächtniszelle

bremsend

T-Sup-
pressor-
zelle

Kinderkrankheiten) dar. Gegen die sogenannten Antigene (Fremdstrukturen) macht die zweite Abwehreinheit dann drei wichtige Gruppen mobil:

## Lymphozyten

Diese Immunzellen bilden eine Unterfraktion der weißen Blutkörperchen und reifen im Knochenmark heran. Sie teilen sich nach der Reifungsphase in die Gruppe der T- und der B-Lymphozyten. Die T-Lymphozyten wandern vom Knochenmark zur Thymusdrüse (T steht für Thymus) und erhalten dort ihre speziellen „Qualifikationen". So besteht ihre Hauptaufgabe darin, solche Antigene (Fremdstrukturen) zu erkennen, die an die Oberfläche von Zellen gebunden sind, also nicht frei herumschwimmen. Sogenannte T-Helferzellen können zahlreiche Immunreaktionen aktivieren, die T-Suppressorzellen vermögen im

Gegenzug Immunreaktionen wieder abzubremsen.

Im Unterschied zu diesen T-Zellen, die auf die Erkennung zellgebundener Antigene ausgerichtet sind, können die B-Zellen auch auf Fremdstoffe reagieren, die sich in Flüssigkeiten befinden (die Bezeichnung B-Zellen steht heute für „bone marrow", der englischen Bezeichnung für Knochenmark). Dazu haben sie die Eigenschaft, Antikörper (siehe unten) zu bil-

den, damit den Feind zu markieren und das restliche Immunsystem ebenfalls zu aktivieren.

## Antikörper

Diese Abwehrmoleküle werden aus Eiweißen gebildet und in der medizinischen Fachsprache auch als Immunglobuline bezeichnet. Jeder einzelne Antikörper ist ganz ausschließlich gegen einen einzigen Fremdstoff (Antigen) gerichtet – wie bei einem Schlüssel-Schloss-Prinzip. Es gibt also nahezu unzählige verschiedene Antikörper.

Wenn Antikörper und Antigen eine Bindung eingehen, löst das verschiedene weitere Immunreaktionen aus: Die einfachste ist eine Blockade des Antigens. Wenn ein Antikörper sich an die Fremdsubstanz heftet, wird dieses quasi festgesetzt, so wie eine Radsperre ein Auto am Wegfahren hindert. Antikörper können durch die Antigenbindung aber auch das Komplementsystem (siehe Seite 33) aktivieren oder große Fresszellen (siehe Seite 34) stimulieren, die diese Keime dann in sich aufnehmen und verdauen.

## Gedächtniszellen

Diese „Memory-Zellen" sind zuständig für das immunologische Gedächtnis. Sie sorgen dafür, dass sich das Abwehrsystem an einen Feind erinnern kann, wenn er früher schon einmal im Körper geortet worden war. Die Gedächtniszellen sind hoch spezialisierte Immunzellen, die bei einem erneuten Kontakt mit einer Fremdsubstanz (einem Antigen) sofort aktiviert werden und binnen kürzester Zeit eine komplette Immunreaktion auslösen und so das Ausbrechen einer Krankheit verhindern. Die Gedächtniszellen ermöglichen über diesen Mechanismus auch den Schutz durch Impfungen, der meist über lange Zeit – teilweise über 70 Jahre – anhält.

**Wirkung einer B-Zelle**

B-Zelle

vergrößert sich, produziert Antikörper

Antikörper markieren den **Erreger**

## DIE SCHWACHSTELLEN DES IMMUNSYSTEMS

Wenn es gesund, harmonisch und gut geschult ist, meistert das Immunsystem seine Aufgabe hervorragend und schützt den Organismus mit seinen komplexen Abwehrstrategien, Doch leider ist auch dieses System nicht frei von Störungen. So gibt es Krankheiten, die ursächlich auf eine fehlerhafte Funktion des Immunsystems, eine Schwäche oder – im schlimmsten Fall – sogar auf ein Versagen der Körperabwehr zurückzuführen sind, z. B. Krebs, Aids, Autoimmunerkrankungen, Allergien, Rheuma und chronische entzündliche Darmerkrankungen.

### ZUCKERKRANKHEIT, RHEUMA UND CO.: ATTACKE GEGEN DEN EIGENEN KÖRPER

Dem Typ-1-Diabetes liegt eine sogenannte Autoimmunerkrankung zugrunde. Bei dieser Form der Zuckerkrankheit, die vornehmlich Kinder, Jugendliche und junge Erwachsene trifft, greift das Immunsystem irrtümlich gutes, „nicht-feindliches" körpereigenes Gewebe an. Es attackiert die Bauchspeicheldrüse und zerstört dort die Zellen, die das wichtige Hormon Insulin produzieren.

Die entzündliche Gelenkerkrankung Rheuma, die sogenannte rheumatoide Arthritis, beruht ebenfalls auf einer Fehlsteuerung des Immunsystems. Dabei kommt es fälschlicherweise zur Aktivierung von T-Zellen, die den Gelenkknorpel angreifen und das Gelenk zerstören können. Das Immunsystem schüttet dabei bestimmte Substanzen aus (die Interleukine), die Entzündungen ankurbeln. Bei Rheuma sind offensichtlich die entzündungsfördernden Interleukine im Übermaß aktiv.

Es gibt noch eine Reihe anderer Autoimmunkrankheiten. Dazu zählt beispielsweise die Hashimoto-Erkrankung, bei der die Schilddrüse angegriffen und zerstört wird, oder der Morbus Basedow, eine entzündliche Schilddrüsenerkrankung, bei der es zu einer Überfunktion der Schilddrüse und zu dem typischen Symptom der hervortretenden Augen kommt.

Auch entzündliche Darmerkrankungen, etwa der Morbus Crohn oder die Colitis ulcerosa, sowie die Multiple Sklerose und die Lupuserkrankung sind auf aggressive Reaktionen des Immunsystems gegen körpereigenes Gewebe zurückzuführen.

### KREBS: KONTROLLVERLUST GEGENÜBER ENTARTETEN KÖRPERZELLEN

Unser Körper besteht aus Billionen von Zellen, die immer wieder regeneriert, repariert und erneuert werden müssen, etwa weil sie zu alt geworden sind oder etwas in ihnen defekt ist. Zu jeder Stunde finden deshalb im Organismus vielfältige Zellteilungsprozesse statt, deren reibungsloser Ablauf vor allem durch einen intakten genetischen Code im jeweiligen Zellkern sowie durch das koordinierte Zusammenspiel verschiedener anderer Substanzen wie z. B. Eiweißbausteine gewährleistet ist. Damit die neuen Körperzellen gesund sind, muss also eine komplexe „Programmierarbeit" geleistet werden, und sowohl die Genvorlage (DNA-Matrix) im Zellkern, als auch die diversen anderen Substanzen in der Zelle (wie z. B. Mitochondrien, Zellwandproteine) müssen fehlerfrei sein.

Zuweilen schleichen sich aber doch „Programmierfehler" ein, z. B., weil die DNA nicht richtig abgelesen wird oder bestimmte Steuerungsproteine defekt sind. Dann können die neu entstandenen Zellen entarten, was bedeutet, dass sie sich aus dem Zellverbund des Körpers ausklinken, ein Eigenleben starten und zu

Tumorzellen werden. Eine andere Ursache für die Entstehung von Krebs ist eine Schädigung der DNA von außen, etwa durch Strahlen oder Giftstoffe, die bevorzugt zu Brüchen in der DNA führen. Wenn solchermaßen geschädigte Zellen unkontrolliert zu wachsen beginnen, ist das Immunsystem aufgerufen, diese „Anarchisten" sofort aufzuspüren und zu eliminieren, damit sie keinen größeren Schaden anrichten. Leider fällt aber die Attacke der Körperabwehr oft zu schwach aus, da die Krebszellen in vielen Merkmalen noch zu sehr den normalen Körperzellen ähneln. Auch können sich manche Tumorzellen so gut tarnen, dass die Abwehr sie überhaupt nicht erkennt. Die Krebsgeschwulst kann dann immer weiter wachsen, ein eigenes Gefäßversorgungsnetz herausbilden, die Grenzen verschiedener Gewebezonen überschreiten, in andere Organe hineinwuchern oder Fernabsiedelungen (Metastasen) bilden. Je weiter der Prozess der Zerstörung fortschreitet, desto schwieriger wird es für das Immunsystem, dem Krebs Einhalt zu gebieten, und desto geringer sind die Heilungschancen. Im Kampf gegen den Krebs sucht die Wissenschaft deshalb heute ganz besonders nach Strategien, um das Immunsystem zu unterstützen.

## IMMUNSCHWÄCHEKRANKHEIT: SCHACHMATT DURCH VIREN

Das Immun-Defizit-Syndrom Aids wird häufig als die Geißel des 20. und 21. Jahrhunderts bezeichnet. Angesichts der alarmierenden Zahlen bezüglich der weltweiten Ausbreitung und der Todesfälle scheint diese Bezeichnung mehr als berechtigt. Aids wird ausgelöst durch ein spezielles Virus namens HIV, das auf besonders tückische Weise die Zellen des Körpers erobert: Um sich im menschlichen Organismus ungehindert auszubreiten, befällt es die Abwehrzellen (T-Helferzellen) direkt. Auf diese Weise zerstört es eine der elementarsten Schlagwaffen des Immunsystems und legt es nahezu völlig lahm. Typisch für HIV-Patienten ist deshalb, dass sie in fortgeschrittenem Stadium der Krankheit immunologisch so geschwächt sind, dass selbst harmlose Krankheitserreger zu gefürchteten Infektionen wie schwerer Lungenentzündung, Pilzinfektionen, zu Hautausschlägen am ganzen Körper und sogar zu verschiedenen Formen von Krebs führen können.

Im Wettlauf mit der Zeit forschen Wissenschaftler fieberhaft nach neuen Medikamenten, die den Vernichtungsfeldzug der tödlichen Viren stoppen können. Immerhin ist es ihnen – nach etwas mehr als 25 Jahren Aids-Forschung – gelungen, aus verschiedenen Substanzen hochwirksame Arzneicocktails zu mischen. Dabei greifen drei oder vier verschiedene Stoffe die HI-Viren gleichzeitig an unterschiedlichen Stellen an, wie ein Aggressor, der zur gleichen Zeit von der Luft, vom Wasser und vom Boden aus attackiert.

## ALLERGIE: DIE ABWEHR SPIELT VERRÜCKT

Eine Allergie ist im Grunde nichts anderes als eine Überreaktion des Immunsystems. Es betrachtet ungefährliche Stoffe wie Hausstaub, Tierhaare, Nahrungsmittel oder Pollen als Feinde, die es um jeden Preis abzuwehren gilt. Dafür setzt die Körperabwehr spezielle Waffen ein. Bei Allergieformen wie dem Heuschnupfen beispielsweise spielt ein bestimmter Antikörper eine wichtige Rolle, das Immunglobulin E. Dieses Abwehrgeschütz des Immunsystems heftet sich an Pollen und versucht sie zu markieren und zu vernichten. Dabei werden massenhaft Entzündungsstoffe wie das Histamin freigesetzt, und diese rufen die typischen allergischen Symptome wie Schwellung,

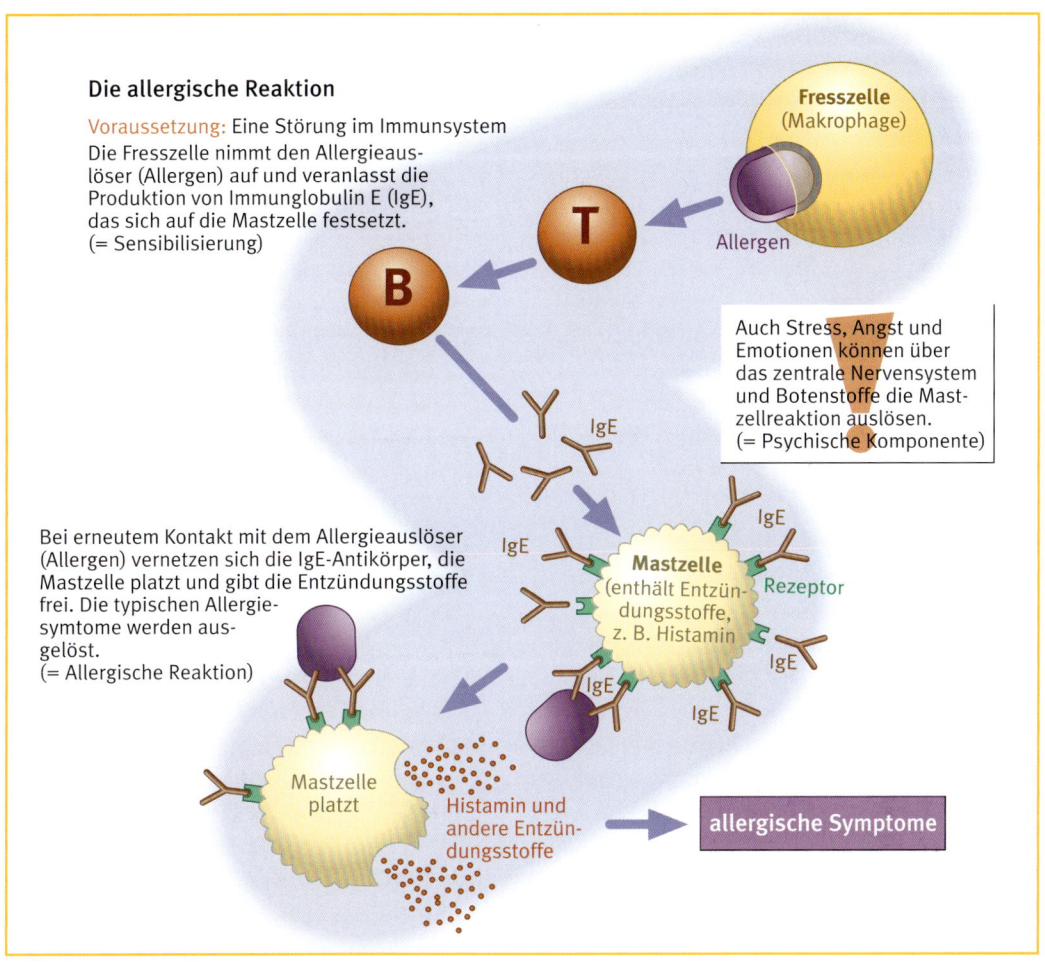

**Die allergische Reaktion**

**Voraussetzung:** Eine Störung im Immunsystem
Die Fresszelle nimmt den Allergieaus-
löser (Allergen) auf und veranlasst die
Produktion von Immunglobulin E (IgE),
das sich auf die Mastzelle festsetzt.
(= Sensibilisierung)

**Fresszelle**
(Makrophage)

T

B

Allergen

Auch Stress, Angst und
Emotionen können über
das zentrale Nervensystem
und Botenstoffe die Mast-
zellreaktion auslösen.
(= Psychische Komponente)

IgE

Bei erneutem Kontakt mit dem Allergieauslöser
(Allergen) vernetzen sich die IgE-Antikörper, die
Mastzelle platzt und gibt die Entzündungsstoffe
frei. Die typischen Allergie-
symtome werden aus-
gelöst.
(= Allergische Reaktion)

IgE

IgE

**Mastzelle**
(enthält Entzün-
dungsstoffe,
z. B. Histamin

Rezeptor

IgE

IgE

Mastzelle
platzt

Histamin und
andere Entzün-
dungsstoffe

allergische Symptome

Juckreiz und Schleimbildung hervor. Charakteristisch für Allergien ist, dass sie immer wieder auftreten: Ist der Organismus nämlich einmal auf ein Allergen aufmerksam geworden,
dann reagiert er bei jedem weiteren Kontakt
mit Krankheitserscheinungen. Dabei spielt es
keine Rolle, in welcher Menge der Allergie
auslösende Stoff vorhanden ist, es genügen
schon Spuren, um Husten, Asthma, Fließschnupfen, Niesen, tränende Augen oder
Hautstörungen zu verursachen.

## PNI-FORSCHUNG: DIE NEUESTEN STUDIEN IM ÜBERBLICK

Auf den vorangegangen Seiten haben Sie einen
Einblick bekommen, wie die drei großen Systeme der Psyche, der Nerven und des Immunsystems funktionieren und miteinander kooperieren, um in jeder Sekunde unseres Daseins für unsere Gesundheit und unser Wohl
zu sorgen. In spannenden Studien können
Wissenschaftler heute immer genauer die

Wirkweise des mächtigen PNI-Netzwerks erforschen und uns immer mehr Erkenntnisse über die Körper-Seele-Einheit liefern. Erkenntnisse, die auch Ihr Leben verändern können!

### SCHNUPFEN IM HÖRSAAL

Britische Wissenschaftler setzten gesunde Studenten einem Schnupfenvirus aus und erfassten über einen Fragebogen den aktuellen Stresspegel der Probanden. Dabei wurden belastende Ereignisse, Überforderung, aber auch die Stimmungen und Gefühle der jungen Leute registriert. Überraschendes Ergebnis: Die Studenten mit einem hohen Stresspegel hatten ein um Faktor 5,8 erhöhtes Risiko, tatsächlich Schnupfen zu bekommen als die weniger gestressten Kommilitonen!
Auch an der Ohio State University beobachteten Wissenschaftler, dass die T- und B-Lymphozyten von Medizinstudenten während der Vorbereitung auf entscheidende Prüfungen – also einer hochgradigen Stressphase – deutlich verringert waren. Die Folge: Die jungen Examensanwärter litten verstärkt unter Erkältungen und Grippe.

### TAIJIQUAN: IMMUNPOWER FÜR SENIOREN

Eine Studie belegt nun, was in der asiatischen Heilkunst schon seit vielen Tausend Jahren überliefert wird: Taijiquan, das chinesische Schattenboxen, stärkt das Immunsystem. In einer Untersuchung der UCLA (University of California, Los Angeles) stellten die Wissenschaftler fest, dass sich das Risiko älterer Menschen, an einer schmerzhaften Gürtelrose zu erkranken – einer Infektion, die von einem Virus der Herpes-Gruppe ausgelöst wird –, deutlich reduzierte, wenn sie regelmäßig Taijiquan übten. Das Immunsystem der Senioren schien durch die uralte asiatische

Körperübung wesentlich besser gegen das Virus gewappnet zu sein.

### LEBENSUMSTELLUNG STOPPT PROSTATAKREBS

Der kalifornische Medizinprofessor Dean Ornish untersuchte zwei Gruppen von Männern mit Prostatakrebs. Die eine Gruppe bekam für die Krebsnachsorge ein umfassendes Programm für Körper und Seele verordnet, vor allem eine gesunde Ernährung, Nahrungsergänzung mit Antioxidantien, Sport und Entspannungstechniken wie Yoga und Autogenes Training. Bei der Kontrollgruppe beobachteten die Studienleiter nur den Krankheitsverlauf und maßen die PSA-Werte (PSA ist die Abkürzung für „Prostata-spezifisches-Antigen, einem speziellen Eiweißstoff aus der Vorsteherdrüse, der bei erhöhten Werten ein Fortschreiten der Krebserkrankung anzeigt). Nach einem Jahr wurden beide Gruppen verglichen. Bei den Männern mit Lebens- und Ernährungsumstellung waren die PSA-Werte um vier Prozent gesunken, was auf eine deutliche Rückbildung des Prostatatumors hindeutete. Bei der Gruppe, die nichts geändert hatte,

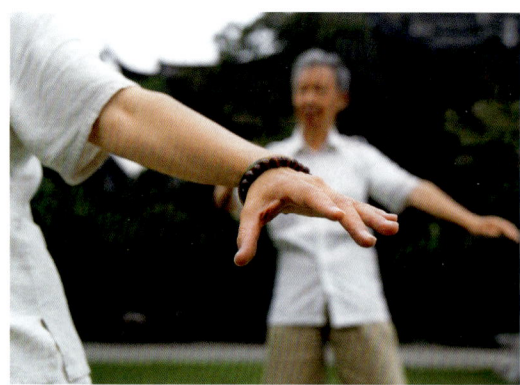

*Tai Chi bzw. Taijiquan ist in Asien ein beliebter Volkssport, v. a. bei älteren Menschen.*

waren die PSA-Werte gestiegen und die Tumoren langsam, aber stetig gewachsen.

## MEDITATION ALS WAFFE GEGEN AIDS

In einer aktuellen Studie am Center für Psychoneuroimmunologie der University of California in Los Angeles (UCLA) kamen Forscher zu dem Ergebnis, dass Meditation die Abnahme der wichtiger T-Zellen bei HIV-infizierten Patienten zu bremsen vermag. Der Studienleiter David Creswell schließt daraus, dass Meditation eine wirkungsvolle Methode darstellt, um das Fortschreiten der gefürchteten Immunkrankheit Aids zu verlangsamen.

## OPTIMISMUS: SCHUTZSCHILD VOR KREBS

Israelische Forscher von der Ben-Gurion-Universität in Tel Aviv befragten 255 Brustkrebspatientinnen und 367 gesunde Kontrollpersonen nach ihrer Lebenseinstellung, insbesondere nach Erlebnissen, die sie besonders traurig oder besonders glücklich gemacht hatten. Sie kamen zu dem Ergebnis, dass das Brustkrebsrisiko bei Frauen mit traumatischen Erlebnissen und intensiven depressiven Phasen erhöht war, Frauen mit positiver, optimistischer Lebenseinstellung hatten ein um 25 % verringertes Risiko zu erkranken.

## ES STIMMT TATSÄCHLICH: LACHEN IST MEDIZIN!

In dem Buch „Die heilende Kraft der Gefühle" zitiert der Herausgeber und Erfolgsautor Daniel Goleman folgende Studie der Harvard University: Die Wissenschaftler untersuchten die Hormonausschüttung von Personen, die sich Filmkomödien anschauten und entdeckten, dass sich der Cortisolspiegel – also der Spiegel des Hormons, das durch Stress vermehrt im Körper gebildet wird und das die Immunprozesse negativ beeinflusst – dabei

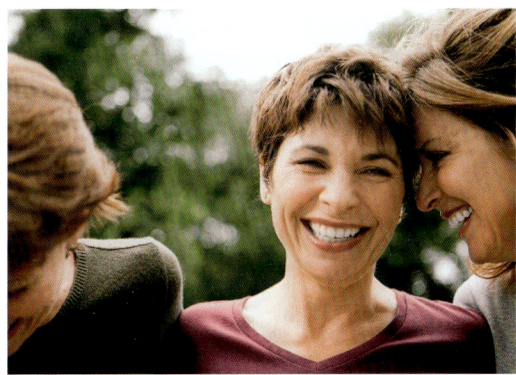

*Lachen ist gesund und verlängert das Leben. Es gibt sogar Lachkurse und Lach-Yoga.*

senkte und die Zahl der Abwehrzellen erhöhte. Goleman schließt daraus: „Lachen hat also eine Bedeutung, auch wenn wir nicht sagen können, ob es auch einen medizinisch wirksamen Effekt hat."

## GÜTE MACHT UNS MENSCHLICHER – UND GESÜNDER!

Eine weitere Harvard-Studie, die ebenfalls in dem Buch „Die heilende Kraft der Gefühle" erwähnt ist, beschäftigt sich mit der psychoneuroimmunologischen Wirkung der Güte. Der Forscher David McClelland zeigte einigen Personen einen sehr gefühlvollen Film über Mutter Teresa und ihre Sorge für andere Menschen. Andere mussten sich dagegen einen Film über die Nationalsozialisten in Deutschland ansehen, der sie ziemlich wütend machte. Bei den Zuschauern des Mutter-Teresa-Films zeigte sich eine kurzfristige Zunahme der T-Lymphozyten. Und wenn sie nach der Vorführung noch eine Stunde zusammenblieben und über Güte meditierten sowie an all die Menschen dachten, die ihnen in ihrem Leben Gutes getan hatten, dann hielten die erhöhten T-Lymphozyten-Pegel über längere Zeit an!

41

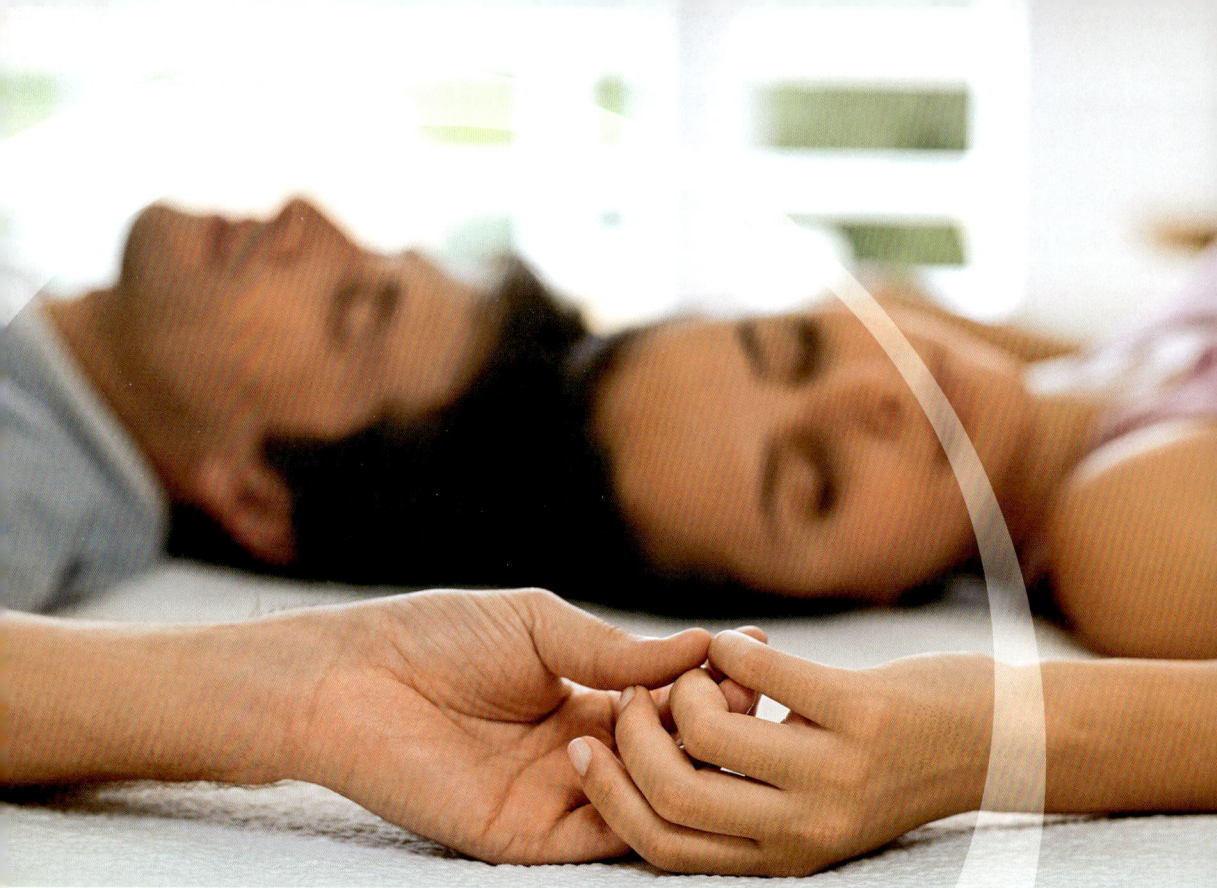

# Glückliche Seele – gesunder Körper

EIGENTLICH ZU SCHÖN, um wahr zu sein: Man nährt seine Seele und seinen Geist mit guten Gedanken und Gefühlen und erntet dafür Gesundheit, Wohlbefinden, oft sogar noch Glück und Erfolg. Haben wir wirklich selbst den Schlüssel für Freude, Ausgeglichenheit und Harmonie in der Hand? Besitzen wir tatsächlich die Macht, unser Leben nach unseren Vorstellungen zu gestalten? Skeptiker werden diese Fragen mit einem definitiven „Nein" beantworten und die gesamten Betrachtungen dazu eher in die Ecke esoterischer Spinnereien schieben als in den Bereich seriöser Wissenschaft. Dennoch, die vielen Untersuchungen – ein paar haben Sie auf den vorangegangenen Seiten kennengelernt – lassen keinerlei Zweifel: Eine konstruktive, optimistische und emotional ausgeglichene Lebenseinstellung wirkt sich unmittelbar auf den Organismus aus, stärkt die Selbstheilungskräfte und schützt uns vor allerlei Unbill. Das sind die Erkenntnisse der Psychoneuroimmunologie – unterfüttert mit zahlreichen Fakten, zusammengetragen von Wissenschaftlern, die – wie Sie ja schon gelesen haben – keineswegs als Fantasten und Spinner durch die Welt ziehen, sondern einer ganz wesentlichen und ernsthaften Arbeit nachgehen.

Welche Emotionen sind es denn aber genau, die unserer Seele Flügel verleihen und unser Immunsystem so stark machen, dass es alle Kräfte zur Erhaltung unserer Gesundheit mobilisiert? Ein Bild eignet sich hervorragend, um dies zu veranschaulichen: das Bild eines verliebten Paares. Wenn zwei Menschen bis über beide Ohren verliebt sind, scheinen sie im Schlepptau ihrer Liebe so ziemlich alle Gefühle mitzuführen, die das Leben schön und lebenswert machen. Sie sind fröhlich, heiter und beschwingt; ausgelassen wie Kinder beim Spielen; offen, tolerant, großzügig; sie können sich an allem erfreuen, auch an Kleinigkeiten; sie sind unternehmungslustig, schmieden Pläne und geben sich ihren Träumen hin; sie genießen ihre Zweisamkeit, ihre Nähe, ihre Sexualität; und sie werden auf einer unglaublich kraftvollen Welle getragen – der Welle des Glücks. Frisch Verliebte können ganz intensiv spüren – wie vielleicht sonst nur noch eine Mutter, die ihr gerade geborenes Kind in den Armen hält, ein Künstler, der ein großartiges Werk geschaffen hat oder ein Mönch, der durch Meditation zu einer hohen Bewusstseinsstufe gelangt ist –, wie es sich anfühlt, wenn der gesamte Organismus von „Glücksbotenstoffen" durchflutet wird. Diesen speziellen Neurotransmittern (siehe Seite 25, 26) gehört beispielsweise das Serotonin an, das die Stimmung hebt, für ein emotionales Gleichgewicht sorgt und die Vitalkräfte stimuliert –

bei Verliebten offensichtlich in konzentrierter Form. Nun werden Sie wahrscheinlich einwenden, dass man ja schließlich nicht immer verliebt sein könne und dies eher ein „Ausnahmezustand" sei – überdies oft nur von kurzer Dauer. Völlig richtig, 365 Tage im Jahr Euphorie und Schweben auf „Wolke sieben" sind unrealistisch und für die Erledigung der zumeist doch eher profanen Arbeiten des Alltags wahrscheinlich auch gar nicht so nützlich.

*Das größte Glück des Menschen ist, dass er selber Urheber seiner Glückseligkeit ist – wenn er fühlt, das zu genießen, was er selber sich erworben hat.*

Immanuel Kant (1724–1804)

Nein, es muss und kann nicht immer der Extremzustand sein, auch wenn sich die „Schmetterlinge im Bauch" einfach herrlich anfühlen.

Ein wenig allerdings sollten Sie doch von dieser wunderbaren, positiven Gefühlsmixtur auf Ihr alltägliches Leben übertragen – für Ihre Mitmenschen, Ihre Freunde, Familie, Kinder, Kollegen, Ihre Arbeit und natürlich für Sie selbst, Ihre Gesundheit und Ihre Lebenskraft. Sie sind Ihres Glückes Schmied, Ihre Sichtweise sorgt für Ihre individuelle Realität. Schmieden Sie Ihr Glück. Es lohnt sich!

## THINK PINK: DIE MACHT DES POSITIVEN DENKENS

Jeder Gedanke, den Sie in Ihrem Kopf formen, löst ein wahres Feuerwerk an Nervenaktivität aus, das sich in unzähligen elektrischen und chemischen Prozessen im Organismus niederschlägt. Dabei scheint die Beeinflussung umso intensiver zu sein, je häufiger sich Gedanken wiederholen. Eine spannende Aussage, die es wert ist, noch einmal formuliert zu werden: Die Beeinflussung ist umso intensiver, je häufiger sich Gedanken wiederholen!

In der Hirnforschung gibt es tatsächlich bereits zahlreiche Anhaltspunkte, dass sich gewohnheitsmäßige Denkmuster nachhaltig auf die Gehirnaktivität auswirken. Und das in unterschiedlicher Weise, je nachdem, von welcher Qualität die Denkmuster sind. Offensichtlich werden durch positive Gedankenketten andere Neurotransmitter (z. B. das schon genannte Serotonin) aktiviert, andere Impulse in Gang gesetzt und andere körperliche Aktivitäten ausgelöst, als durch negative. So ist es wirklich nicht verwunderlich, dass Menschen mit anhaltender depressiver Verstimmung oder mit einer ausgeprägten negativen Lebenseinstellung eine geringere Aktivität von Abwehrzellen aufweisen und damit infektanfälliger werden! Auch das Risiko für viele andere Beschwerden und Krankheiten (z. B. Kopfschmerzen, Rückenleiden) ist für notorische Schwarzseher und Schwarzdenker nachweislich erhöht. Was für ein energetisches Potenzial! Vor diesem Hintergrund ist das weise Wort „achte auf deine Gedanken, denn sie können dein Schicksal werden" wirklich ernst zu nehmen.

Und wie können Sie nun das energetische Potenzial Ihrer Gedanken nutzen? Das erfahren Sie auf den folgenden Seiten.

### POSITIVE GEDANKEN – POSITIVE TATEN

Eine Methode, um die mentale Kraft zu steuern, ist das „Positive Denken". Dieses Verfahren hat nach seinen Anfängen in den 1950er-Jahren einen ungeheuren Boom hervorgerufen. In unzähligen Ratgebern und Motivationskursen versuchen seither – mehr oder weniger seriöse – Mentaltrainer ihrer Klientel die Think-pink-Technik zu vermitteln. Viele der Tipps und Empfehlungen, mit denen die Coacher aufwarten, erweisen sich aber doch häufig als reichlich oberflächlich oder realitätsfern. Auch die Erfolgsversprechen sind nicht selten derart überzogen, dass sie jedes Wirklichkeitsbezugs entbehren. Ganz so einfach verhält es sich nämlich nicht mit dem positiven Denken. So gut es ist, sich bewusst seiner Gedankenmuster anzunehmen und diese in eine positive Richtung zu programmieren, so wichtig ist es auch, auf dem Boden der Realität zu bleiben und sich kritischen Fragen des eigenen Lebens nicht zu verschließen. Gerade da besteht aber – vor allem bei eher labilen Menschen – die Gefahr eines Realitätsverlustes und einer Leugnung handfester Probleme. Es nützt einfach nichts, sich gedanklich im Wolkenkuckucksheim zu bewegen, während das Minus auf dem Konto immer weiter anwächst.

Zusätzlich zu den positiven Gedanken müssen auch positive Taten erfolgen. Das heißt, Hoffnung als Träger optimistischer Energie muss gepaart sein mit einem festen Willen, positives Denken muss gepaart sein mit zielgerichtetem Handeln. Nichts spricht dagegen, mit hoffnungsfrohen Erwartungen durchs Leben zu gehen und an sich und seine Chancen zu glauben. Nichts spricht dagegen, sich in Krisenzeiten ein gewisses Gottvertrauen zu bewahren und auch nach Rückschlägen den Glauben nicht zu verlieren, dass alles wieder gut wird. Im Gegenteil, je fester wir in uns verankert und von unserer eigenen positiven Energie überzeugt sind, desto größer ist die Chance, dass wir unsere Ziele erreichen und unsere Sehnsüchte und Wünsche in Erfüllung gehen. Aber dabei müssen wir verantwortlich und planvoll handeln und wir dürfen die Vorsicht nicht über Bord werfen.

## BLICK ZURÜCK – NICHT IM ZORN

Sie wissen nun also, dass es für das erfolgreiche Praktizieren von positivem Denken eine große Bedeutung hat, sich im gegenwärtigen Leben einen Blick für die Realität zu bewahren. Mindestens ebenso wichtig ist allerdings auch die Art und Weise, wie Sie mit Ihrer Vergangenheit umgehen. Wer nämlich mit seinem Schicksal hadert, sich Fehler von früher nicht verzeihen kann oder – noch schlimmer – sich selbst als Opfer begreift, wird sich ebenfalls mit dem positiven Denken schwertun. Denn Ihr Unterbewusstsein ist empfindlich und merkt alles! Sobald Sie ins Grübeln geraten über all das, was schiefgelaufen ist, entstehen unwillkürlich negative Glaubenssätze, welche die positiven überlagern. Aussagen wie „ich habe mir alles vermasselt" oder „das kann ich nie wiedergutmachen" wirken wie Gift, das Sie lähmt und Ihre Energien blockiert. Ebenso die Schuld, die man anderen zuweist – der Frau, die einen verließ, dem Freund, der sich ohne Erklärungen zurückzog, dem Chef, der einem anderen den wohlverdienten Posten gab – und die sich letztlich nicht gegen den richten, der diesen „Schaden" verursacht hat, sondern nur gegen die eigene Person. Vergeben ist deshalb – wie Sie etwas weiter unten noch ausführlicher erfahren werden – ein ganz wichtiger Aspekt in Bezug auf Gesundheit, Ausgeglichenheit und die Fähigkeit, sein Leben im Hier und Jetzt gut zu gestalten. Sie müssen anderen vergeben können, aber eben auch sich selbst.

An dem, was geschehen ist, können Sie sowieso nichts mehr ändern, wie das rätoromanische Sprichwort „Wasser, das schon vorbeigeflossen ist, treibt die Mühle nicht" in einer schönen Metapher veranschaulicht. Sie können aber aus den Erfahrungen der Vergangenheit einen Nutzen für die Gegenwart ziehen, indem Sie diese Erfahrungen als Erkenntniszuwachs, Erweiterung Ihres Horizontes und Ihres Wissens, ja als „Lehren" anerkennen. Denn wir wissen es doch alle: Aus nichts lernt man so gut wie aus Fehlern! Am besten funktioniert das Ummünzen in etwas Positives, indem Sie Dankbarkeit für das Vergangene entwickeln. Vielleicht kommt Ihnen diese Vorstellung zunächst abstrus vor und vielleicht geht Ihnen das schlichtweg auch zu weit. Aber erinnern Sie sich bitte an die Ge-

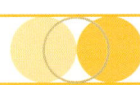

### TIPP

Seien Sie dankbar für Vergangenes, realistisch im Heute und blicken Sie positiv in die Zukunft. Grübeln Sie nicht über das, was gewesen ist. Sie brauchen es nicht zu verleugnen, zu verdrängen oder zu vergessen. Bewahren Sie es in Ihrem Herzen und wertschätzen Sie es als wichtige Erfahrung und Hilfe für die Gegenwart und für die Zukunft. Gestalten Sie Ihr Leben aktiv, erfreuen Sie sich an den großen sowie den kleinen Dingen, stecken Sie sich Ihre Ziele. Achten Sie – wenn Sie Pläne schmieden – aber auch darauf, sich nicht in Illusionen zu verlieren, sondern auf dem Boden der Realität zu bleiben. Auf diese Weise haben Sie die besten Chancen, im Heute und im Morgen glücklich zu sein!

schichte der Brustkrebspatientin am Anfang dieses Buches, die erklärte, dass ihr nichts Besseres passieren konnte, als diese Krankheit zu bekommen. Sie war tatsächlich dankbar für dieses Schicksal, da es ihr die Möglichkeit eröffnete, das Leben neu zu ordnen und jeden Tag dieses Lebens ganz bewusst zu gestalten.

## AKTIV LEBEN

Erfolgreich lässt sich die Haltung „think pink" oder „denke positiv" in die Praxis umsetzen, wenn sie mit der Einstellung „lebe aktiv" kombiniert wird. Die Urväter des positiven Denkens wie Dale Carnegie oder Joseph Murphy hatten das in ihren Bestsellern auch in den Vordergrund gerückt und anhand zahlreicher Beispiele veranschaulicht. Eine positive Verquickung von Denken und Tun findet dabei oft in den – scheinbaren – Kleinigkeiten des Lebens ihren Niederschlag, zum Beispiel, indem Sie ein Lob für Ihren Kollegen bereithalten, der alten Dame in der Straßenbahn ein Lächeln schenken, mit der Zeitungsverkäuferin ein paar nette Worte wechseln. Oder indem Sie einen Moment innehalten, um eine hübsche Blume am Wegrand zu betrachten,

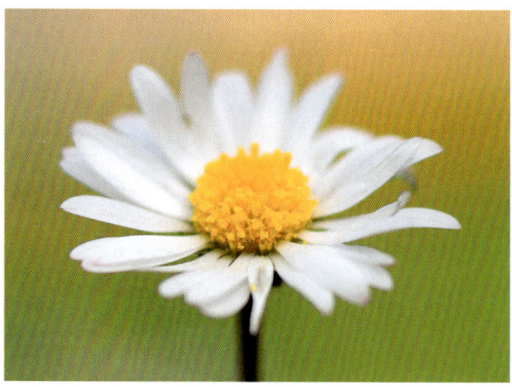

*Erfreuen Sie sich an den schönen Dingen des Lebens, etwa an einer aufgeblühten Blume.*

dem Zwitschern eines Vogels zu lauschen oder die Schönheit der Landschaft um Sie herum zu genießen.

## DIE HEILENDE KRAFT DES VERZEIHENS

Es liegt in der Natur von uns Menschen, Fehler zu machen, Schwächen zu zeigen und ab und an auch mal den Pfad der Tugend zu verlassen. Keiner von uns ist perfekt und keiner ist vor Fehltritten gefeit. Damit einher geht natürlich auch, dass man anderen Menschen wehtut, ihre Grenzen überschreitet, ihr Vertrauen missbraucht, ihre Würde verletzt. Wem dieses widerfährt, der hat oft den doppelten Schaden. Einerseits leidet man an den Blessuren, die einem zugefügt wurden, andererseits stauen sich ausgesprochen destruktive Gefühle in der Seele an: Wut, Enttäuschung und das Bedürfnis nach Bestrafung. Einer der bittersten Sätze, die in einer solchen Situation oft formuliert werden, lautet: „Das werde ich dir niemals verzeihen." Aber: Wer anderen nicht vergeben kann, bestraft nicht den Missetäter, sondern eine ganz andere Person, nämlich sich selbst! Denn mit dem Nichtvergeben halten wir unbewusst an dem Schmerz fest, wir bohren weiter in der Wunde, durchleben immer wieder die gleiche Scham und Demütigung. Die Fähigkeit zu verzeihen ist ungeheuer wichtig, um wieder zu innerem Frieden zu finden und die Wunden heilen zu lassen. Verzeihen heißt Loslassen und sich von der Last der destruktiven Gedanken und Gefühle zu befreien. Die Seele wird dadurch wieder frei und bereit für neue, gute und schöne Erfahrungen. Eine hilfreiche Frage ist in diesem Zusammenhang auch – so verrückt sie zunächst klingt – „Wie habe ich es gemacht, dass mein Mann mich verlassen hat?" Denn darauf bekommen Sie immer eine Antwort, aus der Sie etwas lernen können. Lassen Sie die Frage ruhig etwas auf sich wirken – die Antwort kommt garantiert. Aus der Frage nach der Schuld des anderen, könnte nur dieser etwas lernen – doch ob er das wirklich tut? Gedanken darüber sind vergeudete Energie. Wir selbst sind das einzige Stellrad, auf das wir Zugriff haben.

## DAS LEBEN GESTALTEN MIT EMOTIONALER KOMPETENZ

Eine positive und aktive Einstellung zum Leben errichtet Ihnen auch ein solides Fundament für die Entwicklung emotionaler Intelligenz, auch als Emotionaler Quotient (EQ) bezeichnet. Die Schulung der emotionalen Fähigkeiten, der Vereinigung von Herz und Verstand, ist für persönlichen Erfolg, für Glück und Wohlergehen ungeheuer wichtig. Schon vor zehn Jahren beschrieb der amerikanische Erfolgsautor Daniel Goleman im Vorwort seines internationalen Bestsellers „Emotionale Intelligenz" eindringlich, wie grundlegend es sei, „der emotionalen und sozialen Kompetenz von unseren Kindern und uns selbst größere Aufmerksamkeit zu schenken und die Kräfte und Fähigkeiten des menschlichen Herzens energischer zu fördern". Wir alle müssten wieder lernen, das „emotionale Alphabet" zu beherrschen, Rationalität und Mitgefühl ins Gleichgewicht zu bringen. Und woraus setzt sich dieses emotionale Alphabet zusammen? Es sind bestimmte Fähigkeiten und Charaktereigenschaften, die uns in die Lage versetzen, Lebenstüchtigkeit zu erwerben, ein positives Verhältnis zu sich selbst und zu anderen Menschen zu entwickeln, unser Leben glücklich zu gestalten, unser Dasein mit sinnvollem Tun zu erfüllen und eine zuversichtliche, fröhliche Grundhaltung einzunehmen. Es handelt sich also um klassische „PNI-Eigenschaften", die in einer positiven

Wechselbeziehung zwischen Geist, Seele und Körper eine große Rolle spielen. Erfolg zu haben setzt voraus, dass man in der Lage ist, Schwierigkeiten zu meistern und auch in Krisenzeiten seine Ziele und Wünsche nicht aus den Augen zu verlieren.

Es sind tatsächlich die „Fähigkeiten des Herzens", die – so betonen Intelligenzforscher – eine ebenso bedeutende Rolle spielen wie die „Fähigkeiten des Kopfes", also das intellektuelle Interesse, das Denken. So sind heute nicht nur die geistigen Fähigkeiten gefragt und wichtig, sondern in gleicher Weise die emotionalen wie beispielsweise Vertrauen, Motivation, Verantwortungsbewusstsein oder Mitgefühl.

## GLÜCK UND ERFÜLLUNG IM SPIRITUELLEN RAUM

Sie lauschen den wunderbaren Klängen einer Sinfonie, lassen sich von einer spannenden Lektüre fesseln, versinken in der Betrachtung eines Gemäldes und schweifen mit Ihren Gedanken in eine andere Welt. Die Welt des Geistes, die wunderbare Schätze für Sie bereithält und Ihnen einzigartige Räume eröffnet. Ohne Spiritualität wäre unser Leben fade und flach. Der Begriff Spiritualität stammt von dem lateinischen Wort „spiritus" = „Geist, Hauch" ab. Eigentlich umfasst Spiritualität alles Geistige, das uns umgibt, beschreibt aber auch ein ganz besonderes, oft religiös geprägtes, Bewusstsein. Viele (Religions)-Psychologen und Philosophen definieren Spiritualität als eine bewusste Beschäftigung mit den Sinnfragen des Daseins, mit Werten, der Welt, der eigenen Existenz und der Selbstverwirklichung im irdischen Leben, aber auch mit dem Bereich des Transzendentalen, dem Suchen nach einer höheren Wirklichkeit und letztendlich mit dem Erkennen des göttlichen Prinzips. Vielleicht denken Sie jetzt, dass Spiritualität etwas Unerreichbares ist, vorbehalten den dazu „berufenen" Menschen unter uns – den Dichtern, Denkern, den geistigen Führern, den Genies? Dem ist ganz und gar nicht so! Jeder von uns kann Spiritualität in sich spüren und erfahren. Es macht keinen Unterschied, ob Sie als Kassiererin an der Supermarktkasse sitzen oder im Gelehrtenkreis der Universität: Wenn Sie sich dem Geistigen öffnen, öffnet sich das Geistige für Sie und führt Sie durch sein Reich, ein Reich von unvorstellbarer Weite und Schönheit.

## VORBILD KINDHEIT

Jeder von uns ist schon oft in diesem schönen, paradiesischen Reich spazieren gegangen, auch wenn es wahrscheinlich nur wenigen von uns wirklich bewusst geworden ist. Wissen Sie, wann das war? In Ihrer Kindheit! Kinder sind von Natur aus spirituell veranlagt, man kann auch sagen: begabt. Sie lassen sich begeistern, sie werden mitgerissen, sie sind mit allen Sinnen dabei, sie nehmen alles in sich auf und strahlen es wieder zurück. Wenn Sie Kinder beobachten – wie sie versunken sind in ihr Spiel, eintauchen in die Welt ihrer Märchen- und Sagenhelden, wie sie mit glänzenden Augen vor dem Weihnachtsbaum stehen, am Abend den Mond und die Sterne anstaunen, gebannt der Gutenachtgeschichte lauschen, jeden Stein umdrehen, um zu sehen, was darunter ist und jedes Blatt befühlen, weil es so schön samten in den Händen liegt. Ja, dann wissen Sie, dass Kinder auf vollkommen natürliche, unkomplizierte und selbstverständliche Weise Spiritualität leben, dass diese feine Geisteskraft in jeder Zelle ihres kleinen Organismus wirkt und ihnen viele kleine Glücksmomente beschert. Wir können nichts Besseres tun, als uns von Zeit zu Zeit die Erinnerungen an unsere Kindheit wieder wachzurufen und ein Stück weit nachzuspüren, wie wir damals gedacht und gefühlt haben. Das

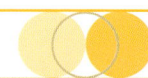

**INFO**

### Spiritualität

Spiritualität existiert sowohl innerhalb von Religionen als auch außerhalb von ihnen. Spirituelle Menschen müssen also nicht unbedingt der Gemeinschaft der Christen, Moslems oder Buddhisten angehören, um sich besondere geistige Räume zu erschließen, ihr Bewusstsein zu erweitern, nach Erkenntnissen zu suchen, ihrem Leben Tiefe zu geben oder an Gott zu glauben. Spiritualität kann überall gelebt und praktiziert werden, sie unterliegt keinen Normen und keinen Dogmen. Allerdings gibt es einige Faktoren, die eine spirituelle Haltung charakterisieren und den Menschen mit spirituellem Bewusstsein als seelisch-geistige Ausdrucksform dienen: So haben Gebet und Meditation eine große Bedeutung, um sich eine höhere Wirklichkeit zu erschließen und Gott näher zu fühlen. Außerdem leben spirituelle Menschen in dem Vertrauen, dass Gott (oder eine andere, vollkommene Macht) ihnen auf Erden den richtigen Weg weist. Sie suchen nach Erkenntnis und Weisheit, empfinden Dankbarkeit, Ehrfurcht und eine große Freude der Schöpfung gegenüber; sie gehen verantwortungsbewusst und respektvoll mit sich selbst, den anderen Menschen und der Natur um; sie zeigen Mitgefühl, Großzügigkeit, Toleranz und Nächstenliebe.

gibt uns die Möglichkeit, auch als Erwachsene wieder etwas von der Unbeschwertheit und Unvoreingenommenheit, der Begeisterung, der Freude und des Staunens zurückzuerlangen. Den Empfindungen also, die uns so viel Kraft, Erfüllung und Tiefe geben, die uns näher an die Natur, die Pflanzen, Tiere und Mitmenschen rücken, uns das Wunder der Schöpfung erfahren lassen und eine Ahnung geben von etwas, das so viel größer ist als wir: der Größe des Göttlichen.

### DIE WUNDERBARE HEILKRAFT DER MEDITATION

Eine bewährte Methode, um spirituelle Erfahrungen zu sammeln, sein Bewusstsein zu erweitern und die Selbstheilungskräfte des Körpers und der Seele zu wecken, ist die Meditation. Der Begriff stammt von dem lateinischen Wort „meditatio" = „das Nachdenken über" und wird auch in der Bedeutung „zur Mitte ausrichten" von lat. „medius" = „die Mitte" verwendet.

Die Technik der inneren Sammlung und Konzentration blickt auf eine jahrtausendelange Tradition zurück und wird in vielen Kulturen praktiziert. Ihre religiösen Wurzeln hat die Meditation jedoch vor allem im fernöstlichen Raum, also besonders im Hinduismus, Buddhismus und Taoismus. Dort besitzt sie eine ähnliche Bedeutung wie das Gebet im Christentum. Durch den Zustand wacher, aber sehr tiefer Stille können sich die Gedanken ordnen und vermag der Geist zur Ruhe zu kommen. Wenn sich der Meditierende beispielsweise auf seinen eigenen, spürbaren Atem konzentriert und diesen in jeden Winkel seines Körpers fließen lässt, hat dies einen tief entspannenden Effekt. Während der Meditation nehmen viele Menschen ihren Körper erstmals richtig wahr, Blockaden und Verspannungen können sich

dadurch lösen, die Energie kann wieder frei fließen, was den Prozess der Selbstheilung in Gang setzt. Dass Meditation und Gebet tief greifende Veränderungen im Organismus bewirken, geistige Neuorientierungsprozesse in Gang bringen und auf diese Weise auch die Sichtweisen der Menschen zu verändern vermag, ist mittlerweile wissenschaftlich bewiesen.

In einem Beitrag über das menschliche Gehirn in der Frankfurter Allgemeinen Zeitung vom 15. März 2008 wurden die Untersuchungen eines amerikanischen Forscherteams von der Harvard-Universität vorgestellt. Das Team der Gehirnforscherin Sara Lazar fand heraus, dass Meditation und Gebet Auswirkungen auf die Größe und die Aktivität des Gehirns haben. Die Wissenschaftlerin Lazar wurde dazu folgendermaßen zitiert: „Unsere Ergebnisse zeigen, dass Meditation Gebiete im menschlichen Hirn verändert, die für die kognitive und emotionale Verarbeitung und für das Wohlbefinden zuständig sind."

## DIE WICHTIGSTEN WERTE UNSERES SEINS

Auf den vorangegangenen Seiten haben Sie schon einiges darüber erfahren, dass Werte sowohl für ein praktiziertes spirituelles Leben von enormer Bedeutung sind, aber auch vor dem Hintergrund der Psychoneuroimmunologie eine ausschlaggebende Rolle für unser Wohlbefinden und unsere Gesundheit spielen. Was verstehen wir unter Werten eigentlich genau? Im Prinzip handelt es sich um bestimmte Tugenden, die für die Herzensbildung von außerordentlicher Wichtigkeit sind und deren großer Einfluss auf die Ethik der Menschen und damit der Gesellschaft den Philosophen aller Zeiten bekannt war.

Das Wort „Tugend" kommt in unserem modernen Sprachgebrauch nur noch selten vor. Es klingt irgendwie altmodisch, altbacken, „uncool" und scheint so gar nicht mehr in unsere hektische, kalte und oberflächliche Ellbogengesellschaft zu passen. Und wie ist es um den Begriff „Werte" bestellt? Viele, vor allem junge Menschen, verbinden mit diesem Wort wahrscheinlich eher Materielles – Geld, Autos, Reisen, Schmuck, Designerklamotten und Ähnliches. Aber Begriffe wie Dankbarkeit, Respekt, Fürsorge, Mitgefühl, Nächstenliebe oder Demut kommen eher selten vor.

### TESTS UND STUDIEN UM THEMA „WERTE"

Am 31.7.08 hat das ZDF einen Beitrag gesendet, in dem Menschen mit versteckter Kamera beobachtet wurden, die völlig unbekümmert Obst von fremden Bäumen pflückten, zu viel Wechselgeld einsteckten und Mutter-Kind-Parkplätze blockierten. Die Ergebnisse waren erschreckend: Zehn von elf Personen hatten das überschüssige Wechselgeld behalten – sogar nachdem sie darauf angesprochen wurden. Einige hatten mit „ist mir doch egal" oder „selber schuld" geantwortet. Die Verluste für die Obstbauern, denen ein guter Teil der Ernte gestohlen wurde und die zusätzlich noch Schäden an den Bäumen hatten, die Mutter, die mit ihrem schweren Maxi-Cosi eine weite Strecke zum Eingang des Geschäfts zurücklegen musste, die Verkäuferin, die den Schaden aus eigener Tasche zu bezahlen hatte: All das wurde gedanklich ausgeblendet, mit einem Schulterzucken übergangen.

Andererseits gibt es Studien z. B. des BAT-Freizeitforschungsinstituts im Auftrag des Bundesfamilienministeriums, in denen 2000 Jugendliche (über 14 Jahre) nach ihrer Werteorientierung gefragt wurden: Mit 79% liegt Ehrlichkeit ganz oben, gefolgt von Verlässlich-keit und Hilfsbereitschaft mit je 64%. Die Diskrepanz zwischen Tests und Studien erklärt der Frankfurter Sozialpsychologe Prof. Rolf van Dick damit, dass man solche Werte vielleicht gern für andere reklamiert, für sich selbst aber lieber egoistisch handelt.

### WERTEVERFALL UND WERTEWANDEL

Vielleicht wird sich dieses aber doch in der nächsten Zeit ändern. Denn die Menschen erleben den zunehmenden Werteverfall unserer Gesellschaft für sich persönlich als äußerst belastend und einschränkend, und auch in der Politik und in den Medien wird das Thema wieder häufiger diskutiert.

Denn es ist ganz klar, ohne Werte können wir nicht wirklich gut existieren. Werte und Tugenden sind so etwas wie Spielregeln, die das Leben erleichtern, die uns Halt und Orientierung geben, uns vor Egoismus und Oberflächlichkeit bewahren und unser irdisches Dasein wärmer und gefühlvoller gestalten. Natürlich gibt es in dem umfassenden Wertekanon solche, die für uns persönlich besonders wichtig sind und andere, die keine so große Rolle spielen. Zudem unterliegen Tugenden und Werte auch Schwankungen. Noch weit bis ins letzte Jahrhundert etwa galten Pflichterfüllung, Vaterlandsliebe oder Gehorsam als herausragende Tugenden. Heute jedoch spricht kaum noch jemand von ihnen und sie sind weder für den Einzelnen noch für die Gesellschaft von herausragender Bedeutung. Freiheit, Selbstbestimmung, Glück, Genuss, aber auch Sicherheit sind eher Werte unserer heutigen westlichen Gesellschaft.

### DIE KRAFT DER LIEBE

Einige Werte haben auf unsere seelische, geistige und körperliche Integrität einen ganz besonderen Einfluss. Es sind jene Herzensfähigkeiten, die im zwischenmenschlichen Bereich wirken, den emotionalen Austausch mit den Personen unseres Umfelds prägen und damit unser Beziehungsleben gestalten. An erster Stelle steht hier die Liebe, die größte Herzensfähigkeit der Menschen, das sicher erhabenste und mächtigste Gefühl, aber vielleicht auch das verletzlichste. Die Liebe zeigt sich in ganz unterschiedlichem Kleid: Es gibt beispielsweise die geschlechtliche Liebe eines Paares, die Liebe der Eltern zu ihrem Kind, die freundschaftliche Liebe, die Tierliebe, die Liebe zur Natur oder – als eine ethische Grundhaltung und besondere (im Zentrum des Christentums stehende) Tugend – die Nächstenliebe. Wer einen anderen Menschen liebt, empfindet eine tiefe Zuneigung für ihn und fühlt sich mit ihm eng verbunden. Diese Verbundenheit kann so innig und stark sein, dass sie als überdimensionale Kraft förmlich Raum und Zeit zu überwinden vermag und zu einer geistig-seelischen Verschmelzung der Liebenden führt. Wen wundert es, dass eine solch unglaubliche Energie in der Lage ist, den gesamten Körper zu umfassen und jede einzelne Zelle zu durchströmen? Und dass sie über Gesundheit und Krankheit zu entscheiden vermag, manchmal sogar über Leben und Tod! Denn – wir wissen es alle – Liebe kann auch krank machen, und zwar so sehr, dass man daran stirbt. Natürlich ist es nicht die Liebe selbst, die dieses Desaster anrichtet, sondern es sind die Enttäuschungen und Verletzungen, die entstehen, wenn ein Liebender erfahren muss, wie sich der andere von ihm abwendet, ihn missachtet oder betrügt. Die Seelenqual kann so groß sein, dass sich das ursprünglich positive Gefühl der Liebe in ein negatives wandelt und im schlimmsten Fall zu Hass wird (siehe Seite 97). Am stärksten trifft uns der Giftpfeil der verletzten Liebe in der Paarbezie-

hung sowie in der Beziehung zwischen Familienmitgliedern, etwa Eltern und ihren Kindern. Doch auch unter Freunden und sogar Kollegen im Beruf können Enttäuschungen und Missachtungen, die im Zusammenhang mit geschenktem Vertrauen und Zuwendung stattfinden, erhebliche Schäden an Leib und Seele anrichten. Die alarmierenden Zahlen bezüglich der stetigen Zunahme von Mobbing-Opfern (siehe das Kapitel „Den Krankmachern auf der Spur" ab Seite 79) belegen dies auf eindrückliche Weise.

## INFO

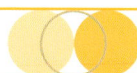

### Tugenden

In den zwischenmenschlichen Beziehungen nimmt die *Nächstenliebe* eine zentrale Position ein. Sie umfasst die Fähigkeit, für andere da zu sein, ihnen zu helfen, sich zu sorgen, mitzufühlen sowie auch zu verzeihen und sich zu versöhnen. Die Nächstenliebe bildet das ethische Fundament der meisten Weltreligionen und ist im Christentum neben der Gottesliebe sogar oberstes Gebot. Eine bedeutende Rolle im Umgang mit anderen Menschen spielen auch *Respekt, Höflichkeit, Achtsamkeit, Gerechtigkeit, Toleranz* und *Offenheit*. Wer diese Werte fest in sein Leben integriert, verfügt über die wichtige Fähigkeit der sozialen Kompetenz. Es ist die Fähigkeit, sich in einer Gruppe zurechtzufinden, mit den Mitmenschen gut umgehen zu können und gut zu kommunizieren, gemeinsame Ziele zu verfolgen, Probleme zu lösen und das Leben positiv und damit auch gesund zu gestalten.

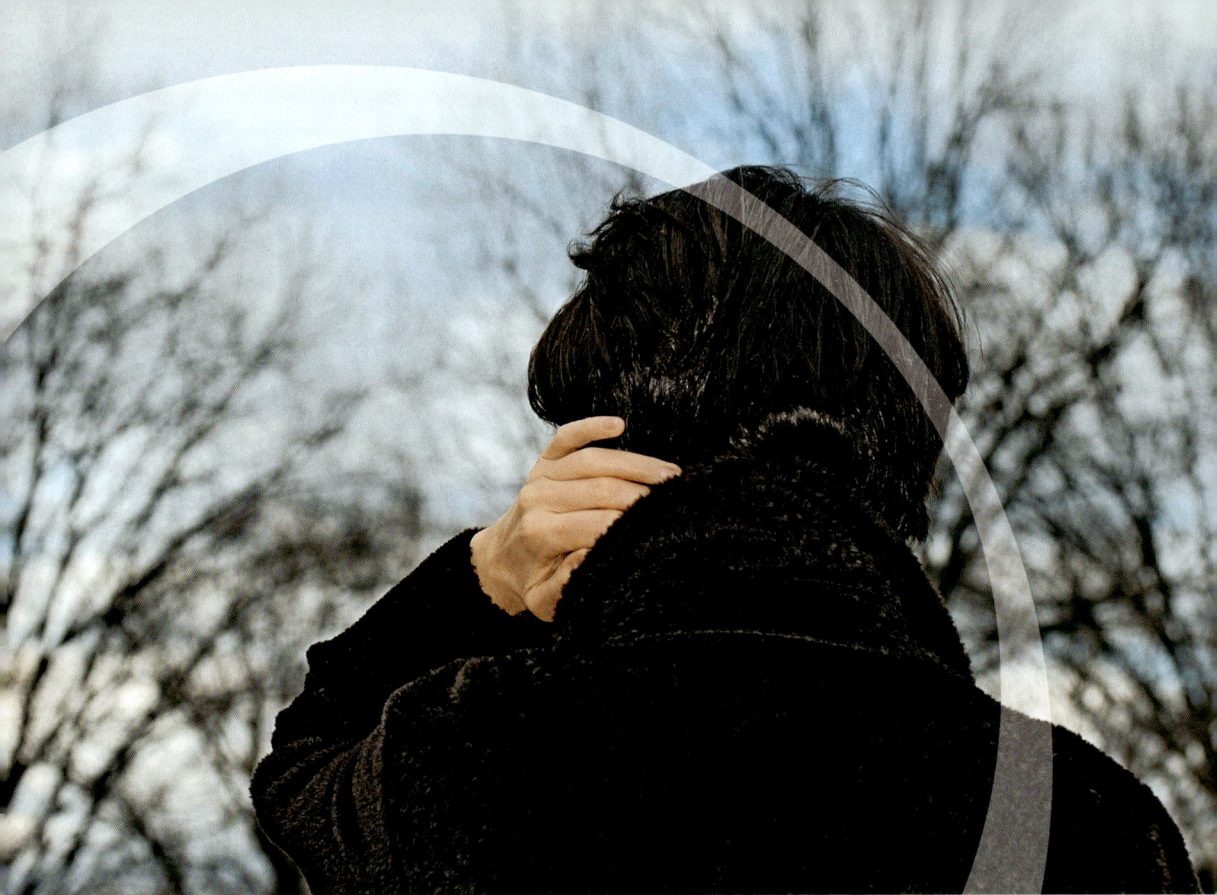

# Leidende Seele – kranker Körper

SCHON AM MORGEN ist die Stimmung auf dem Nullpunkt. Ihr Partner begegnet Ihnen mürrisch, bringt kaum ein „guten Morgen" über die Lippen, beim Frühstück versteckt er sich hinter seiner Zeitung, ohne ein einziges Wort mit Ihnen zu wechseln. Im Büro knallt Ihnen der Chef einen Berg Akten auf den Schreibtisch, die vom Kollegen stammen und „eiligst bearbeitet werden müssen". Der Kollege ist nämlich – wie schon so viele Male in

dem Jahr – erkrankt und bürdet damit alle Arbeit Ihnen auf. Selbstverständlich ohne sich dafür zu entschuldigen, geschweige denn in irgendeiner Form erkenntlich zu zeigen. Wut steigt in Ihnen hoch, gemischt mit Verzweiflung, Enttäuschung und Angst. Es ist ein Cocktail aus unguten, ausgesprochen frustrierenden Gefühlen, die wie Gift in Ihre Seele sickern, Ihren Körper in Aufruhr versetzen und ihn – wenn Sie sich der toxischen Einflüsse nicht zu erwehren wissen – krank machen. Auf den vorangegangenen Seiten haben Sie gelesen, welche Macht gute Gedanken und Gefühle haben und wie Sie uns zu Glück, Gesundheit und Erfolg verhelfen können. Aber natürlich wirkt diese Kraft auch umgekehrt, und so wie jedem Plus ein Minus gegenübersteht, so können sich auch Emotionen und Geisteshaltungen nicht nur unter positiven, sondern auch unter negativen Vorzeichen manifestieren. Oder besser gesagt: Der Mensch manifestiert diese Emotionen und Geisteshaltungen selbst. Denn leider ist es Fakt, dass die negativen Empfindungen umso stärker werden, je mehr Raum Sie Ihnen geben, und dass sie grundsätzlich eine destruktive Wirkung entfalten, in Ihrer Seele, Ihrem Körper und letztlich in Ihrem gesamten Umfeld. Dabei spielt es keine Rolle, ob Sie selbst Verursacher negativer Gefühlswelten sind – beispielsweise indem Sie jemandem eine Schuld nachtragen und nicht verzeihen können (siehe Seite 55) – oder ob es Ihnen, wie in der oben beschriebenen Situation, an Schutzmechanismen gegenüber der Ignoranz und dem Despotismus anderer mangelt. Je nach Temperament fressen die einen ihren Ärger und Frust in sich hinein, die anderen lassen Gefühlen wie Zorn, Wut, Neid, Missgunst oder Selbstmitleid freien Lauf. So oder so kommt aber eine Kettenreaktion in Gang, die Schaden bei der eigenen Person anrichtet und sich wie ein Virus auf andere Menschen überträgt. Negative Emotionen sind der Grund für Klatsch, üble Nachrede, Feindseligkeiten und Intrigen. Sie bewirken, dass Menschen sich gegenseitig beleidigen, belügen, betrügen, kränken und missachten, sie lassen Familienbeziehungen, Freundschaften und Partnerschaften zerbrechen, sie lösen eine Unzahl an Erkrankungen und Beschwerden

aus. Halten negative Empfindungen an, können sie zu schweren psychischen Problemen wie Depressionen führen und im schlimmsten Fall sogar Krankheiten wie Krebs auslösen, wie verschiedene Untersuchungen zeigen.

*Die größte Entscheidung Deines Lebens liegt darin, dass Du Dein Leben ändern kannst, indem Du Deine Geisteshaltung änderst.*

Albert Schweitzer (1875 – 1965)

Die beiden Wissenschaftler Ronald Grossarth-Maticek und Hans Eysenck publizierten im Jahr 2000 die Ergebnisse einer Verlaufsbeobachtung an über 8000 Frauen. Diese Studie zeigte, dass psychosoziale Belastungen und Depressionen einen massiven Einfluss auf das Immunsystem haben und dessen Abwehrfunktionen deutlich schwächen. In der Folge war das Risiko für Brustkrebs bei diesen Frauen bis zu fünffach erhöht, wenn weitere Risikofaktoren wie Rauchen, Übergewicht oder die Einnahme von Hormonpräparaten vorhanden waren.

## HÖHEN UND TIEFEN

Wir sind alle keine Übermenschen, und deshalb kann uns niemand verdenken, wenn wir an manchen Tagen mal richtig „schlecht drauf" sind, uns eine „Laus über die Leber gelaufen" ist und wir am liebsten jeden in der Luft zerreißen würden, der uns in dieser Verfassung in die Quere kommt. Schlechte Laune, Ärger, Gereiztheit und Aggression gehören einfach zum Menschsein und es wäre reichlich illusionistisch zu glauben, wir könnten zu jeder Zeit harmonisch und ausgeglichen sein und nur Sonne in unserem Herzen tragen. Nein, nach dem Friede-Freude-Eierkuchen-Prinzip funktioniert unser Emotionszentrum im Gehirn sicher nicht, und daher müssen wir Höhen und Tiefen sowohl in unserem eigenen Gefühlsleben als auch dem der anderen einkalkulieren. Das ist auch nicht weiter tragisch, denn wenn die negativen Gefühlsäußerungen in der Stärke und Dauer ihres Ausdrucks einigermaßen kontrolliert sind, richten sie keinen größeren Schaden an. Im Gegenteil kann ein handfester Streit, in dem auch mal richtig „die Fetzen fliegen", gebrüllt wird und die Türen knallen, wie ein reinigendes Gewitter wirken, Klarheit schaffen und die Beziehung nach der Versöhnung auf einer neuen Ebene wieder gut funktionieren lassen.

## ZERMÜRBENDE GEDANKENSPIRALEN

Wie reines Gift allerdings wirken negative Gedankenspiralen, die sich endlos fortsetzen und keinerlei Ausweg – keine Lösung, keine Befreiung, keinen Neuanfang – bieten. Solche Gedankenspiralen entstehen, wenn ein Mensch nicht in der Lage ist, loszulassen und sich von früheren Wunden und Schmerzen zu befreien. Da gibt es den Ehemann, von dem man schon längst geschieden ist, und dessen Kränkungen und Demütigungen von damals immer noch verletzen wie ein Stachel, der eine Wunde stets neu entzündet. Oder den Geschäftspartner, mit dem man ein Unternehmen hatte aufbauen wollen und der einen auf einem Berg von Schulden sitzen ließ. Oder den Freund, der

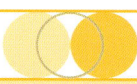

**TIPP**

Nehmen Sie die Dinge nicht so persönlich. Oft wird eine vielleicht achtlos in der Hektik entstandene Handlung als persönlicher Angriff gewertet, die Folge sind negative Gedankenspiralen. Ist es wirklich die vermutete persönliche Herabsetzung durch den Chef, dass seine E-Mail plötzlich so sachlich und ohne Anrede ist? Oder liegt es einfach daran, dass er nach drei Wochen Urlaub seinen ersten Bürotag hat und sich die Arbeit auf seinem Schreibtisch türmt? Klären Sie im Gespräch, was los ist, statt gedanklich Geisterbahn zu fahren.

ohne ersichtlichen Grund den Kontakt abbrach und nichts mehr mit einem zu tun haben wollte. Oft müssen es auch gar nicht die großen Enttäuschungen sein, die zu den notorisch negativen Gedankenspiralen führen, sondern es reichen manchmal schon Bagatellsituationen: Wie unmöglich der Nachbar seinen Wagen in der Einfahrt parkt; wie die Kollegin stets ihre Unterlagen im gesamten Büro verteilt und ihre Unordnung auf den Arbeitsbereich der anderen überträgt; die dummen Bemerkungen und Spötteleien aus dem Mund des Vorgesetzten.

## NEGATIVE GLAUBENSSÄTZE

Auch Ängste, Vorurteile und destruktive „Glaubenssätze" prägen unsere Geisteshaltung und lösen vergiftende Gedankenketten aus. Auf der Basis solcher Glaubenssätze, wie beispielsweise „ich bin sowieso nicht gut genug" oder „die anderen legen mir doch immer Steine in den Weg", manifestieren sich dann Blockaden sowohl auf der seelischen als auch auf der körperlichen Ebene. Oft werden diese sogenannten Scripts (der Begriff stammt aus dem Englischen und kann in dem hier dargestellten Kontext als „Lebensdrehbuch" bezeichnet werden) schon in der Kindheit angelegt. Meist achtlose Bemerkungen wie zum Beispiel „aus dir wird sowieso nichts", brennen sich wie ein Auftrag ins Unterbewusstsein und werden zur „sich selbst erfüllenden Prophezeiung".

Auch durch negative Erfahrungen, wie etwa Verlassenwerden oder eine nicht nachvollziehbare Kündigung im Job, können sich solche Glaubenssätze bilden. Und so inszenieren sich die Menschen ihr Unglück – indem sie auf eine Frequenz eingestellt sind, die fortan nur Negatives empfängt –, selbst neutrale und positive Reaktionen der Umwelt werden negativ interpretiert. Die eigene Enttäuschung darüber, ausgedrückt mit Worten wie „ich habe doch gleich gewusst, dass…" und die daraus resultierende Reaktion lösen bei der Umwelt wiederum Unverständnis oder Ablehnung aus, sodass sich auf diese Weise die negative Annahme fortlaufend bestätigt. Chronische Beschwerden wie muskuläre Verspannungen, Kopf-, Nacken- und Rückenschmerzen sind häufig auf solche Negativspiralen und nachfolgende Blockaden zurückzuführen.

## SCHWANKUNGEN AKZEPTIEREN

Negative Empfindungen wie Kummer, Sorgen, Ablehnung, Feindseligkeit und Erniedrigung schwächen unsere Lebensenergie, sie drücken auf unsere Stimmung und verursachen schlechte Laune. Aber wir leben nun mal nicht wie im Paradies und können die schönen und guten Gefühle sowie das Glück nicht dauerhaft abonnieren. Emotionale Schwankungen gehören einfach zum Leben dazu. Es gibt Phasen der Unbeschwertheit und des Frohsinns, aber auch Krisenzeiten und Momente, in denen wir traurig und niedergeschlagen sind. Das Beste, was Sie tun können, ist, zu akzeptieren, dass diese Schwankungen vorkommen. Verlieren Sie sich aber nicht in Gefühlstiefen und verspielen Sie nicht die Chancen für Neues, indem Sie sich durch zermürbende Gedankenspiralen blockieren.

## VORWÜRFE: „SCHULD IST IMMER DER ANDERE!"

Es gibt nicht nur die negativen Spiralen der Gedanken, sondern auch die negativen Spiralen der Worte – mit den gleichen zersetzenden Folgen für das zwischenmenschliche Beziehungsleben und die eigene Psyche. Bei den unguten Wortspiralen handelt es sich zumeist um Vorwürfe, die immer und immer wieder gegen einen anderen Menschen gerichtet werden: „Deinetwegen habe ich den Job nicht bekommen", „Dir musste ich immer den Rücken frei halten", „Du hast mir diese Probleme eingebrockt", „Weil du so rücksichtslos warst, bin ich krank geworden", „Du hast unsere Beziehung kaputtgemacht". Möglichkeiten, einem anderen Menschen etwas vorzuwerfen, gibt es viele. Das Typische an Vorwürfen ist, dass sie sich wie ein Automatismus im Verhalten desjenigen, der sie ausspricht, festsetzen und zu einem starren Muster werden. Derjenige, dem die Vorwürfe gelten, muss sie sich als „Leier" immer wieder anhören, wie auf einer Platte, die einen Sprung hat. Vorwürfe gegen andere haben zum Hintergrund, die Verantwortung von sich selbst abzuwälzen und einem anderen zuzuweisen. Alles Schlechte, was im Leben passiert ist, wird kategorisch dem „Schuldigen" in die Schuhe geschoben, er hat die Misere eingebrockt, er ist für das

Unglück verantwortlich. Dass man immer selbst einen Anteil an einem Problem, immer selbst auch „Schuld" hat, vermag derjenige, der die Vorwürfe ausspricht, nicht zu erkennen. Er fühlt sich unschuldig und als Opfer. Wenn dieses Verhalten noch mit Krankheiten oder Schwächen unterlegt wird, um damit seinen Willen durchzusetzen oder Rücksicht einzufordern – „Jetzt bekomme ich deinetwegen wieder Herzschmerzen"–, steigert sich das Ganze zu einem wahren „Terror" für das Umfeld.

## MANGELNDES VERTRAUEN IN SICH UND DIE WELT

Vertrauen in die eigenen Fähigkeiten, in die zwischenmenschlichen Beziehungen und in das Leben an sich ist für Wohlbefinden und Ausgeglichenheit von größter Bedeutung. Vertrauen ermöglicht, sich in der Welt sicher und geborgen zu fühlen, das eigene Selbst und die Umwelt angstfrei zu erleben, ein positives Ich-Verständnis zu entwickeln sowie tragfähige Beziehungen aufzubauen. Urvertrauen, ein Begriff aus der Psychoanalyse, ist bereits für das neugeborene Baby eine existenzielle Erfahrung. Es bedeutet, dass ein Kind in den ersten Lebensmonaten und -jahren ein Gefühl dafür entwickelt, welchen Situationen und Menschen es vertrauen kann, und welchen nicht. Das Urvertrauen ist für die Ausbildung des individuellen Charakters sowie für die Beziehungsgestaltung absolut prägend. Leider kommt immer mehr Menschen heute diese so wichtige Fähigkeit des Vertrauens abhanden oder wandelt sich sogar ins Gegenteil, nämlich in ein beständiges Misstrauen. Möglicherweise liegt dies an der zunehmenden Kälte und Härte unserer Ellbogengesellschaft, an dem zu beklagenden Werteverlust oder auch an bei-

dem. Fest steht, dass Vertrauen – in die Familie, die Partnerschaft, die Chancen der Ausbildung und der beruflichen Karriere, in Freundschaften, in den Staat, in die Sinnhaftigkeit des eigenen Lebens – für viele Menschen ein Fremdwort geworden ist und zum Synonym für einen Mangelzustand – unter dem sie leiden. Denn wer von Misstrauen geplagt ist, steckt voller (Selbst)-Zweifel, fühlt sich unsicher, ungeschützt und oft auch ungeliebt. Das hat Folgen für die Gesundheit: Menschen mit ausgeprägtem Vertrauensmangel sind überdurchschnittlich häufig von Minderwertigkeitskomplexen, Existenzängsten, Depressionen, Suchtkrankheiten sowie Bindungsunfähigkeit geplagt und leiden überdies nicht selten an einem Gefühl der Sinnleere und der Hoffnungslosigkeit.

## GIFT IN UNSEREN BEZIEHUNGEN

Wer die Geschichten der unzähligen Scheidungskriege liest, die in Internet-Blogs zu finden sind oder auch manchmal spektakulär in den Medien ausgetragen werden, muss sich fassungslos fragen: Wie kann es sein, dass zwei Menschen, die einmal in Liebe verbunden waren, ihre gesamte Energie dazu aufwenden, den anderen zu zerstören? Wie können Männer und Frauen, Väter und Mütter, die von sich behaupten, zivilisierte Mitglieder einer modernen, auf ethischen Grundlagen fußenden Gesellschaft zu sein, so viel Hass und Bösartigkeit entwickeln? Und das quer durch alle Schichten und Berufe, vom Hilfsarbeiter über die Büroangestellte und den Landwirt bis zum Beamten, zur Chefärztin oder Topmanager. Schmutzige Scheidungsschlachten zeigen wohl am eindrucksvollsten, was Emotionen wie Hass und Rache anrichten können und welches Feld der Verwüstung sie hinterlassen:

Schmerzen, Qual, Verzweiflung, Ohnmacht – seelische Wunden, die oft ein Leben lang nicht mehr heilen. Doch auch in anderen Beziehungsgefügen – am Arbeitsplatz, in Freundschaften, in der Familie – spielen sich unsägliche Dramen ab und fallen Menschen psychischen Terroranschlägen oder Dauerqualen zum Opfer.

Die amerikanische Psychologin Harriet Braiker erklärt im Vorwort zu ihrem Buch „Giftige Beziehungen", dass es eine mindestens ebenso große Gesundheitsbedrohung gebe wie Rauchen, Alkoholmissbrauch, Übergewicht, Bewegungsmangel oder Umweltverschmutzung – wenn nicht eine noch größere: die Bedrohung durch psychische Gifte, die sich in schlechten Beziehungen entwickeln. „Diese Gifte können die Fähigkeit des Körpers angreifen, sich vor Krankheiten zu schützen, und ernsthafte, manchmal sogar tödliche Schäden anrichten", schreibt die Autorin und schildert anhand mehrerer aufwühlender Fallbeispiele, wie destruktive zwischenmenschliche Kontakte zu Migräne, Magengeschwüren, Herzinfarkt oder Krebs führen können – und manchmal gar zum Verlust des Lebens.

## „STRESS" – EIN MASSENPHÄNOMEN

Eigentlich möchte man ihn am liebsten zum Unwort des Jahres – oder am besten der nächsten Jahrzehnte – ernennen, diesen Begriff „Stress", der auf jeder zweiten Seite der Tageszeitungen und Journale auftaucht (in konzentrierter Form in der Rubrik Gesundheit ...!), der in aller Munde ist und sogar in Kindergarten und Schule Einzug gehalten hat, um sich bereits im Sprachschatz der Kleinen fest zu etablieren. Stress! Jeder redet davon, jeder hat ihn, kaum einer scheint ausgenommen. Stress ist wie eine Virusepidemie, die sich

immer weiter ausbreitet und nach und nach das ganze Land erfasst. Aber Hand aufs Herz: Wie oft haben Sie diesen kurzen Anglizismus („Stress" kommt aus dem Englischen und heißt übersetzt: „Druck, Anspannung") schon gebraucht? Wie oft haben Sie auf die Frage, wie es Ihnen geht, geantwortet: „Ja, so weit ganz gut, aber ich bin furchtbar im Stress."? Kennen Sie jemanden, der keinen Stress hat? Selbst Rentner sind heutzutage oft total gestresst! Hier handelt es sich um ein echtes Massenphänomen, ein Problem unserer Gesellschaft, eine Krankheit unserer Zeit. Es lohnt sich also, dem Phänomen Stress, von dem Sie auf den vorangegangenen Seiten ja schon einiges gelesen haben, noch mehr Aufmerksamkeit zu schenken und an dieser Stelle noch ein paar Zeilen zu widmen.

## „DISSTRESS" UND SEINE FOLGEN

Die Wissenschaftler unterscheiden zwei Formen von Stress: den negativen „Disstress", der uns aus der Balance bringt und unser körperliches, geistiges und seelisches Wohl gefährdet und den gesunden, leistungsfördernden „Eustress". Ersterem wollen wir uns im Folgenden intensiver widmen.

Warum sind wir alle heute derart gestresst? Am ehesten Schuld tragen sicherlich unsere Lebensumstände mit Reizüberflutung, Hektik, wachsendem Konkurrenzdruck und der ständigen Jagd nach Mehr: mehr Geld, mehr Luxus, mehr Glück, mehr Erfolg, mehr Genuss. Wir leben in einer Non-Stop-Gesellschaft, sagen Stressforscher, und rasen im Höchsttempo auf der Überholspur durchs Leben, gönnen uns keine Ruhe, keine Pausen, keinen Ausgleich. Aber nicht nur permanente Überforderung versetzt den Organismus in krank machenden Stresszustand. Nach wissenschaftlichen Untersuchungen führt auch andauernde Unterforderung zum Disstress. Studien zeigen, dass beispielsweise Singles, die sehr isoliert leben, durch ihre Einsamkeit und Langeweile stärker emotional gestresst und für Störungen anfällig sind. Heftig schlägt sich der Disstress auch bei Menschen nieder, die sich nicht gut behaupten können, ihre Gefühle unterdrücken und unter mangelndem Selbstwertgefühl leiden. Dauerfrust, verdrängte Emotionen, schwelende Konflikte und Ängste sind also ebenso starke Stressoren wie Hektik und Chaos. Negativstress kann zahlreiche körperliche und seelische Fehlregulationen nach sich ziehen:

› Tritt er akut auf, treibt er den Blutdruck nach oben, verursacht Schweißausbrüche und Herzrasen.

› Chronischer Stress belastet Herz und Kreislauf, schwächt das Immunsystem, lähmt den Geist, drückt die Seele (siehe dazu auch die Studien auf Seite 39-41).

› Dauerstress kann darüber hinaus bis zum Burn-out-Syndrom führen (siehe Seite 83), zum Gefühl des völligen Ausgebranntseins, und das komplexe Regelsystem unseres Organismus so nachhaltig schädigen, dass es kein Zurück mehr gibt.

## STRESS! – WAS PASSIERT IM KÖRPER?

Eines der wichtigsten Hormone, das bei seelischem und körperlichem Stress vermehrt ausgeschüttet wird, ist Cortisol. Dieser Botenstoff wird in der Nebenniere gebildet. Bei akutem Stress oder einem akuten Infekt (der ja auch einen „Immun-Stress" darstellt) wird vermehrt Cortisol produziert. Es steigert kurzzeitig die Produktion von Antikörpern und die Mobilisation von Immunzellen, um dann, ab dem dritten Tag, wieder abzusinken und den Immunzellen den weiteren Abwehrkampf zu überlassen. Bleibt jedoch eine Stresssituation chronisch bestehen, dann bleibt der Cortisolspiegel hoch, bremst die Immunabwehr und unterdrückt die Aktivität der natürlichen Killerzellen – was sich als Folge in einer erhöhten Infektanfälligkeit niederschlägt.

Je länger Stressphasen anhalten, desto größer ist das Risiko für einen dauerhaft erhöhten Cortisolspiegel – mit der Folge, einer dauerhaft gebremsten Immunabwehr. Bei permanent anhaltendem Dauerstress jedoch (typisch etwa beim „Manager-Syndrom") erschöpft sich schließlich die Cortisolproduktion und die bremsenden Impulse auf das Immunsystem fallen weg. Die Folge ist dann ein überschießendes Immunsystem mit möglichen Erkrankungen wie Allergien, Neurodermitis, Rheuma und anderen Autoimmunerkrankungen.

Ein weiterer Botenstoff, der in unmittelbarem Zusammenhang mit Stressreaktionen steht, ist das Adrenalin. Adrenalin wird ebenfalls in der Nebenniere gebildet, aber anders als Cortisol nicht auf Vorrat. Bei psychischen und physischen Belastungssituationen steht es rasch zur Verfügung, um Herz, Kreislauf, Stoffwechsel und andere Systeme des Körpers an den „Ausnahmezustand" anzupassen. Puls, Blutvolumen im Herzen und Blutdruck steigen an, auch die Atemfrequenz erhöht sich. Darüber hinaus werden durch den Einfluss des Adrenalins vermehrt Zucker und Fette für den erhöhten Energiebedarf bereitgestellt. Bleiben die Adrenalinwerte durch Dauerstress erhöht, hat dies fatale Folgen: Der Blutdruck klettert auf chronisch erhöhte Werte, auch die Blutzuckerspiegel steigen an. Herz, Kreislauf und Stoffwechsel werden chronisch belastet, die Immunfunktionen gehen zurück, das Risiko für Herzinfarkt, Diabetes mellitus (Zuckerkrankheit), Immunschwäche und viele andere Krankheiten wächst.

## UNTERSCHIEDLICHE STRESSTYPEN

Jeder Mensch reagiert anders auf Stress. Während der eine in einem Power-Alltag mit Rund-um-Programm nur so vor Tatendrang und Wohlbefinden strotzt, kriecht ein anderer bereits bei kleinen Herausforderungen auf dem Zahnfleisch und rutscht in eine ernste Krise. Fühlt sich der eine in der Beschäftigung mit sich selbst glücklich und zufrieden, gerät ein anderer schon in Panik, wenn er nur mal einen halben Tag allein ist. Deshalb gibt es auch kein Patentrezept, um sich negativen Stress vom Leibe zu halten. Jeder muss für sich selbst herausfinden, welcher „Stresstyp" er ist und welche Techniken ihm am besten helfen, um innere Ausgeglichenheit und Lebenskraft wiederzuerlangen. Die Art und Weise, wie Menschen mit Stress umgehen, ist im Übrigen auch eng an einen spezifischen PNI-Typus geknüpft, wie Sie im folgenden Kapitel erfahren werden. Viele der Tipps und Ratschläge für besondere therapeutische Anwendungen oder eine Umstellung Ihres Lebens, die wir Ihnen gegen Ende des Buches geben, sind deshalb auch keine Pauschalempfehlungen, sondern auf den einzelnen Typ mit seinen besonderen Bedürfnissen abgestimmt.

## VERTRAUEN SIE DEN GESETZEN DES LEBENS

Eine Regel – man könnte es fast auch als Lebensgesetz bezeichnen – gilt jedoch für alle gleichermaßen, egal, ob Sie nun ein extrovertierter Machertyp sind oder ein eher in sich gekehrter Mensch, ob energiegeladen und handlungsorientiert oder eher vorsichtig und zurückhaltend. Die Regel lautet: Sie sind das Produkt Ihrer Gedanken und Gefühle. Das haben Sie auf den vorangegangenen Seiten ausführlich erfahren und das möchten wir zusammenfassend am Schluss dieses Kapitels noch einmal deutlich machen.

Füttern Sie Ihr Unterbewusstsein nur mit negativem Input, lassen Sie permanent Sätze durch Ihren Kopf kreisen wie „Das schaffe ich nie", „Alle anderen haben es besser", „Mir ist nichts Gutes in diesem Leben vergönnt", werden über das psychoneuroimmunologische Signalsystem solche „Befehle" ganz schnell zu sich selbst erfüllenden Prophezeiungen. Sie dürfen sich dann nicht wundern, dass Sie ständig mit Erkältungen auf der Nase liegen, dass Sie sich schwach, antriebslos und müde fühlen, dass Sie unkonzentriert sind, Ihre Arbeit nicht gut bewältigen können, dass die Sorgen und der Frust des Alltags Ihnen den Schlaf rauben und Beschwerden wie Kopf- oder Rückenschmerzen bescheren. Sie sind das Produkt Ihrer Gedanken und Gefühle – es ist ein Lebensgesetz ...

Stärken Sie Ihren Geist jedoch mit Sätzen wie „Ich bin zuversichtlich, dass mir mein Leben gut gelingen wird", „Ich bin dankbar für die Erfahrungen der Vergangenheit, die mich reicher und wissender machen", dann schicken Sie Ihrem psychoneuroimmunologischen Steuerungssystem ganz kraftvolle Signale, die sich in kürzester Zeit in Ihrer Ausstrahlung und Stimmung widerspiegeln werden. Nähren Sie Ihre Seele zusätzlich mit vielen kleinen Portionen guter Emotionen, mit dem Lachen über den Witz, den Ihre Freundin Ihnen gerade erzählt hat, mit dem Wohlgefühl beim Genuss eines wundervollen Abendessens, mit der zärtlichen Empfindung, wenn Ihr Liebster Sie in seine Arme schließt, ja, dann füllen diese vielen kleinen Glücksmomente, dieses freudvolle Verweilen im Augenblick Ihre Lebensspeicher mit so viel positiver Energie auf, dass Ihre Selbstheilungskräfte in Gang kommen und Sie sich bester Gesundheit erfreuen können. Sie sind das Produkt Ihrer Gedanken und Gefühle – es ist ein Lebensgesetz ...

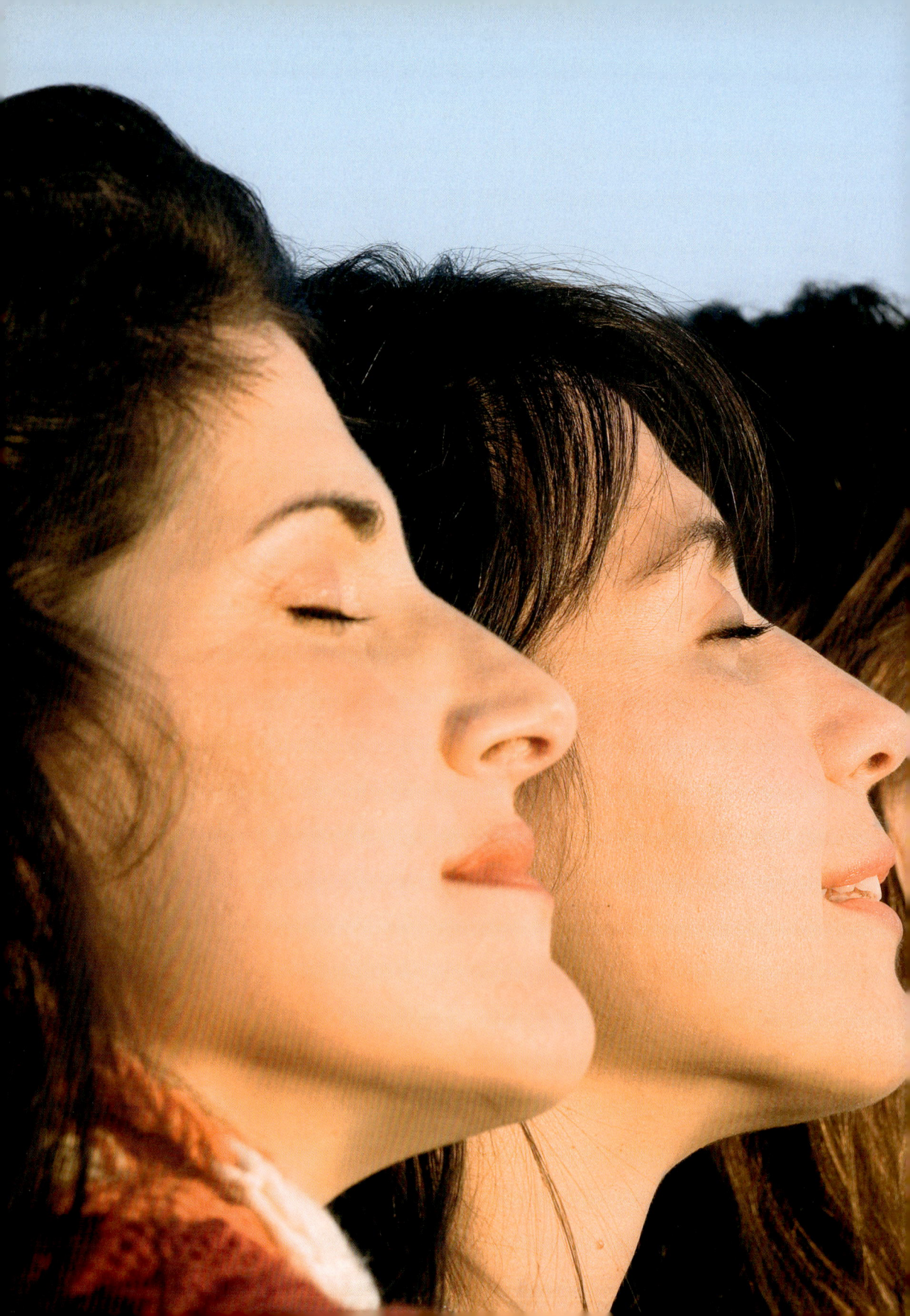

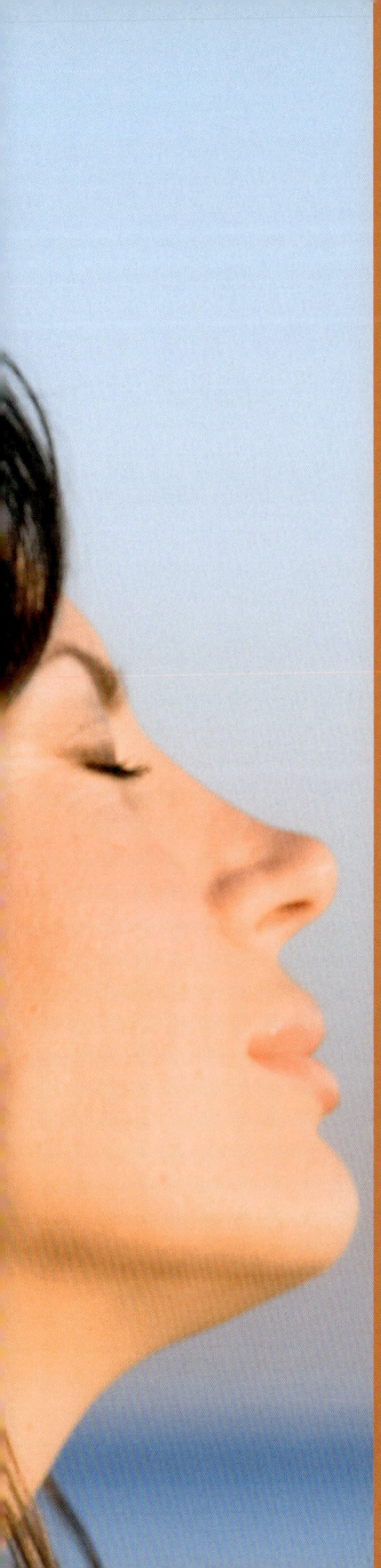

# Die drei PNI-Typen

Bei unserer therapeutischen Arbeit unterscheiden wir drei verschiedene Typen, deren seelisch-geistige Konstitution und deren charakteristisches Verhalten sich im Immunsystem widerspiegelt – und umgekehrt. Welcher Typ sind Sie? Machen Sie den großen PNI-Test auf den Seiten 64-68.

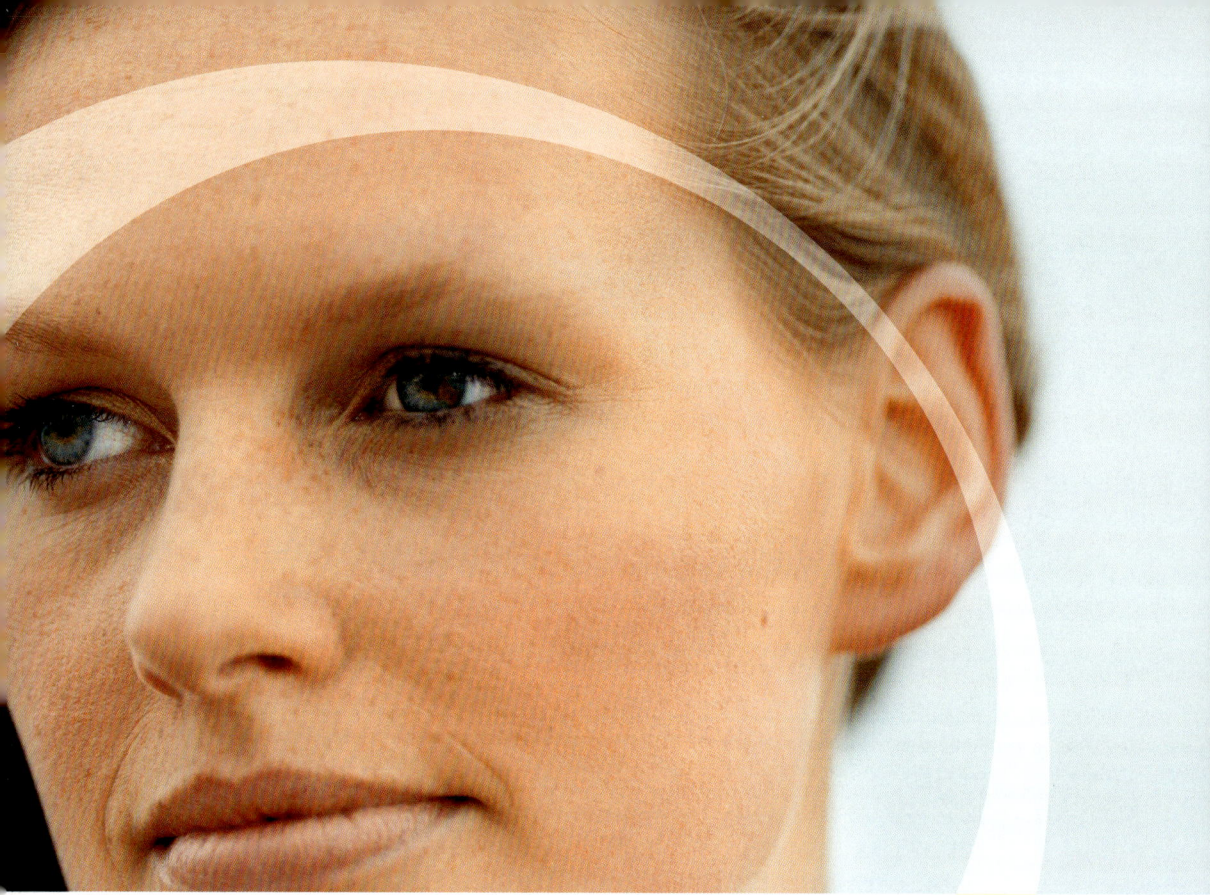

# Das Wesen beeinflusst die Körperabwehr

MIT MODERNEN labortechnischen Verfahren und präzisen Blutuntersuchungen lassen sich heute die Immunzellen und die jeweilige „Immunlage" eines Patienten sehr genau messen. Der sogenannte „Immunstatus" gibt dann unter anderem Auskunft über die Anzahl der einzelnen Immunzellen, über ihre Funktion und die prozentuale Verteilung der „Spezialtruppen" wie der T-Helferzellen, T-Suppressorzellen, der Killerzellen und der B-Zellen im Blut (siehe dazu Kapitel 1). Auch Hormonspiegel und immunologische Botenstoffe sind labortechnisch genau bestimmbar. So haben Ärzte die Möglichkeit, sich ein präzises Bild über die Funktionsfähigkeit der Körperabwehr zu machen und ihren Patienten maßgeschneiderte Therapieprogramme anzubieten, um immunologische Störungen zu heilen. Auf der Ebene der seelisch-geistigen Konstitution finden sich charakteristische Wesensmerkmale, die sich am besten mit einer persönlichen Analyse in Form von Testfragen ermitteln lassen.

Vielleicht werden Sie sich jetzt fragen, ob es wirklich verschiedene „psychoneuroimmunologische Typen" gibt, die unterschiedlich auf die Herausforderungen des Alltags reagieren und dadurch für unterschiedliche Beschwerden und Krankheiten anfällig sind? Ja, die gibt es tatsächlich! Genau genommen unterscheiden wir – aufgrund unserer langjährigen therapeutischen Arbeit und Patientenbeobachtung – drei klassische Typen. Natürlich kommen auch einige Übergangsformen vor. Vor allem wenn bestimmte Befindlichkeitsstörungen eher milde oder sehr facettenreich sind, lässt sich manchmal ein eindeutiger Typ nicht so klar erkennen. Der auf den Seiten 64-68 folgende Test unterstützt Sie dabei, sich selbst richtig einzuordnen und die Lösungen zu finden, die IHNEN helfen.

## IHR PERSÖNLICHER TEST FÜR KÖRPER, GEIST UND SEELE

Der Test basiert auf dem Körper-Geist-Seele-Konzept, das Ihnen ausführlich im vorangegangenen Kapitel vorgestellt wurde. Deshalb erfragt er nicht nur körperliche Symptome, die Ihnen zu schaffen machen. Ihre seelische Befindlichkeit und Ihre gesamten Lebensumstände spielen eine ebenso wichtige Rolle, da diese – wie Sie ja schon wissen – einen starken Einfluss auf Ihre Gesundheit und Ihr Wohlbefinden haben. Fragen zu folgenden Themenbereichen erwarten Sie in diesem Test:
> Ihre Arbeit
> Ihre zwischenmenschlichen Beziehungen
> Ihre Freizeit
> Ihre Persönlichkeit
> Ihr Körper

## BITTE NICHT SCHUMMELN

Dass der Test gleich am Anfang dieses Kapitels steht, hat einen Grund: Wir möchten, dass Sie möglichst unvoreingenommen und unbeeinflusst die folgenden Fragen beantworten. Wenn Sie sich anhand der Fallbeispiele und der Listen mit den Charakteristika nämlich bereits ein Bild von dem jeweiligen Typus gemacht haben, wird dies mit Sicherheit Ihre Einstellung und Ihre Neutralität sich selbst gegenüber stören. Blättern Sie also bitte nicht weiter, sondern fangen Sie gleich mit dem Ankreuzen an. Natürlich gilt auch hier genauso wie beim Selbst-Check: Seien Sie ehrlich und versuchen Sie nicht, sich die Antworten auszusuchen, bei denen Sie besser dastehen könnten. Denn wie Sie in den weiteren Kapiteln dieses Ratgebers erfahren werden, findet sich genau in den Schwächen und ungeliebten Eigenschaften die Lösung Ihrer Probleme.

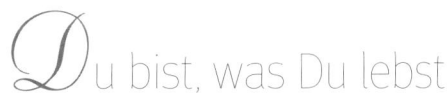

*Du bist, was Du lebst.*

Rufus Beck *1957

An diesen „neuralgischen Punkten" lassen sich auch typische Verhaltensmuster aufdecken, welche Sie immer wieder zu bestimmten Reaktionen und Handlungen veranlassen und Ihnen so Schwierigkeiten im Umgang mit sich selbst und anderen bereiten. Wenn Sie Ihren Schwächen auf die Spur kommen, wissen Sie, wo Sie ansetzen müssen, um bestimmte Dinge in Ihrem Leben zu ändern und es dadurch wieder in eine positive Richtung zu steuern.

## DER GROSSE TEST: WELCHER PNI-TYP BIN ICH?

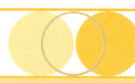

*Kreuzen Sie bei allen Punkten von 1-24 jeweils A, B oder C an – je nachdem, welche Antwort am besten auf Sie zutrifft.*

### ARBEIT

**1 Stress**

A macht mir nichts aus, den stecke ich weg. ☐

B kann ich gut kompensieren. ☐

C machen mir eher andere und nicht zu wenig. ☒

**2 Wenn es zu Konflikten kommt,**

A habe ich meist recht, nur leider wollen das die Menschen in meinem Umfeld einfach nicht einsehen. ☐

B überlege ich immer erst einmal, was ich dazu beigetragen habe und wie ich sie das nächste Mal vermeiden kann. ☒

C findet sich meist schnell eine Lösung, über die Gründe tausche ich mich mit meinem Gegenüber ganz einfach aus. ☐

**3 Mit meiner Arbeitszeit**

A komme ich meist gut aus. ☒

B komme ich nicht zurecht, die Arbeit wird immer mehr und ist kaum zu schaffen. ☐

C komme ich meist nicht aus, deshalb nehme ich mir oft Arbeit mit nach Hause. ☐

**4 Wenn ich zu Hause bin, denke ich**

A eher selten an den Job. ☐

B oft über mich und meine Aufgaben nach. ☒

C oft über meinen Chef oder meine Kollegen und Mitarbeiter nach. ☐

**5 Weiterbildung**

A brauche ich eher nicht, ich beherrsche meinen Job zu 100 Prozent und außerdem zeige ich ohnehin schon genug Einsatz. ☐

B ist mir wichtig, ich lese auch in meiner Freizeit Bücher und würde privat für einen Kurs bezahlen, der mich interessiert und weiterbringt. ☒

C ist von herausragender Bedeutung für mich, am liebsten würde ich in dem Bereich viel mehr machen, es gibt noch so viel zu lernen. ☐

**6 Im Kollegenkreis oder beim Chef, wenn es um meine Arbeit geht,**

A habe ich eher das Gefühl, nicht gut genug zu sein, auch wenn sich später nicht selten das Gegenteil herausstellt. ☒

B fühle ich mich eher unterfordert, deshalb passieren mir auch immer wieder kleine Fehler. ☐

C bin ich immer ganz entspannt, weil ich weiß, was ich kann. ☐

**7 Zusätzliche Aufgaben, auch wenn ich schon gut ausgelastet bin,**

A übernehme ich gern, wenn es passt; ich scheue mich jedoch nicht, Nein zu sagen, wenn es mir zu viel wird. ☒

B übernehme ich oft, wenn auch nicht immer freiwillig; einer muss es ja machen und für mich ist das nicht so schlimm. ☐

C übernehme ich nur, wenn ich unbedingt muss; schließlich habe ich schon genug zu tun, da nehme ich kein Blatt vor den Mund. ☐

## ZWISCHENMENSCHLICHE BEZIEHUNGEN

### 8

A Ich werde immer wieder ungerecht behandelt, man nimmt keine Rücksicht auf mich. ☐

B Wenn ich mich ungerecht behandelt fühle, kann ich die Situation schnell mit der betreffenden Person klären. ☐

C Ungerechtigkeiten sind schwer auszuhalten, weil mir Fairness sehr wichtig ist. Doch am Ende komme ich schon damit klar. ☒

### 9

A Ich habe viele Freunde und Bekannte, die können mich auch nachts erreichen, wenn sie mich brauchen. ☐

B Ich habe eine Hand voll Freunde, wir sind füreinander da, auch wenn wir uns nicht so oft sehen können. ☒

C Ich habe ein paar gute Freunde, mit meiner/m besten Freund(in) telefoniere ich häufig, um ihm/ihr zu sagen, wie es mir geht. ☐

### 10

A Ich helfe gern, wenn es passt, doch ich stehe meist eher allein da, wenn ich mal Hilfe brauche. ☒

B Ich werde gern und oft um Hilfe gebeten, da bin ich zur Stelle, auch wenn es bei mir gerade eng ist. ☐

C Helfen und Hilfe erhalten ist bei mir im Großen und Ganzen im Gleichgewicht. ☐

### 11 Die Beziehung zu meinem (ehemaligen) Lebenspartner zeichnet(e) sich dadurch aus, dass ich

A die Unterstützung und den Halt finde, den ich brauche. ☐

B eher Unterstützung und Halt biete, denn dafür bin ich doch da. ☐

C viel Unterstützung und Halt finde, ich biete das jedoch umgekehrt genauso. ☒

### 12

A Meine Gefühle auszudrücken fällt mir eher schwer, manchmal weiß ich selbst gar nicht, wie es mir geht. ☐

B Meine Gefühle fahren manchmal ganz schön Achterbahn, glücklicherweise habe ich keine Scheu, mit anderen darüber zu sprechen. ☒

C Meine Emotionen sind ein selbstverständlicher Teil von mir, ich entscheide, wo ich sie zeigen will. ☐

### 13 Auf einer Party

A gehöre ich meist zu den letzten Gästen, besonders weil ich noch aufräumen helfe; in Gesellschaft blühe ich richtig auf. ☐

B habe ich meist viel Spaß; den rechtzeitigen Absprung zu finden fällt mir leicht, damit ich nicht allzu spät ins Bett komme. ☒

C bleibe ich nicht sehr lange und sie kostet mich eher Energie. ☐

## FREIZEIT

### 14 Wenn ich Sport treibe,

A dann powere ich mich am liebsten so richtig aus und messe mich mit anderen. ☒

B sind mir langsame Sportarten lieber, bei denen ich nicht so aus der Puste gerate. ☐

C habe ich vor allem Spaß, am liebsten mit anderen, aber auch allein. ☐

**15 In meiner Freizeit**

A bin ich am liebsten für mich oder allein mit meinem Partner. ☐

B habe ich meist viele Menschen um mich herum. ☐

C bin ich gern mal allein, aber auch gern mit anderen zusammen. ✗

**16 Es ist Freitagnachmittags, Sie haben eine anstrengende Woche hinter sich. Wie werden Sie das Wochenende verbringen?**

A Ich habe volles Programm: Mehrere Verabredungen, fahre am Samstag in die Innenstadt zum Einkaufen, zu Hause gibt es einiges zu tun und am Sonntagabend arbeite ich noch ein paar Stunden. ✗

B Ich mache es mir auf dem Sofa gemütlich und schaue mal, ob sich einer meiner Freunde oder Bekannten noch meldet, dann gehe ich eventuell noch aus. ☐

C Ich habe schon eine Einladung bei guten Freunden, ansonsten werde ich mal schauen, wonach mir ist. Auf jeden Fall werde ich mir Zeit nur für mich nehmen. ☐

**17 Sie haben einen freien Tag und hatten mit Freunden eine Radtour geplant. Ausgerechnet an diesem Tag regnet es aber in Strömen. Was tun Sie?**

A Ich disponiere um und mache es mir zu Hause mit einem schönen Buch gemütlich oder treffe mich mit meinen Freunden im Café. ✗

B Ich bin so verärgert wegen der geplatzten Radtour, dass ich mich zu nichts mehr aufraffen kann. ☐

C Ich fahre trotzdem – auch wenn ich nicht so viel Lust habe bei dem Wetter, aber ich will meine Freunde nicht enttäuschen. ☐

**PERSÖNLICHKEIT**

**18**

A Ich bin selten verärgert und gereizt, wenn das Maß jedoch voll ist, kann ich schon mal auf den Tisch hauen. ✗

B Wut kenne ich nicht, ich bin eher mal traurig oder enttäuscht. ☐

C Ich muss mich oft ärgern, da werde ich halt auch mal ungemütlich. ☐

**19**

A Über einen Erfolg kann ich mich sehr freuen, besonders wenn ich richtig dafür gearbeitet habe; Lob finde ich schön. ✗

B Erfolge freuen mich sehr, manchmal bin ich selbst überrascht davon; Lob ist mir eher unangenehm. ☐

C Über einen Erfolg kann ich mich sehr freuen, besonders weil ich ihn mir oft so hart erarbeiten muss; Lob sollte da doch selbstverständlich sein. ☐

**20 Traurige Verstimmung und trübe Gedanken**

A habe ich höchstens mal am Wochenende, wenn ich zur Ruhe komme. ☐

B kenne ich nur zu gut. ☐

C habe ich ab und zu, aber die vergehen auch wieder. ✗

## KÖRPER

**21 Wenn der Stress zu viel wird, reagiere ich eher mit**

A Rückenschmerzen. ☐

B Blasenentzündung. ☐

C Müdigkeit. ☒

### 22

A Der Bauch ist mein Seismograf – auf Anspannung und Stress reagiere ich schnell mit Durchfall, Bauchweh und Unruhe. ☐

B Mein Bauch ist nicht aus der Ruhe zu bringen – in ihm ruht meine Kraft. ☐

C Ich spüre meinen Bauch ständig, er ist gebläht, schwerfällig, träge. ☒

### 23

A Mein Herz schlägt wie ein Metronom – gleichmäßig, ruhig und jeder Situation angepasst. ☐

B Ich habe öfter mal Kreislaufprobleme, einen niedrigen Blutdruck und ein leichtes Schwindelgefühl, obwohl mein Herz organisch gesund ist. ☒

C Wenn ich nur an etwas Aufregendes denke, jagt mein Herz und klopft mir bis zum Hals. ☐

### 24

A Meine Haut neigt bei Stressbelastung zu Rötungen und „hektischen Flecken", manchmal möchte ich „aus der Haut fahren". ☐

B Meiner Haut ist mein seelischer Zustand nicht anzumerken, es gibt keine Probleme. ☒

C Meine Haut reagiert nie sofort, aber ich habe schon fast „chronisch" eine schuppige, trockene Haut. ☐

*Die Auswertung finden Sie auf der folgenden Seite.*

## AUSWERTUNG

Sehen Sie in der folgenden Tabelle nach, wie viele der Symbole Quadrat, Kreis und Viereck Sie jeweils für die von Ihnen angekreuzte Antwort erhalten und zählen Sie diese zusammen. Überwiegend Kreise?

Sehr gut, dann entsprechen Sie psychoneuroimmunologisch dem Normaltyp oder ausgeglichenen Typ. Mehr Quadrate? Dann sind Sie eher der gebremste Typ. Lesen Sie auf den entsprechenden Seiten nach, wo Ihre Probleme liegen und folgen Sie den Empfehlungen, die wir Ihnen speziell für Ihren Typus im Kapitel „Die bewährten PNI-Module" geben. Sie haben in der Mehrzahl Dreiecke gesammelt? Dann gehören Sie zum überaktiven Typ und sollten die entsprechenden Tipps beherzigen, sodass Sie psychoneuroimmunologisch wieder in Balance kommen.

Wie oben schon erwähnt, gibt es auch Mischtypen, und es kann auch passieren, dass Sie fast die gleiche Zahl an Quadraten, Kreisen und Vierecken angekreuzt haben. In diesem Fall folgen Sie am besten den Empfehlungen für alle Typen im Kapitel „Die bewährten PNI-Module" oder Sie ergreifen jene Maßnahmen, die Sie für die Stärkung Ihres Wesens und Ihrer Persönlichkeit als besonders hilfreich erachten.

| | A | B | C |
|---|---|---|---|
| 1 | ▲ | ● | (■) |
| 2 | ■ | (▲) | ● |
| 3 | (●) | ■ | ▲ |
| 4 | ● | (▲) | ■ |
| 5 | ■ | (●) | ▲ |
| 6 | (▲) | ■ | ● |
| 7 | (●) | ▲ | ■ |
| 8 | ■ | ● | (▲) |
| 9 | ▲ | (●) | ■ |
| 10 | (■) | ▲ | ● |
| 11 | ■ | ▲ | (●) |
| 12 | ▲ | (■) | ● |
| 13 | ▲ | (●) | ■ |
| 14 | (▲) | ■ | ● |
| 15 | ■ | ▲ | (●) |
| 16 | (▲) | ■ | ● |
| 17 | (●) | ■ | ▲ |
| 18 | (●) | ▲ | ■ |
| 19 | (●) | ▲ | ■ |
| 20 | ▲ | ■ | (●) |
| 21 | ▲ | ■ | (●) |
| 22 | ▲ | ● | (■) |
| 23 | ● | (■) | ▲ |
| 24 | ▲ | (●) | ■ |

● = ausgeglichener Typ   *12*

■ = gebremster Typ   *5*

▲ = überaktiver Typ   *6*

# Der ausgeglichene Typ

IHR TESTERGEBNIS LAUTET „ausgeglichener Typ"? Herzlichen Glückwunsch! Sie erfreuen sich wahrscheinlich meist bester Gesundheit und Ihr Immunsystem hat sicher genügend Power, um Krankheiten abzuwehren und für Ihr Wohlbefinden zu sorgen. Menschen mit einer ausgeglichenen PNI-Lage sind psychoneuroimmunologisch der Idealtyp. Die Kommunikation zwischen Ihrem Nerven- und Abwehrsystem klappt perfekt, Ihr Gefühlszentrum im Gehirn, das limbische System, ist ausgewogen, genauso wie der Fluss der Neurotransmitter, welche Ihre gesamten Körperfunktionen sowie Ihre seelisch-geistige Befindlichkeit steuern. Sie verfügen wahrscheinlich über ausgezeichnete Selbstheilungskräfte und Ihr Immunsystem springt bei Belastungen schnell, gezielt und effektiv an und aktiviert seine Zellen, um nach einem Abwehrkampf zügig wieder in seine neutrale/ausgeglichene Immunlage zurückzukehren. Im Fachjargon wird dies als gutes Immunamplifying und gute Up- und Downregulation bezeichnet.

Ihre Einstellung zum Leben ist mit Sicherheit sehr positiv, Sie sind aufgeschlossen, freundlich, selbstbewusst und haben gute Beziehungen zu Ihren Mitmenschen. Sie pflegen diese Kontakte, besitzen aber die Fähigkeit, Grenzen zu setzen und werden von anderen respektiert. Sie stecken voller Energie und Vitalität, gehen Ihrer Arbeit mit Freude nach und genießen Ihre Freizeit. Eine ausgewogene Ernährung, ausreichend Schlaf, regelmäßige Bewegung und die Vermeidung schädlicher Stoffe wie etwa Nikotin sind für Sie eher eine Selbstverständlichkeit.

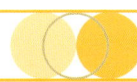

## INFO

**Typische Merkmale**
› freundlich
› guter Kontakt zu Menschen
› kann Grenzen setzen
› gesunde Lebensführung
› gelassen
› optimistisch
› selbstbewusst
› eigenverantwortlich
› aktiv
› positiv eingestellt

**Typische Symptome**
› Gesundheit, Wohlbefinden
› nur gelegentlich Infekte mit Fieber
› gesunder, erholsamer Schlaf
› gute Leistungsfähigkeit
› hohes Energieniveau
› viel Lebensfreude

**Typische Immunreaktionen beim ausbalancierten Immunsystem**
› intakte Kommunikation zwischen Nerven- und Immunsystem in beide Richtungen
› geordnetes Netzwerk aus limbischem System, Neurotransmittern, Hormonen und Immunzellen
› gutes Selbstheilungssystem
› Balance von Up- und Down-Regulation, gutes Immunamplifying
› intakte Biosignale (Temperatur, Schlaf-Wachrhythmus, Hirnströme)

# ● Der gebremste Typ

WENN IHR TESTERGEBNIS Ihnen „bescheinigt", vom gebremsten Typ zu sein, dann ist auch Ihr Immunsystem mit großer Wahrscheinlichkeit gebremst und unterdrückt. Das bedeutet, dass es einfach nicht genug Kraft aufbringt, um Ihnen eine gute gesundheitliche Verfassung zu gewährleisten und Ihre Selbstheilungskräfte optimal zur Entfaltung zu bringen. Menschen mit unterdrücktem, in der Fachsprache heißt es supprimiertem, Immunsystem haben zumeist eine chronisch hohe Ausschüttung des Hormons Cortisol und des Neurotransmitters Adrenalin. Dies führt zu verstärkten Stressreaktionen im Körper und bringt das Ordnungsgefüge der Immunstoffe und -zellen aus dem Gleichgewicht. So sind

---

## INFO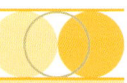

**Typische Merkmale**
› schnell gestresst
› fühlt sich oft ungerecht behandelt oder vernachlässigt
› fühlt sich oft überfordert
› fühlt sich oft als Opfer
› findet die Schuld eher bei anderen
› nimmt vieles persönlich
› zurückhaltend
› überfreundlich
› aggressionsgehemmt
› fühlt sich einsam und unglücklich
› macht sich viele Sorgen
› eher unsportlich, träge
› pessimistisch

**Typische Symptome**
› Infektanfälligkeit
› Herpesinfekte
› chronische Atemwegsinfektionen
› chronische Harnwegsinfektionen
› Erschöpfungssyndrom (CFS)

› Burn-out
› Depression
› Bluthochdruck
› Herzprobleme

**Typische Immunreaktionen beim gebremsten Immunsystem**
› Adrenalin- und Cortisolspiegel chronisch hoch
› Sympathikustonus hoch
› Down-Regulation des Immunsystems (siehe Seite 69)
› Selbstheilungssystem gebremst
› T-Suppressorzellen hoch
› T-Helferzellen niedrig
› Killerzellen niedrig
› aktivierte T-Lymphozyten niedrig
› Zytokine niedrig
› sekretorisches Immunglobulin-A (s-IgA) im Speichel niedrig

die für die Abwehr von Krankheiten so wichtigen T-Helferzellen, die Killerzellen, aktivierten T-Lymphozyten und Immunglobuline (speziell das Immunglobulin A) reduziert, dafür aber die T-Suppressorzellen, welche Abwehr- und Entzündungsreaktionen unterdrücken, erhöht.

Die gebremsten Immunprozesse haben zur Folge, dass der gesamte Organismus anfälliger für Krankheiten wird. Vor allem Infektionskrankheiten wie chronische Bronchitis, Herpesinfektionen oder Blasenentzündungen finden sich beim gebremsten Typ besonders häufig. Darüber hinaus sind die Patienten besonders stark von Depressionen und einem chronischen Erschöpfungssyndrom betroffen, was vor allem auf ihre psychische Verfassung zurückzuführen ist. Menschen vom gebremsten Typ fühlen sich oft sehr einsam und unglücklich. Sie haben das Gefühl, im Leben oft benachteiligt zu sein, von anderen ungerecht behandelt zu werden und erleben sich häufig als Opfer. Sie machen sich viele Sorgen, empfinden Stress als hohe Belastung und nehmen Kritik sehr persönlich. Verstärkend wirkt sich dann noch aus, dass die Betroffenen Negatives sehr viel intensiver empfinden und Schwierigkeiten mit Aggressionen haben. Statt klar und deutlich zum Ausdruck zu bringen, wie ihnen zumute ist und was ihnen nicht gefällt, fressen sie Ärger und Wut in sich hinein, schlucken allen Unmut herunter und erscheinen nach außen überfreundlich und angepasst. Höchstens bei Unbeteiligten können diese Menschen Ihr Herz ausschütten – da allerdings sehr konkret. Auf diese Weise entsteht ein Teufelskreis, denn Depressionen und unterdrückte Gefühle verschlimmern die Immunschwäche, und die geschwächte Abwehr wiederum verstärkt die depressive Verstimmung sowie eine chronische Erschöpfung.

## ZWEI TYPISCHE PATIENTENSCHICKSALE

### ● ANGELIKAS GESCHICHTE:

## *„Die Arbeit macht mich krank!"*

**Angelika** erlitt regelmäßig Nebenhöhleninfekte und Blasenentzündungen, sodass sie häufige Fehlzeiten am Arbeitsplatz hatte. Sie war müde und abgespannt, konnte sich zu nichts mehr aufraffen. Sie litt unter ihrem „langweiligen" Job und wollte sich beruflich verändern, mehr unter Menschen sein. Sie träumte von einer Tätigkeit in einer Veranstaltungsagentur, weil sie sich dort abwechslungsreiche menschliche Kontakte versprach. Doch die Jobsuche gestaltete sich sehr schwierig, ihre Bewerbungen kamen postwendend zurück, es gab nicht eine einzige Einladung zu einem Gespräch. Angelika fühlte sich in ihrem bisherigen Leben gefangen. Sie hatte im Archiv eines öffentlich-rechtlichen Fernsehsenders eine krisenfeste 30-Stunden-Stelle. Obwohl sie von Langeweile sprach, klang Angelika bei der Erzählung recht positiv, und es kam schnell heraus, dass ihr die Arbeit inhaltlich durchaus gefiel. Sie hatte in den letzten Jahren das bisherige Chaos im Archiv einer neuen Ordnung unterzogen, was ihr viel Anerkennung einbrachte und sie selbst sehr stolz machte.

**Angelika fühlte sich einsam** und wollte etwas bewegen. Doch außer zu ihrer Mutter und ihrem Sohn, den sie allein erzog und täglich kurz nach 15 Uhr bei seiner Großmutter abholte, hatte sie keine positiven und inspirierenden menschlichen Kontakte. Ihre häufigen

Blasenentzündungen, die Infekte und ihre ewige Müdigkeit hatten ebenso ihren Beitrag dazu geleistet wie ihre Schwierigkeit, auf andere Menschen zuzugehen – sie stellte sich als ruhig, fast verschlossen und ängstlich dar. Außerdem erzählte sie, dass sie mit einigen Menschen einfach nicht könne, besonders wenn sie sich unter Druck gesetzt oder kritisiert fühlt.

## WAS PASSIERTE IN ANGELIKAS KÖRPER?

Bei der Blutkontrolle der Immunzellen fand sich erwartungsgemäß für den psychologischen Typus ein stark gebremstes (supprimiertes) Immunsystem. Gerade ängstliche Menschen, die sich über längere Zeit viele Sorgen machen, sich unglücklich und einsam fühlen, haben eine hohe Cortisolausschüttung, die ihr Immunsystem bremst. So wurde auch Angelikas Körper anfällig für Infektionen wie Nasennebenhöhleninfekte, Blasenentzündungen und ein Pfeiffersches Drüsenfieber. Die Virusinfekte wiederum zerstörten Teile ihrer Immunzellen und beschleunigten den Teufelskreis: Nachgewiesenermaßen waren die Abwehreiweiße oder Immunglobuline (siehe Kapitel 1) im Speichel und auf den Schleimhäuten reduziert, damit stieg wiederum die Anfälligkeit für Infekte.

---

● MICHAELS GESCHICHTE:

## *„Ich habe die Nase voll.“*

**Michael ist vollkommen** energielos, abgeschlagen und erschöpft. Er isst aus lauter Frust viel zu viel, beklagt aber sein Übergewicht und hat überdurchschnittlich häufig – eigentlich schon chronisch – Nasennebenhöhleninfekte,

die ihn außer Gefecht setzen. Deswegen ist natürlich auch kein Sport gegen das Übergewicht möglich. Seine Verdauung funktioniert schlecht, er hat häufig Bauchschmerzen, Blähungen und leidet oft an Übelkeit. Er hat von allem „die Nase voll" und würde sich am liebsten einfach nur in eine Ecke verkriechen und abwarten – worauf er wartet, weiß er allerdings nicht genau.

**Michael ist 40 Jahre alt,** selbstständig mit einer eigenen Werbeagentur, er ist ein sehr kreativer und erfolgreicher Leiter der Grafikabteilung. Rein äußerlich gesehen hat er keine Gründe zum Klagen. Sein Geschäft läuft super, Aufträge und Erfolg hat er mehr als genug. Er arbeitet eher still und einsam, oft auch nachts an seinem Computer vor sich hin, hat wenig fachlichen Austausch mit Kollegen und zweifelt eher an seinen Fähigkeiten und Leistungen, als dass er die Komplimente und Auszeichnungen seiner Auftraggeber ernst nimmt und glaubt. Er hat schwermütige, depressive Züge, fühlt sich einsam und hoffnungslos – obwohl er sogar eine sehr liebe Freundin hat. Dazu kommen die häufigen Infekte, die seinen Zustand noch verschlimmern.

## WAS PASSIERTE IN MICHAELS KÖRPER?

Alle wichtigen Untersuchungen bei den verschiedensten ärztlichen Fachrichtungen wie Ultraschall, Magenspiegelung und Routinelaborwerte waren in Ordnung. Allerdings ließen sich bereits früher abgelaufene, schwerwiegende Virusinfekte im Blut nachweisen, z. B. ein Pfeiffersches Drüsenfieber und eine frühere Infektion mit Cytomegalieviren. Speziell diese Viren können gravierende Immunentgleisungen und sogar Immunzellzerstörungen bewirken. In seinem Immunsystem ließ sich eine typisch supprimierte Immunlage nachweisen.

Die Gesamtmenge seiner Abwehrzellen war erniedrigt, speziell die T-Helferzellen und seine Killerzellen, welche für eine effektive Infektabwehr nötig sind, zeigten eine zu geringe Zahl. Seine T-Suppressorzellen, die das Immunsystem intern abbremsen und nach unten regulieren, waren gleichzeitig erhöht. Seine B-Lymphozyten, welche für die Antikörperbildung gegen Keime zuständig sind, waren

ebenfalls erniedrigt, möglicherweise als Folge der früheren Virusinfekte. Der permanente „Unglückszustand" störte Michaels Hormonsystem, sein Serotoninspiegel – das „Gückshormon", welches antidepressiv wirkt – war erniedrigt. Seine Heißhungerattacken auf Schokolade hingen sehr wahrscheinlich damit zusammen, denn Süßigkeiten erhöhen kurzfristig den Serotoninspiegel.

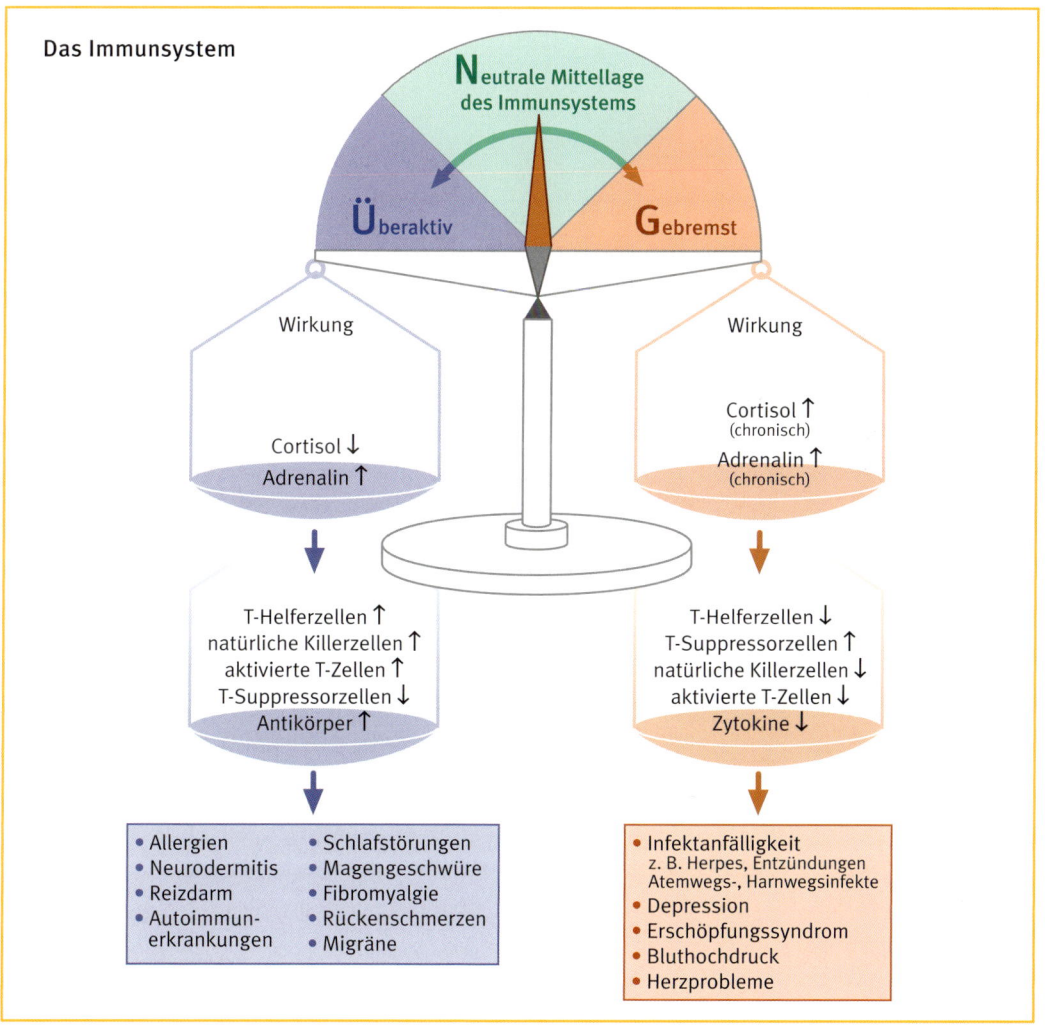

**Das Immunsystem**

**N**eutrale Mittellage
des Immunsystems

**Ü**beraktiv

**G**ebremst

Wirkung

Wirkung

Cortisol ↓
Adrenalin ↑

Cortisol ↑
(chronisch)
Adrenalin ↑
(chronisch)

T-Helferzellen ↑
natürliche Killerzellen ↑
aktivierte T-Zellen ↑
T-Suppressorzellen ↓
Antikörper ↑

T-Helferzellen ↓
T-Suppressorzellen ↑
natürliche Killerzellen ↓
aktivierte T-Zellen ↓
Zytokine ↓

- Allergien
- Neurodermitis
- Reizdarm
- Autoimmun- erkrankungen
- Schlafstörungen
- Magengeschwüre
- Fibromyalgie
- Rückenschmerzen
- Migräne

- Infektanfälligkeit
  z. B. Herpes, Entzündungen
  Atemwegs-, Harnwegsinfekte
- Depression
- Erschöpfungssyndrom
- Bluthochdruck
- Herzprobleme

# ✳ Der überaktive Typ

IHR TESTERGEBNIS KLASSIFIZIERT Sie als überaktiven Typ? Dann sieht Ihre Körperabwehr wahrscheinlich entsprechend aus. Konkret heißt dies, dass die Prozesse in Ihrem Immunsystem nicht harmonisch ablaufen, sondern übersteuert sind. Sie können sich das bildlich so vorstellen, als würden Sie Ihr Auto ständig mit viel zu hoher Drehzahl fahren

---

## INFO

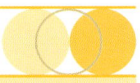

**Typische Merkmale**
> überlastet sich schnell, ohne es zu merken
> ist gern für andere da
> unterschätzt sich oft
> oft sehr erfolgreich
> ihm/ihr fällt scheinbar alles zu
> leistungsbereit
> arbeitet viel
> eher introvertiert
> sich unterordnend
> unfähig, Gefühle auszudrücken
> sehr ordentlich
> stets darauf bedacht, dass andere gut von ihm denken
> eher unruhig und nervös
> rigide Moralvorstellungen
> bevorzugt risikoreiche und erschöpfende Sportarten

**Typische Symptome**
> atypische Gelenkschmerzen
> Allergien, Heuschnupfen
> Juckreiz, Ekzeme, Neurodermitis
> Verdauungsstörungen, Blähungen, Durchfall
> Asthma bronchiale

> Autoimmunerkrankungen (z. B. Rheuma, Multiple Sklerose, Colitis ulcerosa bzw. Morbus Crohn, Hashimoto Thyreoiditis)
> Schlafstörungen
> Magengeschwüre
> Fibromyalgie (Muskel- und Sehnenschmerzen)
> Rückenschmerzen, Nackenverspannungen
> Migräne

**Typische Immunreaktionen beim überaktiven Immunsystem**
> entgleiste Selbstregulation
> Up-Regulation des Immunsystems (siehe Seite 69)
> aktivierte T-Zellen erhöht
> natürliche Killerzellen erhöht
> T-Suppressorzellen erniedrigt
> T-Helferzellen erhöht
> vermehrte Antikörperbildung auf harmlose Pollen, Nahrung etc. (manchmal auch Autoantikörperbildung gegen körpereigenes Gewebe, z. B. Schilddrüse, Gelenkknorpel, Nieren, Darmgewebe, Nervengewebe)
> Histaminspiegel erhöht
> Zytokine (Botenstoffe) hoch

und den Motor permanent an die Grenzen seiner Leistungsfähigkeit bringen. Die überschießenden Reaktionen des Immunsystems zeigen sich vor allem in einer erhöhten Aktivität der Killerzellen und der T-Helferzellen, die aktivierende Immunreaktionen auslösen. Dafür sind die Immunzellen mit einer bremsenden Wirkung, die T-Suppressorzellen, erniedrigt. Typisch für die überschießenden Abläufe im Immunsystem ist auch eine verstärkte Abwehrreaktion gegen die verschiedensten, teilweise harmlosen Stoffe wie zum Beispiel gegen Pollen, Hausstaubmilben, Bestandteile von Nahrungsmitteln sowie im schlimmsten Fall auch gegen körpereigene Gewebe. Dann entstehen die sogenannten Autoimmunerkrankungen. Diese Antikörperproduktion und die damit einhergehende verstärkte Histaminausschüttung sind charakteristisch für eine Allergie. Menschen vom überaktiven Typ werden deshalb überdurchschnittlich häufig von Krankheiten des allergischen Formenkreises geplagt und leiden unter Beschwerden wie Heuschnupfen, Asthma bronchiale, Durchfällen, Blähungen und Ekzemen. Aber auch rheumatische Gelenkerkrankungen, Muskelkrankheiten, Migräne und Magengeschwüre sind bei ihnen keine Seltenheit. Das Phänomen der Übersteuerung zeigt sich auch in der seelischen Befindlichkeit der Betroffenen. Sie gelten zumeist als ungeheuer leistungsstark, können arbeiten „bis zum Umfallen", überlasten sich dabei aber oft, ohne es selbst zu merken. Sie zeigen sehr viel Einsatzbereitschaft, sind gerne für andere da, achten dagegen jedoch wenig bis gar nicht auf die eigenen Gefühle und Bedürfnisse. Charakteristisch für die Überaktiven ist ein ausgeprägter Ordnungssinn, der sich zuweilen bis zur Pedanterie steigern kann. Menschen dieses Typus möchten gerne, dass andere stets gut von ihnen denken, wollen es allen recht machen und entwickeln dabei manchmal ziemlich rigide Moralvorstellungen. Die Mitmenschen erleben den überaktiven Typ als eher nervös und unruhig. Die innere Unausgeglichenheit äußert sich oft auch in einer Neigung zu sehr anstrengenden, außergewöhnlichen oder auch risikoreichen Power-Sportarten sowie übermäßigem Genussmittelkonsum.

## ZWEI TYPISCHE PATIENTENSCHICKSALE

### ✳ CHRISTIANS GESCHICHTE:

## „Alles bleibt an mir hängen!"

„Ich liebe es, im Team zu arbeiten – trotzdem lasten am Ende alle Aufgaben auf mir, meine Kollegen und Mitarbeiter gehen pünktlich nach Hause und ich sitze noch bis spät in die Nacht, um unsere gemeinsame Arbeit fertig zu bekommen. Ich würde so gern delegieren, aber meine Mitarbeiter ziehen einfach nicht mit …" Christian hat schon länger starke Rückenschmerzen und findet kaum noch Schlaf, außerdem klagt er über zunehmenden Heuschnupfen, den er früher nie hatte.

Seine Ehe ist vor vier Jahren gescheitert, er hatte einfach keine Kraft mehr, die Erwartungen seiner Frau zu erfüllen, das Gefühl für sie war abhandengekommen. Irgendwann war er die Vorwürfe und das Unverständnis leid und zog einen deutlichen Schlussstrich. Er empfand es als unfair, dass seine Frau sein starkes Engagement im Haushalt und im Freundeskreis nicht gewürdigt hatte. Er hätte schon gern wieder eine Partnerschaft, aber die Zeit ist einfach nicht da.

## WAS PASSIERTE IN CHRISTIANS KÖRPER?

Gelenkschmerzen, Schlafstörungen, Heuschnupfen und andere Allergien waren die typischen Symptome dafür, dass Christian unter einem überschießenden, überaktiven Immunsystem litt. Die Selbstregulation seiner Immunzellen funktionierte nicht mehr richtig und entgleiste durch die ständige Stressbelastung und die dadurch verursachte ständige Hormonausschüttung. Immunbotenstoffe überfluteten seinen Körper, was zu seinen inneren Unruhegefühlen, Schmerzen und Schlafstörungen führte.

Die „aggressiven" T-Helferzellen waren erhöht, die „bremsenden" T-Suppressorzellen dagegen reduziert, und es wurden vermehrt Antikörper durch überaktivierte B-Zellen produziert; die Folge davon waren zunehmende allergische Symptome und ein hoher Histaminspiegel.

Christians Muskulatur war zusätzlich durch schlechte Ernährung, Zuckerkonsum und Alkohol übersäuert, neigte zu Verkrampfungen und Verspannungen, was seine Rückenschmerzen und Muskelkrämpfe zusätzlich verstärkte. Die orthopädischen Therapien konnten deshalb auch nur sehr kurz Linderung verschaffen, die Beschwerden kehrten immer wieder zurück.

Christian zeigte in seinem privaten sowie beruflichen Umfeld die klassische „Autoimmunpersönlichkeit" – introvertiert, leistungsorientiert, unfähig, Gefühle auszudrücken, sehr ordentlich, darauf bedacht, dass andere gut von ihm denken. Außerdem war er immer unruhig und nervös – die Folge davon waren die beschriebene „Aggression nach innen" sowie die typischen Krankheitssymptome.

✳ BETTINAS GESCHICHTE:

# *„Ich habe zu viele Baustellen."*

**Bettina hatte** ganz plötzlich eine schwere Colitis bekommen – eine Darmentzündung mit stärkstem Schleim- und Blutabgang im Stuhl, mit starken Bauchschmerzen, Gewichtsverlust und schwerer Erschöpfung. Sie litt unter Kopfschmerzen, Nackenverspannungen, Haarausfall, starker innerer Unruhe und Schlafstörungen Seit Jahren schon machten ihr Magenschmerzen sowie ein starker Blähbauch zu schaffen und schon zweimal hatte sie ein Magengeschwür. Vor zehn Jahren traf sie ein Hörsturz mit anschließendem Tinnitus (Ohrgeräusch), der auch manchmal heute noch bei Stress störend auftritt. Derzeit beschreibt sie sich als „körperlich vollkommen am Ende", und sie hat eine „Höllenangst" vor einer schweren chronischen Erkrankung.

**Bettina ist 49 Jahre alt** und eine sehr erfolgreiche und viel beschäftigte Fotografin mit einem ganz besonders guten Gespür und Feingefühl für ihre Kunden. Sie ist Tag und Nacht für ihre Auftraggeber da, reist für die Foto-Shootings um die ganze Welt und ist selten zu Hause. Sie leitet ihr eigenes Fotostudio, hat einen Auszubildenden und Projekte in verschiedenen Ländern; zusätzlich ist sie für einen bekannten Verlag, der Bildbände herausgibt, als Beraterin tätig. Sie weiß eigentlich ganz genau, dass sie viel zu viel und mit zu viel persönlichem Einsatz arbeitet. Sie will alles perfekt machen und Abschalten fällt ihr extrem schwer, denn sie wird ja überall gebraucht. Ihr Kalender ist fast lückenlos auf Monate mit festen Terminen eng gefüllt.

**Natürlich kann sie** in dieser Situation eine so schwere Erkrankung „gar nicht gebrauchen", denn dadurch wird der Stress noch viel stärker und der innere Druck und die Anspannung auf ihr Arbeitspensum noch viel höher. Trotz der starken Beschwerden arbeitet sie weiter auf Hochtouren. Die derzeit nötigen Arzttermine werden hektisch dazwischen geschoben.

**Ihr Privatleben** ist zusätzlich mehr als turbulent. Sie liebt einen verheirateten Mann, der auf einem anderen Kontinent lebt, und es besteht wenig Aussicht auf eine baldige Klärung der Situation. Von einem „geordneten" Leben kann keine Rede sein.

## WAS PASSIERTE IN BETTINAS KÖRPER?

Bettinas Erkrankung ist ein Fall wie aus dem PNI-Lehrbuch, der die Körper-Geist-Seele-Formel bestätigt. Zahlreiche wichtige Untersuchungen des Bauchraums wie die sogenannten bildgebenden Diagnoseverfahren – Ultraschalluntersuchung, Kernspintomografie und Computertomografie –, eine Magen- und Darmspiegelung, zahlreiche Routine- und Spezialbluttests und eine Untersuchung des Stuhls auf Würmer, Pilze und Parasiten wurden ebenso durchgeführt wie verschiedene Therapieversuche – ohne die eigentliche Krankheitsursache benennen zu können und ohne dass sich die plötzlich aufgetretenen Beschwerden nachhaltig gebessert hätten. Nur an den Zusammenhang mit ihrer Lebensweise hatte bisher noch keiner gedacht – sie selbst hatte es allerdings irgendwie vermutet und tief innen in sich gespürt.

Zunächst bestand der Verdacht, dass sie sich bei einer Auslandsreise eine Darminfektion zugezogen hatte. Das vorsorglich gegebene Antibiotikum verschlechterte allerdings die Beschwerden und alle Untersuchungsergebnisse des Tropeninstituts waren unauffällig. Eine Magen- und Darmspiegelung wurde durchgeführt und ein entzündetes und blutendes Areal im Dickdarm festgestellt. Trotz der üblichen Medikamente für eine entzündliche Darmerkrankung stellte sich keine anhaltende Besserung ein. Selbst eine hoch dosierte Cortisontherapie, die das Immunsystem extrem „abbremsen" kann, führte nur ganz kurzfristig zur Verbesserung. Zusätzlich gab es unerwünschte Nebenwirkungen. Ein zweites Antibiotikum war ebenfalls ohne Erfolg. Bettinas Erkrankung schien sich partout nicht an die medizinischen Gesetze und Erfahrungen zu halten. Durch den ständigen Blutverlust entwickelte sich eine starke Anämie (Blutarmut) und die schwere Erschöpfung wurde immer stärker. Ebenso wie die Anämie hing der Haarausfall mit einem Eisenmangel und der gestörten Verdauung und Nährstoffaufnahme durch den entzündeten Darm zusammen.

Die Blutuntersuchung der Immunzellen zeigte dann jedoch ein deutlich „überschießendes" Immunsystem, mit starker Vermehrung der „kriegerischen" T-Helferzellen und Erniedrigung der „bremsenden" T-Suppressorzellen. Die Immunzellen befanden sich in einem Zustand hoch pathologischer Überaktivierung. Das heißt, Immunbotenstoffe, die ihrerseits Entzündungen auslösen und aktivieren können, wurden im Übermaß produziert, bremsende Immunimpulse schienen völlig zu fehlen – ein immunologischer Teufelskreis war bei Bettina voll im Gange. Zusätzlich waren die B-Zellen erniedrigt, möglicherweise als Folge der (erfolglosen) Antibiotikatherapien, und die Patientin war dadurch zusätzlich stark infektgefährdet. Solange nicht auch die psychisch-seelischen Komponenten „geheilt" würden, war bei Bettina keine anhaltende Heilung der Krankheitssymptomatik zu erwarten.

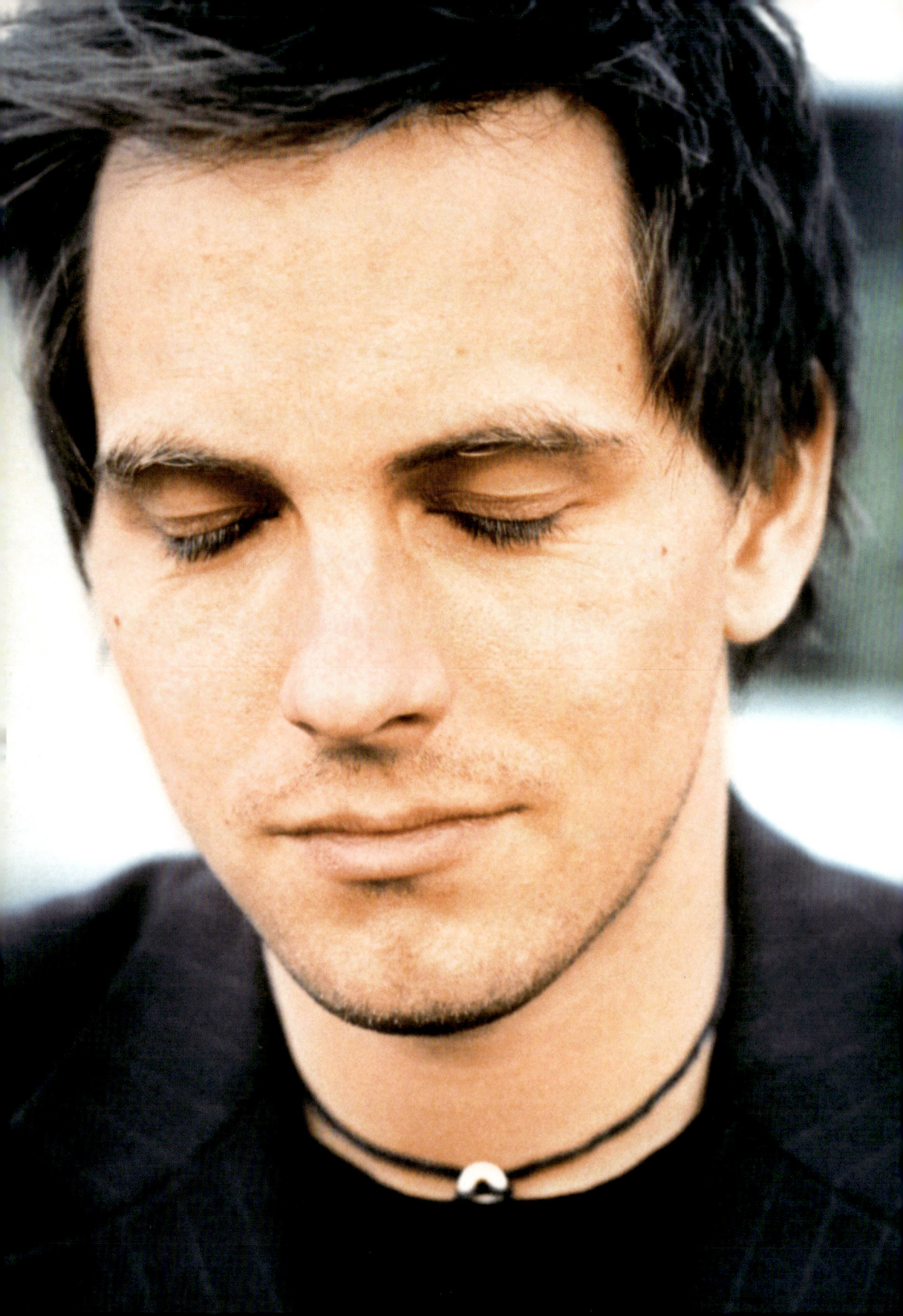

# Den Krankmachern auf der Spur

Immer mehr Menschen leiden unter Erschöpfung, Allergien, Schmerzen, chronischen Infekten, Schlaf- und Essstörungen oder Depressionen. Nehmen Sie entsprechende Signale ernst, so können Sie Krankheiten rechtzeitig erkennen oder verhüten!

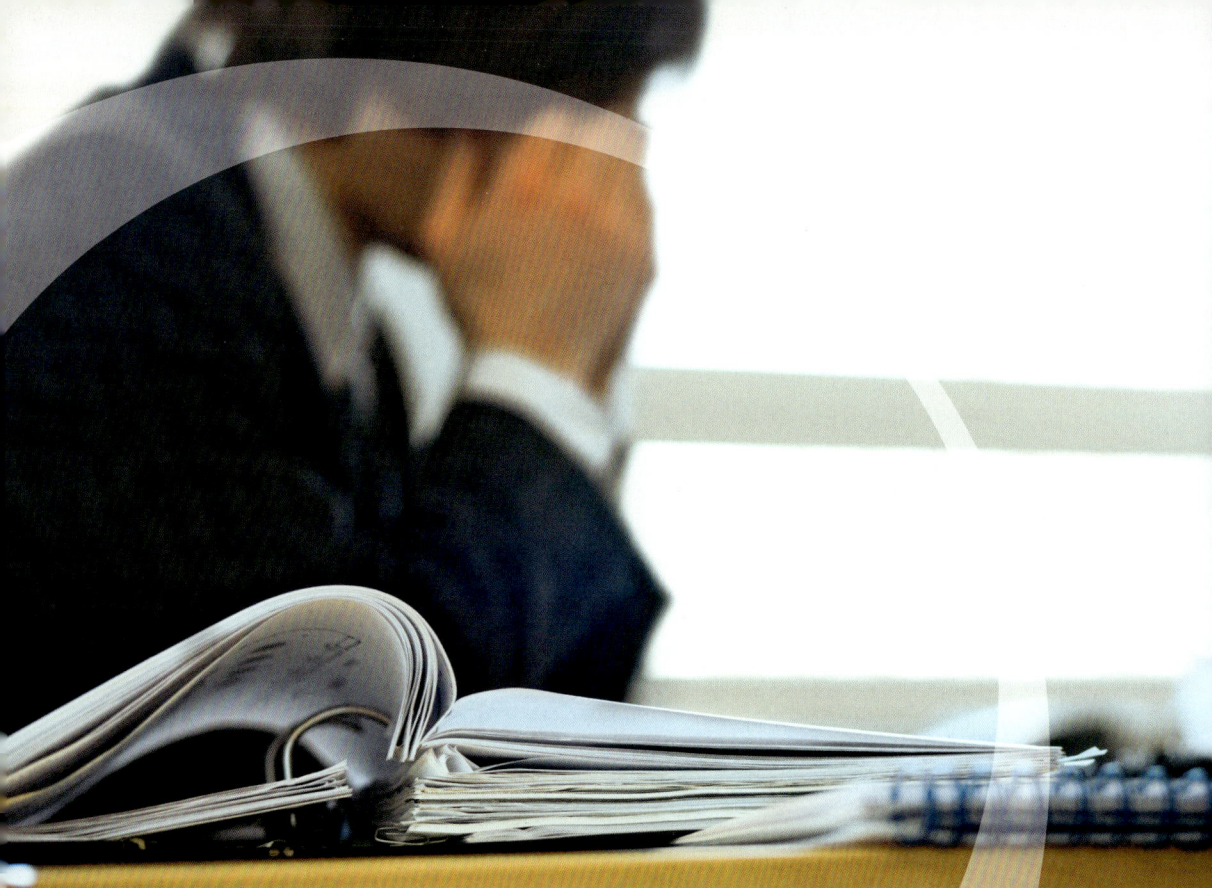

# Zwischen gesund und krank –
# Das Overload-Syndrom

DER NEUE BEGRIFF „Overload-Syndrom"
wurde von uns geprägt, um eine Bezeichnung
für die vielen Patienten zur Verfügung zu
haben, welche sich mit ihren Gesundheitsbe-
schwerden und Symptomen in der „Lücke"
zwischen „gesund" und dem viel zu häufig
diagnostizierten „Burn-out-Syndrom" befinden. Der Begriff des Overload-Syndroms ent-
stand aus unserer langjährigen therapeutischen Arbeit mit Menschen, die im eigent-

lichen Sinne des Wortes nicht schwer krank
sind, die ihr tägliches Pensum verrichten,
obwohl sie bereits zahlreiche, teils gravierende
Symptome aufweisen, und die sich in ihrer
Leistungsfähigkeit und in ihrem täglichen
Wohlbefinden über lange Zeit schwer eingeschränkt fühlen. Trotzdem findet sich bei diesen Patienten keine fassbare Gesamtdiagnose.
Das Syndrom ist vergleichbar mit einem total
überladenen Lastwagen, der sich täglich über

die Berge quält, aber immerhin noch fährt – anders als beim Burn-out-Syndrom, bei dem die Patienten häufig sehr lange vollkommen arbeitsunfähig sind. Hier kann der überladene Lastwagen nicht mehr fahren und bleibt am Straßenrand liegen.

Die Patienten mit Overload-Syndrom wandern von Arzt zu Arzt, probieren die verschiedensten Behandlungen aus, folgen den unterschiedlichsten Empfehlungen, um am Ende doch immer wieder frustriert festzustellen, dass die Symptome bleiben und sich das Wohlbefinden nicht bessert. Das Tückische dabei: Die Betroffenen befinden sich in einem ständigen Wechselbad von Hoffnung und Enttäuschung. Sie schlucken Medikamente, fühlen sich vielleicht kurzfristig besser, doch schon nach kurzer Zeit sind die Beschwerden wieder da. Sie lassen sich Massagen verordnen, besuchen Entspannungskurse, versuchen es mit Akupressur, Homöopathie oder ayurvedischen Heilkräutern; sie investieren eine Menge Zeit und Geld, aber eine dauerhafte Heilung kommt dennoch nicht zustande.

## GRAUZONE

Oft werden die Patienten von ihrem Umfeld dann noch zusätzlich „bestraft", indem sie den Stempel des Hypochonders und Simulanten aufgedrückt bekommen. Denn das Overload-Syndrom zeigt sich typischerweise dadurch, dass die Betroffenen sich zwar überhaupt nicht gesund fühlen, aber eben auch – im klassischen Sinne – nicht richtig krank sind. Sie bewegen sich sozusagen in der Grauzone zwischen Krankheit und Gesundheit und dafür hat unsere leistungs- und erfolgsorientierte Gesellschaft oft wenig Verständnis. Wer krank ist – so die gängige Vorstellung –, dem merkt

man dies auch deutlich an und der gehört zu Hause ins Bett oder sogar ins Krankenhaus. Eine echte, ernst zu nehmende Krankheit, das sind beispielsweise eine Lungenentzündung, ein Knochenbruch, eine Virusgrippe, ein Herzinfarkt oder ein Krebstumor.

> *Es gibt keine Lösungen im Leben. Es gibt Kräfte in Bewegung: Die muss man schaffen; die Lösungen folgen nach.*
>
> Antoine de Saint-Exupéry (1900–1944)

Aber ein Kollege, der sich immer so schlapp und ausgelaugt fühlt sowie über Nahrungsmittelallergien klagt und deshalb in der Kantine nur Salat isst? Eine Ehefrau, die sich dreimal im Monat für zwei Tage wegen ihrer Migräneattacken ins abgedunkelte Zimmer zurückzieht? Eine Freundin, die gemeinsame Unternehmungen regelmäßig wegen angeblicher Nackenverspannungen und depressiver Verstimmungen platzen lässt? Solche diffusen, also wenig fassbaren Symptomenkomplexe passen tatsächlich nicht zu dem Bild, das die Medien von Männern und Frauen zeichnen, die stark und fit sind, sportlich, aktiv und erfolgreich, die ihr Leben voll im Griff und dabei noch jede Menge Spaß haben. So ist es auch nicht verwunderlich, dass Patienten mit Overload-Syndrom häufig in einen Teufelskreis geraten: Sie schleppen sich in die Arbeit, haben Mühe, den täglichen Anforderungen gerecht zu werden, strahlen statt guter Laune und Lebenskraft nur Traurigkeit, Lustlosigkeit und Verhärmtheit aus. Manche greifen möglicherweise sogar zu Beruhigungstabletten oder betäuben sich mit Alkohol, um wenigstens für ein paar Stunden der persönlichen Misere zu entfliehen. Typischerweise geht es ihnen danach dann aber noch schlechter, sowohl körperlich als auch seelisch, und eine Lösung der Probleme rückt in immer weitere Ferne. Die Mitmenschen – Partner, Freunde, Verwandte, Kollegen – versuchen anfangs vielleicht noch zu helfen, geben wohlgemeinte Tipps, empfehlen Ärzte, Heilpraktiker und Psychologen, schulmedizinische Therapien und alternative Heilmethoden, aber mit der Zeit zeigen sie immer weniger Verständnis, reagieren verärgert und gereizt oder ziehen sich möglicherweise ganz zurück. Die Erkenntnis, dass auf diese Weise die privaten und beruflichen Beziehungen sukzessive in die Brüche gehen, treibt die Betroffenen tiefer in die Krankheitsspirale, ihr Befinden verschlechtert sich weiter, die Kräfte schwinden noch schneller, Verzweiflung, Depression und Versagensängste nehmen rapide zu. Irgendwann ist der Punkt erreicht, an dem dann aus der chronischen Befindlichkeitsstörung eine handfeste Krankheit wird – mit all ihren Folgen und Risiken.

### Merkmale des Overload-Syndroms

> Das OL-Syndrom lässt sich mit einem Lastwagen vergleichen, der völlig überladen ist und sich mit allerletzter Kraft über die Berge schleppt – aber immerhin läuft er noch.
> Patienten mit OL-Syndrom sind noch nicht richtig krank, aber auch nicht mehr gesund – entsprechend der Definition der Weltgesundheitsorganisation (WHO), die Gesundheit als „Zustand völligen körperlichen, seelischen und sozialen Wohlbefindens und nicht nur als das Freisein von Krankheit und Gebrechen" beschreibt.
> Im Alltag tun sich die Betroffenen schwer, den Anforderungen gerecht zu werden, Vitalität und Energie gehen ihnen zunehmend verloren.
> Sie leiden unter vielfältigen Symptomen wie Müdigkeit, Abgeschlagenheit, Schmerzen, Verdauungsproblemen, depressiven Verstimmungen, Schlafstörungen, Ängsten und erhöhter Infektanfälligkeit.
> Die Symptome bessern sich durch Behandlungen kurzzeitig, verschwinden aber nie ganz bzw. verschlechtern sich nach einer Weile wieder.
> Das OL-Syndrom ist aufgrund der diffusen, facettenreichen Befindlichkeitsstörungen oft schwer zu diagnostizieren.
> Die Akzeptanz vonseiten der Mitmenschen ist zumeist gering.
> Vom OL-Syndrom sind viele Tausend Menschen betroffen.
> Mit einer ganzheitlichen, auf den individuellen Typus zugeschnittenen Therapie sowie einem gezielten Coaching-Programm für den Alltag kann man der Overload-Falle entkommen und den Übergang zu manifesten Erkrankungen wie dem Burn-out-Syndrom verhüten.

## BURN-OUT-, BORE-OUT- UND CF-SYNDROM

Es gibt drei weitere Syndrome, die Ähnlichkeiten zum OL- bzw. Überlastungssyndrom aufweisen oder teilweise auch aus ihm hervorgehen können. Lernen Sie im Folgenden diese Störungen kennen. Wichtig ist jedoch, eine genaue Differenzierung und Abgrenzung von anderen, in der Symptomatik teilweise sehr ähnlichen Krankheitsbildern, vorzunehmen.

## DAS BURN-OUT-SYNDROM

Der Begriff stammt aus dem Englischen und bedeutet so viel wie „ausgebrannt sein". In der Tat ist das Burn-out-Syndrom das Endresultat von lang anhaltendem Stress und extremer körperlicher und seelischer Überlastung mit vielfältigen Beschwerden und Befindlichkeitsstörungen. So kann man das Burn-out-Syndrom auch als manifeste Folgeerkrankung eines länger bestehenden Overload-Syndroms bezeichnen. Menschen mit hohem Leistungsanspruch und großem Idealismus sind besonders gefährdet, am Burn-out-Syndrom zu erkranken. Außerdem haben Stressforscher herausgefunden, dass mangelnde Selbstbestimmung, z. B. in der Strukturierung der Aufgaben und Tagesabläufe, sowie mangelnde Anerkennung für die Arbeit das Risiko erhöhen. Patienten, die unter diesem Syndrom leiden, sind permanent abgeschlagen und müde. Sie leiden unter ausgeprägten Schlafstörungen mit folgender Unruhe, Gereiztheit, Konzentrationsmangel, Wahrnehmungsstörungen und Vergesslichkeit. Typisch sind auch häufige depressive Verstimmungen, Antriebslosigkeit und eine starke Erschöpfung, die sich bis zum totalen Zusammenbruch oder Suizid steigern kann. Darüber hinaus treten wie beim Overload-Syndrom vielfältige körperliche Beschwerden wie Kopfweh, Rückenschmerzen oder Verdauungsstörungen auf, oft aber in verstärkter Form. Wenn das Syndrom nicht behandelt wird, drohen Risikoerkrankungen wie Bluthochdruck, Herzinfarkt oder eine ausgeprägte Immunschwäche.

### Merkmale des Burn-out-Syndroms

› Das Burn-out-Syndrom ist die Folge lang anhaltender körperlicher und seelischer Überlastung und kann somit als Endresultat eines Overload-Syndroms betrachtet werden.

› Patienten mit Burn-out-Syndrom sind definitiv krank und benötigen eine konsequente, langfristige medizinische und psychologische Behandlung.

› Ein Urlaub oder eine anderweitige vorübergehende Auszeit reichen zur Therapie des Burn-out-Syndroms nicht aus.

› Ein besonders hohes Risiko haben ehrgeizige, idealistische Menschen mit Neigung zum Perfektionismus. Sie bürden sich zu viel auf und kennen ihre Grenzen nicht. Außerdem mangelt es ihnen oft an Stressbewältigungsstrategien.

› Die Symptome des Burn-out-Syndroms gleichen weitgehend den Anzeichen des Overload-Syndroms, allerdings sind sie meist noch wesentlich ausgeprägter. Außerdem besteht das Risiko der „Irreversiblität", das heißt, in fortgeschrittenem Stadium erweisen sich therapeutische Maßnahmen als zunehmend wirkungslos.

## DAS BORE-OUT-SYNDROM

Anders als beim Burn-out- machen beim Bore-out-Syndrom eine permanente Unterforderung, Langeweile und Perspektivlosigkeit auf Dauer krank. Dieses Syndrom, das von dem englischen Verb „to bore" = „langweilen" abgeleitet ist, stellt also sozusagen das Gegenteil des Burn-out-Syndroms dar. Das Bore-out-Syndrom tritt vor allem im Zusammenhang mit einer unbefriedigenden beruflichen Tätigkeit auf, kann aber z. B. auch Frauen treffen, die in ihrer Rolle als Hausfrau und Mutter keine Erfüllung finden. Die Betroffenen leiden unter dem Gefühl, mehr leisten zu können als von ihnen gefordert wird. Sie sind ratlos, weil sie nicht wissen, was sie tun sollen, nur die Stunden irgendwie „absitzen" und auf den Feierabend warten oder weil ihnen jegliches Interesse an der Arbeit fehlt. Wichtig ist zu unterscheiden, dass Bore-out-Patienten nicht faul sind, sondern von ihrem Umfeld „faul gemacht" werden. Für sie stellt die Tatsache, arbeiten zu wollen, aber nicht zu dürfen oder sich mit sinnlosen Dingen beschäftigen zu müssen, eine schwere Belastung dar, die zu zahlreichen seelischen und körperlichen Problemen führt. Vor allem depressive Verstimmungen, Antriebsschwäche, Lustlosigkeit und Müdigkeit treten bei den Betroffenen gehäuft auf, aber auch andere, dem Overload- oder Burn-out-Syndrom ähnliche Beschwerden sind nicht selten. Außerdem entwickeln viele Bore-out-Patienten ein Gefühl der inneren Leere und Bedeutungslosigkeit. Ihr Leben scheint keinen Sinn mehr zu haben, ihr Tun niemandem zu nützen. In der Folge kommt es zu starken Selbstzweifeln und einem sozialen Rückzug.

### Merkmale des Bore-out-Syndroms

› Das Bore-out-Syndrom zeichnet sich durch Unterforderung, Langeweile und Desinteresse aus.

› Die Betroffenen können sich mit ihrer Arbeit nicht identifizieren, haben keinen Ansporn und verbringen viele Stunden des Tages mit sinnlosen Tätigkeiten oder Nichtstun.

› Häufig entwickeln sie Strategien und Verhaltensweisen, um ausgelastet oder gar gestresst zu wirken.

› Bore-out-Patienten leiden unter depressiven Verstimmungen, Antriebsschwäche, Müdigkeit sowie zahlreichen anderen Beschwerden. Sie werden darüber hinaus von Selbstzweifeln geplagt und empfinden ihre eigene Existenz als sinn- und bedeutungslos.

› Professionelle Unterstützung, z. B. durch ein Coaching, hilft Betroffenen, eigene Interessen und Stärken zu erkennen und sich beruflich neu zu orientieren.

### DAS CHRONIC-FATIGUE-SYNDROM

Der Begriff stammt aus dem Französischen, wird mit CFS abgekürzt und heißt übersetzt „chronisches Müdigkeitssyndrom". Manchmal liest man auch „CFIDS = chronic fatigue immune deficiency syndrome" oder „CES = Chronisches Erschöpfungs-Syndrom".

Dieses Syndrom tritt bevorzugt im mittleren Lebensalter zwischen 20 und 50 Jahren auf und ist ebenfalls durch eine fortschreitende Erschöpfung und Abnahme der Leistungsfähigkeit gekennzeichnet, die mehrere Monate oder sogar Jahre andauern können. Im Unterschied zu den anderen hier beschriebenen Syndromen liegt dem CFS jedoch eine schwere Virusinfektion (z. B. das Pfeiffersche Drüsenfieber mit Epstein-Barr-Viren) als Auslöser zugrunde. Wissenschaftliche Untersuchungen haben gezeigt, dass das CFS sehr oft im Anschluss an diese ausgeprägten Infektionskrankheiten auftritt, die das Immunsystem überfordern und langfristig fehlregulieren.

Patienten mit Chronic-Fatigue-Syndrom sind tagsüber müde, abgeschlagen und in ihren Leistungen deutlich reduziert. Auch unter körperlichen Problemen haben die Betroffenen zu leiden. So sind Rücken-, Gelenk- und Muskelschmerzen, Kopfweh, Halsschmerzen, Lymphknotenschwellungen, subfebrile Temperaturerhöhungen, Verdauungsstörungen und eine erhöhte Infektanfälligkeit typische Begleiterscheinungen des CFS. Dazu gesellen sich zahlreiche seelische Beschwerden, z. B. Konzentrationsschwäche, Antriebsarmut, Gereiztheit, Nervosität, Vergesslichkeit, Schlafstörungen und Verwirrtheit.

Zur genauen differentialdiagnostischen Abklärung (und Unterscheidung zum Burn-out-, Bore-out- oder Overload-Syndrom) sollten sich Patienten einer Untersuchung beim Immunologen unterziehen.

## Merkmale des Chronic-Fatigue-Syndroms

› Das Chronic-Fatigue-Syndrom tritt in Zusammenhang mit immunologischen Problemen und besonders gravierenden Verläufen von Virusinfektionen auf.

› Die Patienten sind vor allem von schwerer Müdigkeit sowie einem chronischen Leistungsverlust betroffen, der Monate bis Jahre anhalten kann. Sie sind manchmal jahrelang arbeitsunfähig bis hin zur vollständigen Berufsunfähigkeit.

› Typische Symptome sind Muskel- und Gelenk-, Nerven-, Halsschmerzen, Lymphknotenschwellungen, Kopfschmerzen, Fieber, Hitzewallungen, Schlafstörungen.

› Typische Begleiterscheinungen sind außerdem Konzentrationsstörungen, Nervosität, Reizbarkeit, Vergesslichkeit und Verdauungsstörungen.

› Eine Untersuchung beim Immunologen hilft, dem CFS auf die Spur zu kommen.

› Die Therapie ist erst möglich, wenn andere schwere Erkrankungen sicher ausgeschlossen sind. Sie ist schwierig, sehr langwierig und der Erfolg ist nicht sicher vorhersagbar.

› Als Therapie eignen sich intensive Maßnahmen zur Immunstärkung, zur endokrinen Hormonregulation sowie eine Umstellung der bisherigen Lebens- und Ernährungsgewohnheiten.

## INFO

### Schillernde Krankheitsbilder

Das Overload-, Burn-out-, Bore-out- und Chronic-Fatigue-Syndrom haben viel gemeinsam. Zum einen handelt es sich um schleichende Krankheitsbilder, die sich über Wochen, Monate, ja manchmal sogar Jahre entwickeln und ganz unterschiedliche Verläufe nehmen können. Zum anderen sind sie ausgesprochen facettenreich. Im Prinzip können Beschwerden unterschiedlichster Ausprägung in nahezu allen Körperbereichen, an nahezu allen Organen auftreten. Das sind vor allem vegetative Störungen, die sich z. B. im Herz-Kreislauf-System oder im Verdauungstrakt niederschlagen. Schwächen im Immunsystem, die zu Infektanfälligkeit, Fieberzuständen oder allergischen Erkrankungen führen können, sind ebenfalls häufig Ausdruck dieser schillernden Syndrome. Auch chronische Schmerzzustände, besonders an Muskeln und Sehnenansätzen, sowie allgemeine Erschöpfung und Abgeschlagenheit machen sehr vielen Betroffenen zu schaffen. Nicht zuletzt spielen psychische Symptome bei diesen Störungen eine maßgebliche Rolle. Seelisch-geistige Probleme wie Reizbarkeit, Nervosität, Unausgeglichenheit, mangelnde Konzentrations- und Leistungsfähigkeit werden von nahezu allen Patienten als typische Begleiterscheinungen benannt. Diese Beschwerden können die Befindlichkeit im Alltag und die Lebensqualität nachhaltig beeinträchtigen. Trotzdem zögern viele Betroffene, mit ihren Beschwerden zum Arzt zu gehen. Sie haben Sorge als Hypochonder – als Scheinkranke – eingestuft zu werden, weil die Symptome oft so wenig fassbar sind und sich einer klaren Diagnose entziehen. Dies gilt vor allem für das Overload-Syndrom, das quasi als „Vorbote" ernsterer Erkrankungen fungiert, selbst aber noch keine richtige Krankheit darstellt.

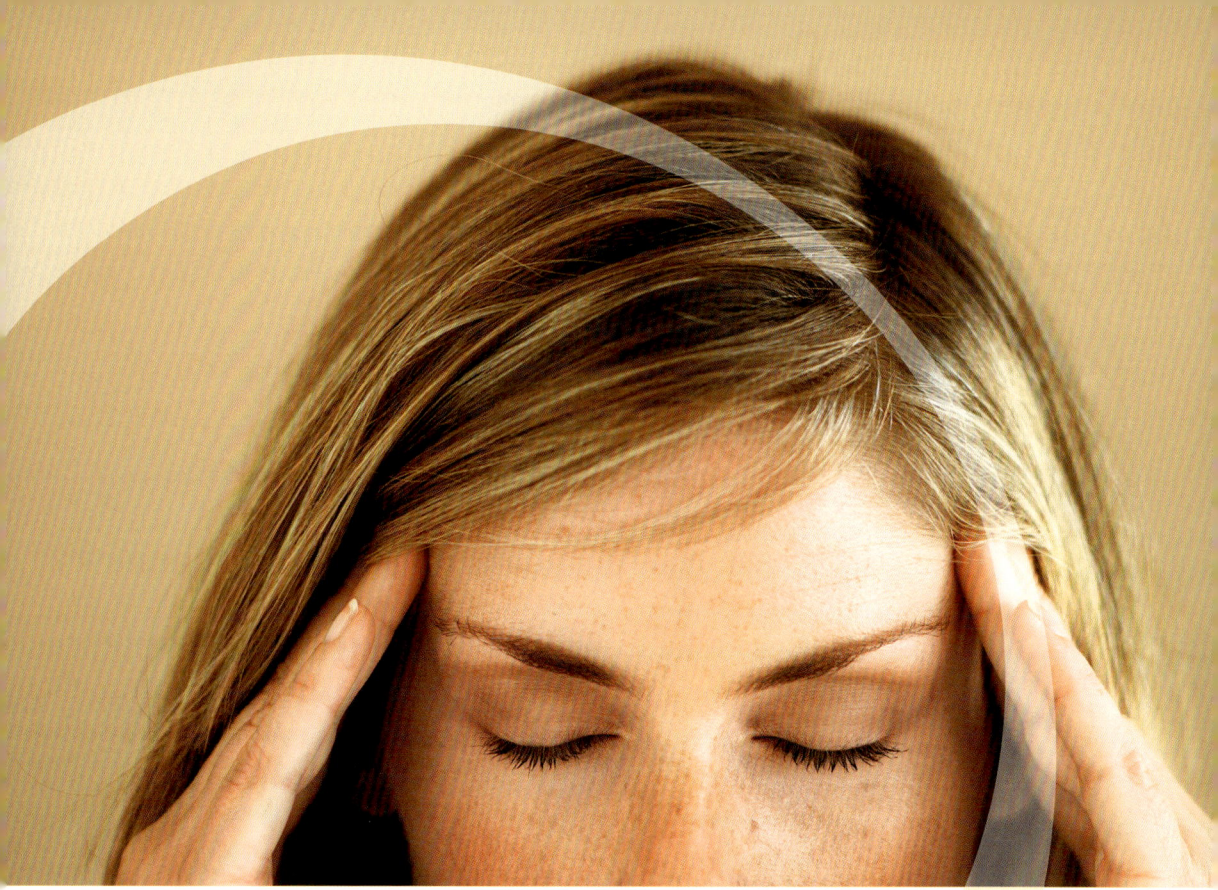

# Schmerzen & Co. – Signale des Körpers

UNSERE INNEREN ORGANE – Herz, Magen, Darm, Nieren, Leber –, aber auch die Haut, die Knochen und Muskeln haben eine eigene „Sprache". Wenn sie erkranken, signalisieren sie das mit speziellen „Botschaften". Jeder von uns kennt diese Zeichen, mit denen sich unser Körper mehr oder weniger stark bemerkbar macht und zum Ausdruck bringt, dass etwas nicht in Ordnung ist. Man verspürt ein leises Ziehen, ein Rumoren, eine Miss-empfindung in einem Körperareal bis hin zu starken Schmerzen, welche die Sinne lähmen und uns außer Gefecht setzen. Die Organe können mit charakteristischen Symptomen anzeigen, dass ihre Funktion beeinträchtigt ist – das Herz stolpert, der Darm verdaut die Nahrung nicht richtig, die Haut „blüht" mit Ekzemen und Ausschlägen. Lernen Sie hier die häufigsten Beschwerden auf der Körperebene kennen.

# VERDAUUNGSPROBLEME

Vor allem aufgrund vegetativer Störungen kann es im Verdauungstrakt zu verschiedensten Problemen kommen. Diese führen insbesondere zu Beschwerden im Magen und im Darm.

## REIZDARM UND REIZMAGEN

Wichtige Ursachen für chronische Magen-Darm-Beschwerden sind oft psychische Belastungen wie Nervosität, Angst, Sorgen, Hektik und Stress. Über das vegetative Nervensystem gelangen auf diese Weise Stressimpulse direkt zu Magen und Darm und bringen die Verdauungsfunktionen durcheinander. Auch Nahrungsmittelallergien oder Nahrungsmittelunverträglichkeiten, aber auch eine unausgeglichene Lebens- und Ernährungsweise erhöhen das Risiko für einen Reizdarm und Reizmagen. Darüber hinaus kann in manchen Fällen eine Infektion mit dem Magenkeim Helicobacter pylori eine Entzündung der Magenschleimhaut auslösen.

### Symptome
> krampfartige Bauchschmerzen, v. a. nach dem Essen Sodbrennen
> Übelkeit
> Brechreiz
> Blähungen, Blähbauch
> Völlegefühl
> Stuhlunregelmäßigkeiten mit einem Wechsel von Verstopfung und Durchfall
> Müdigkeit, v. a. nach dem Essen

### Diagnose
Gelegentliche Verdauungsprobleme sind ganz normal und geben keinen Anlass zur Sorge. Wenn bestimmte Beschwerden, allem voran Bauchschmerzen, immer wiederkehren, sollten Sie an ein Reizdarmsyndrom oder einen Reizmagen denken und sich medizinisch untersuchen lassen. Die Diagnose eines Reizmagens oder -darms gilt dann als gesichert, wenn die Beschwerden länger als drei Monate vorhanden sind, ohne dass der Nachweis einer Organerkrankung in Speiseröhre, Magen, Darm sowie Umgebungsorganen wie Leber, Gallenblase oder Bauchspeicheldrüse erbracht wurde. Zum Ausschluss einer Nahrungsmittelunverträglichkeit gibt es Immuntests mit Blutuntersuchungen auf spezielle Antikörper gegen Nahrungsmittel sowie Atemtests auf eine Laktose- und Fructoseintoleranz. Bei diesen beiden Krankheiten handelt es sich um eine Enzymmangelstörung. Im einen Fall kann Milchzucker vom Organismus nicht richtig verarbeitet werden, im anderen Fall Fruchtzucker.

## MAGENGESCHWÜR

Ein Magengeschwür entsteht nicht selten als Folge einer chronischen Magenschleimhautentzündung. Im Anfangsstadium kann das Geschwür noch auf die oberflächliche Magenschleimhautschicht beschränkt sein. Wenn es nicht behandelt wird, dringt es später jedoch auch in tiefere Schichten der Magenwand vor.

### Symptome
> dumpfer, bohrender Schmerz im Oberbauch oft unmittelbar nach der Nahrungsaufnahme
> Übelkeit, Druckgefühl
> Sodbrennen
> Erbrechen

### Diagnose
Anhaltende Beschwerden im Magenbereich sollten Sie unbedingt fachärztlich abklären lassen. Insbesondere müssen Sie dringend einen Arzt konsultieren, wenn Sie immer wie-

der unter heftigen Oberbauchkrämpfen mit Übelkeit, (blutigem) Erbrechen, Schweißausbrüchen und Kreislaufproblemen leiden. Zur sicheren Diagnose eines Magengeschwürs wird dann eine Gastroskopie (Magenspiegelung) durchgeführt.

## SODBRENNEN

Sodbrennen entsteht durch den Rückfluss von saurem Magensaft aus dem Magen in die Speiseröhre. In der medizinischen Fachsprache wird dieses Phänomen Reflux genannt. Ursache ist sehr oft eine unausgewogene Ernährungsweise mit zu reichlichem und zu schwerem Essen, das vom Magen nur durch Ausschüttung großer Mengen an Magensäure zu bewältigen ist. Doch auch Stress, Nahrungsmittelunverträglichkeiten oder eine Funktionsstörung (Insuffizienz) des Schließmuskels am Übergang von der Speiseröhre zum Magen können Sodbrennen auslösen.

### Symptome

> brennender Schmerz hinter dem Brustbein
> saures Aufstoßen, vor allem nach deftigem, schwerem Essen
> Völlegefühl
> Übelkeit

### Diagnose

Leichtes Sodbrennen ist meist harmlos und lässt sich mit einer Umstellung der Lebens- und Ernährungsweise gut behandeln. Wenn die Beschwerden jedoch häufig auftreten oder an Heftigkeit zunehmen, sollten Sie einen Arzt aufsuchen und die Funktionen Ihrer Speiseröhre und Ihres Magens untersuchen lassen. Eine Behandlung mit sogenannten Säureblockern lindert die Symptome und hilft, eine Entzündung der Speiseröhre (Ösophagitis) zu verhüten.

## HÄUFIGE INFEKTE

Einer Abwehrschwäche und erhöhten Infektanfälligkeit können verschiedene Ursachen zugrunde liegen. Vor allem die veränderten Umweltbedingungen – hohe Schadstoffkonzentrationen in Luft, Wasser und Boden, chemische Zusätze (Farb-, Konservierungsstoffe etc.) in unseren Lebensmitteln, Giftstoffe (Spritz- und Düngemittel) in der Nahrungskette – greifen massiv in unseren Stoffwechsel und in unser Immunsystem ein. Dazu kommen noch typische Lebensgewohnheiten der heutigen Zeit – zu wenig Bewegung, zu wenig frische Luft, zu fett- und kohlenhydratreiches Essen, häufiger Aufenthalt in klimatisierten Räumen und häufige kritiklose Einnahme von Medikamenten wie zum Beispiel Antibiotika. Seelische Problemsituationen wie erhöhte Anforderungen in Schule und Beruf, Geldsorgen, familiäre Konflikte und Partnerschaftsprobleme tragen ebenfalls ihren Teil dazu bei. All das stellt für unseren Organismus große Belastungen dar. Und am stärksten trifft es das Immunsystem: Unsere Körperabwehr muss diesen ständigen Angriffen trotzen und Gegenkräfte bereitstellen. Irgendwann ist das alles zu viel, das Abwehrsystem ist dem Gegner nicht mehr gewachsen. Die Folge: Typische Erkrankungen einer Immunstörung machen sich breit. Bei einer solchen Abwehrschwäche treten gehäuft Infekte wie eine Erkältung, Bronchitis, Mandel- oder Mittelohrentzündung und Blaseninfekte auf. Die Entzündungen dauern oft ausgesprochen lang, heilen nicht richtig aus und kehren häufig wieder.

### Symptome

> Erkältung
> Halsschmerzen
> Herpesinfektion

> Entzündungen (Ohren, Nebenhöhlen, Harn-
wege, Bronchien etc.)
> Müdigkeit, Abgeschlagenheit
> Fieber
> Gliederschmerzen

## Diagnose

Gelegentliche grippale Infekte sind ganz
normal. Vor allem in den Wintermonaten
stecken sich viele Menschen mit Schnupfenviren an und sind von Erkältungen betroffen,
die jedoch im Normalfall nach etwa sieben
bis zehn Tagen wieder abklingen. Treten
aber Infektionskrankheiten wie Bronchitis,
Nasennebenhöhlen-, Mittelohr- oder Harn-
wegsentzündungen ständig auf oder nehmen
an Schwere zu, sollten Sie bei einem Immunologen abklären lassen, ob Ihr Abwehrsystem
geschwächt ist und gezielte immuntherapeu-
tische Maßnahmen durchführen lassen. Im
Rahmen der immunologischen Untersuchung
kann man aus einer Blutprobe unter anderem
die genaue Verteilung und die Menge der einzelnen Immunzellen sowie die Immunglobuline bestimmen (sehen Sie dazu auch die Liste
auf Seite 195).

## FIEBER

Fieber ist eine natürliche Abwehrreaktion des
Körpers, zumeist auf Krankheitserreger wie
Viren oder Bakterien, die auf das Immunsystem treffen. Die Körperabwehr versucht,
diese Krankheitserreger zu bekämpfen und
unschädlich zu machen. Diese Abwehrreaktion
geht meist mit einer Verstellung der Tempera-
turregulationszentren im Gehirn und damit
einer Erhöhung der Körpertemperatur einher.
Eine Körpertemperatur bis 38,5° Celsius gilt
als mäßiges, Temperaturen darüber gelten als
hohes Fieber.

## Symptome

> Körpertemperatur von 38, 5° Celsius oder
darüber
> rotes Gesicht, Hitzegefühl
> heiße Stirn
> Frieren und Schwitzen im Wechsel
> Schüttelfrost
> Benommenheit
> Erschöpfung

## Diagnose

Bei mäßigem Fieber und anderen leichteren
Beschwerden wie Kopfweh und Glieder-
schmerzen helfen oft ein gut verträgliches
Fiebermittel, z. B. mit den Wirkstoffen Pa-
racetamol oder Acetylsalizylsäure, sowie
Hausmittel wie z. B. Wadenwickel. Klettert
das Fieber jedoch über 39,5 ° C und zeigen
sich Benommenheit und Apathie, müssen
Sie sofort zum Arzt! Es könnte eventuell eine
schwere bakterielle Infektion dahinterstecken,
die einer Behandlung mit Antibiotika bedarf.
Auch ständig wiederkehrendes oder wellenar-
tig auftretendes Fieber, vor allem nachts, sollten Sie unbedingt ärztlich abklären lassen. Eine
chronische Infektion, eine Tropenkrankheit
oder auch eine bösartige Erkrankung könnten
die Ursache sein.

## SCHMERZZUSTÄNDE

Mehr als elf Millionen Patienten in Deutschland sind chronisch schmerzkrank; viele leiden
erheblich und nehmen täglich Medikamente,
die wiederum die Nerven und Organe belas-
ten. Im Unterschied zum akuten Schmerz, der
dem Gehirn eine körperliche Störung signalisiert, hat sich der chronische Schmerz von
dieser ursprünglichen Schutzfunktion abgekoppelt und existiert unabhängig davon. Die
Fachleute sagen dazu, dass sich im Gehirn ein

„Schmerzgedächtnis" gebildet hat, ein Speicher für frühere Schmerzerfahrungen. Dass chronische Schmerzen oft psychosomatisch bedingt und beispielsweise als körperlicher Ausdruck einer Depression zu verstehen sind, gilt als erwiesen. Umgekehrt führen chronische Leiden wie Rheuma oder Migräne meist auch zu seelischen Beeinträchtigungen. Am häufigsten manifestieren sich chronische Schmerzen im Kopfbereich, an der Nackenmuskulatur, am Schultergürtel, an der Lendenwirbelsäule und an den Gelenken.

### Symptome

> stechende, ziehende, dumpfe Schmerzen, z. T. wellenartig auftretend, oft ausstrahlend
> das Gefühl einer totalen muskulären Verhärtung und Verkrampfung mit starker Bewegungseinschränkung
> häufig Kopf, Nackenmuskulatur, Rücken, Gelenke betroffen

### Diagnose

Anhaltende Schmerzzustände sollten möglichst frühzeitig von einem Schmerzspezialisten abgeklärt werden, um zum einen die Ursache zu finden (z. B. eine Autoimmunerkrankung), zum anderen durch eine gezielte Schmerztherapie zu verhindern, dass sich im Gehirn, wie oben beschrieben, ein „Schmerzgedächtnis" entwickelt. Zur Fahndung nach den Ursachen von Schmerzsyndromen dienen neben einer körperlichen Untersuchung vor allem Labormessungen sowie bildgebende Verfahren wie etwa Ultraschalluntersuchung oder Magnetresonanztomografie. Auch ein psychologisches oder psychotherapeutisches Gespräch ist wichtiger Bestandteil, um die Ursachen einer Schmerzerkrankung zu erkennen und die seelische Befindlichkeit des Betroffenen zu erfassen.

## ALLERGIEN

Allergien werden mit Recht als Volkskrankheit bezeichnet. Wissenschaftler schätzen, dass in Deutschland etwa 20 Millionen Menschen von Allergien betroffen sind – Tendenz stark steigend. Die Ursachen sind vielfältig. Mit Sicherheit spielen Umweltfaktoren eine große Rolle. Schadstoffe in Luft, Wasser, Boden und nicht zuletzt in unserer Nahrung irritieren das Immunsystem, reizen Haut, Schleimhäute und Atemwege und bereiten so Allergien den Weg. Genetische Allergiefaktoren werden vererbt. Aber auch seelische Faktoren scheinen auf allergische Prozesse Einfluss zu nehmen und diese häufig zu verstärken. So beobachten Allergologen immer wieder, dass allergische Reaktionen bei ihren Patienten an Heftigkeit zunehmen, wenn diese besonderen psychischen Belastungen ausgesetzt sind.

Unter einer Allergie versteht man – wie Sie auf Seite 38/39 schon erfahren haben – eine Überempfindlichkeit des Körpers auf bestimmte Stoffe, sogenannte Allergene. Das können die verschiedensten Substanzen sein – Gräser- und Blütenpollen, Hausstaubmilben, Schimmelpilze, Medikamente, Nahrungsbestandteile, Tierhaare und vieles mehr. In der Erkennung und Abwehr dieser Fremdstoffe schießt das Immunsystem über das Ziel hinaus und es kommt zu den typischen allergischen Reaktionen. Wenn der Organismus einmal auf ein Allergen „aufmerksam" geworden ist, reagiert er bei jedem weiteren Kontakt mit zunehmenden Krankheitserscheinungen. Dabei spielt es keine Rolle, in welcher Menge der Allergie auslösende Stoff vorhanden ist, es genügen schon Spuren, um Fließschnupfen, tränende Augen, Hautstörungen, Husten oder gar einen Asthmaanfall zu verursachen. Ob die allergische Reaktion auf bestimmte Organe begrenzt ist oder den ganzen Organismus in Mitleidenschaft zieht, hängt von der Art des Allergens und seiner Eintrittspforte in den Körper ab. So kommt es gehäuft zu allergischen Erkrankungen der Atemwege, wenn Allergene wie Pollen oder Pilze eingeatmet werden und in das Bronchialsystem und die Lunge gelangen. Haut und Schleimhaut reagieren oft bei einer Kontaktallergie, z. B. bei einer Überempfindlichkeit gegen Nickel oder Textilfarbstoffe. Und Nahrungsmittelallergien sowie Nahrungsmittelunverträglichkeiten etwa gegen Kuhmilcheiweiß, Weizen, Soja etc. schlagen sich bevorzugt im Magen-Darm-Trakt nieder und führen zu Symptomen wie Durchfall, Blähungen, Müdigkeit oder Erbrechen.

### Symptome

> Heuschnupfen
> Augenbrennen
> Reizhusten
> Asthma bronchiale
> Nesselsucht, Juckreiz
> Hautekzeme
> Verdauungsstörungen (bei Nahrungsmittelallergien), Blähungen, Durchfall
> Müdigkeit, Kopfschmerz
> Allgemeines Unwohlsein, Erschöpfung

### Diagnose

Die Neigung zu Allergien wird vererbt. So gibt oft schon die Familiengeschichte wichtige Hinweise, die auf eine Allergie schließen lassen. Neben einer körperlichen Untersuchung mit besonderem Augenmerk auf die Atemwege führt der Arzt dann einen Allergietest durch. Das ist zum Beispiel ein Hauttest, bei dem Allergene mit einer feinen Nadel in die obersten Schichten der Haut eingeritzt werden. Wenn sich nach einiger Zeit an einer Stelle eine Quaddel oder ein Bläschen bildet, liegt der Verdacht nahe, dass eine Allergie gegen den dort eingeritzten Stoff besteht.

Sucht der Arzt nach einer Nahrungsmittelallergie oder einer Nahrungsmittelunverträglichkeit, kann er im Blut die Konzentration von Antikörpern gegen Nahrungsmittel messen. Er klärt dabei, ob eine sogenannte Sensibilisierung gegen bestimmte Nahrungsmittel vorliegt. Manchmal hilft auch ein Diätplan. Dabei wird eine verdächtige Substanz zunächst eine Zeit lang vom Speiseplan gestrichen und dann wieder in kleinen Mengen verabreicht. Kommt es dann wieder zu allergischen Symptomen, ist man dem Auslöser möglicherweise auf die Spur gekommen.

## HAUTPROBLEME

Als „Spiegel der Seele" und als Organ mit wichtigen Immunfunktionen reagiert die Haut besonders empfindlich auf psychische Belastungen sowie Beeinträchtigungen des Abwehrsystems.

### EKZEME

Unter dem Oberbegriff Ekzeme werden in der Dermatologie viele verschiedene Hautveränderungen zusammengefasst. Im Allgemeinen handelt es sich allerdings um chronische, das heißt länger bestehende Hautleiden. Zur besseren Unterscheidung nennen die Hautärzte akute Hautprobleme „Dermatitis".
Ekzeme können in einer Vielzahl ganz unterschiedlicher Erscheinungsformen und praktisch an jeder Stelle des Körpers auftreten. Es gibt trockene, nässende, juckende und schuppende Ekzeme – Ekzeme, die sich mit Krusten, Schwielen, Rötungen, Rissen oder kleinen Knötchen und Bläschen äußern. So facettenreich wie das Symptombild sind auch die Ursachen: Allergien, Infekte, aber auch

Durchblutungsstörungen, Waschmittelrückstände, Schadstoffe, Strahlen, Medikamente und vieles mehr können ein Ekzem auf der Haut hervorrufen.

Darüber hinaus haben auch psychische Komponenten einen starken Einfluss auf die Entstehung ekzematöser Hautleiden. Hier besteht ganz im psychoneuroimmunologischen Sinne eine sehr enge Wechselwirkung: Der „Spiegel der Seele", die Haut erkrankt häufig, wenn psychische Probleme vorliegen. Aber auch umgekehrt stellen dann die Hautbeschwerden meistens eine zusätzliche starke seelische Belastung dar.

## Symptome

› Rötung
› nässende Bläschen
› Schuppen
› Krusten unterschiedlicher Ausprägung
› Juckreiz

## Diagnose

Ob und in welchem Ausmaß die Haut durch Ekzembildung krankhaft reagiert, hängt stark von der individuellen Veranlagung ab. Dabei spielt auch der Hauttyp eine große Rolle. In manchen Fällen kann der Hautarzt schnell erkennen, welche Ursache sich hinter dem Ekzem verbirgt – etwa bei einem Kontaktekzem, das durch eine Nickelunverträglichkeit entsteht und dann durch nickelhaltigen Modeschmuck, Jeansknöpfe, Armbanduhren etc. hervorgerufen wird.

Oft gestaltet sich die Suche nach dem Auslöser aber als außerordentlich schwierig, beispielsweise bei einer Nahrungsmittelunverträglichkeit, oder aber das Ekzem sieht anderen Hautkrankheiten so ähnlich, dass es mit diesen verwechselt werden kann (z. B. einer Schuppenflechte).

## NEURODERMITIS (ATOPISCHE DERMATITIS)

Die Neurodermitis hat sich zu einer der häufigsten Krankheiten unserer Zeit entwickelt. Schätzungsweise 15 bis 30 Prozent der Bevölkerung in den westlichen Industrieländern sind von diesem Hautleiden betroffen. Die Neurodermitis wird von den Hautärzten zu den Krankheiten des allergischen Formenkreises gezählt. Neurodermitiker leiden besonders häufig unter Allergien gegen die verschiedensten Stoffe, vor allem aber gegen Lebensmittel. Auch in den Familien der Betroffenen kommen gehäuft allergische Krankheiten wie Heuschnupfen oder Asthma bronchiale vor.

Die Neurodermitis – die auch noch endogenes Ekzem oder atopische Dermatitis genannt wird – ist eine chronische, meist in Schüben verlaufende Hautkrankheit. Häufig beginnt sie etwa mit dem dritten Lebensmonat als sogenannter Milchschorf: Die Wangenhaut des Babys ist trocken und gerötet, dann bilden sich Bläschen, die Haut nässt und anschließend entstehen Krusten. Die Veränderungen können sich auf Stirn, Kopfhaut und den übrigen Körper ausbreiten. An Armen und Beinen sind bevorzugt die Innenseiten der Handgelenke, Ellenbogen und Knie betroffen.

In späterem Alter gehen die nässenden Ekzeme und Bläschen oft zurück. Die Haut wird insgesamt trockener, dafür bilden sich kleine Knötchen. In der folgenden Zeit wird die Haut häufig immer schuppiger und rissiger und verwandelt sich an manchen Stellen in derbe Schwielen.

Am quälendsten ist für Kinder wie auch Erwachsene der starke Juckreiz. Dieser tritt häufig attackenartig auf und kann vor allem in der Nacht zur unerträglichen Belastung werden. In dem Versuch, den Juckreiz durch Kratzen zu stillen, kommt es häufig noch zu Entzündungen und Infektionen, das heißt, die sowieso schon stark angegriffene Haut wird zusätzlich irritiert.

Die Entstehungsmechanismen der Neurodermitis sind noch nicht ganz geklärt. Mehrere Faktoren spielen jedoch ganz sicher eine Rolle: die erbliche Veranlagung, äußere Einflüsse wie Klima, Kleidung, Wasch- und Pflegemittel, Nahrungsmittel, Umweltbelastungen und besonders auch seelische Probleme – bei Kindern beispielsweise ein problematisches emotionales Verhältnis zu den Eltern, Schulstress oder Ängste, bei Erwachsenen die Schwierigkeit, sich selbst anzunehmen und gute Kontakte zu anderen aufzubauen.

### Symptome

> Ekzeme
> Juckreiz
> als Baby häufig Milchschorf
> oft Unverträglichkeit von Nahrungsmitteln

### Diagnose

Meist erkennt der Arzt schon am Hautbild, ob eine Neurodermitis vorliegt. Zusätzliche allergische Erkrankungen verstärken aber den Verdacht. Oft gibt auch die Familiengeschichte Hinweise, denn häufig sind Geschwister, Cousins und Cousinen ebenfalls betroffen.

## SCHLAFSTÖRUNGEN

Jeder vierte Deutsche schläft schlecht, hat Probleme mit dem Ein- oder Durchschlafen. Schlafstörungen haben verschiedenste Ursachen. Meistens liegen den Ein- und Durchschlafstörungen seelische Probleme zugrunde: Stress, Sorgen, Überlastung, Kummer, depressive Verstimmungen und Aufregung. Aber auch der Konsum von zu viel Kaffee oder Alkohol sowie körperliche Krankheiten wie Asthma bronchiale, Bluthochdruck, Schilddrü-

senfunktionsstörungen oder Herzbeschwerden können den Schlaf beeinträchtigen. Auch eine unausgewogene Ernährung schlägt sich nicht selten in einem gestörten Nachtschlaf nieder. So beeinträchtigen Mangelzustände an Mineralien, Spurenelementen und Vitaminen (vor allem ein Mangel an dem „Nervenvitamin" Vitamin B und Magnesium) nachweislich den Schlaf. Manchmal ist das sogenannte Restlessleg-Syndrom, das Syndrom der rastlosen Beine, bei dem es zu einem ständigen Unruhegefühl in den Beinen kommt, die Ursache. Auch die Schlafapnoe, bei der kurzzeitige nächtliche Atemstillstände auftreten, kommt als Ursache infrage.

### Symptome

> langes Wachliegen (Einschlafstörung)
> Aufwachen mitten in der Nacht (Durchschlafstörung)
> Grübeln
> Schwitzen
> Tagesmüdigkeit
> Zerschlagenheit
> Konzentrationsstörungen
> Unausgeglichenheit
> Nervosität
> verminderte Leistungs- und Reaktionsfähigkeit

### Diagnose

Vorübergehende Schlafprobleme kommen bei fast allen Menschen einmal vor, etwa aufgrund von vermehrtem Stress und erhöhten Belastungen im Job, durch die Kinder und die Familie. Das ist meist aber nicht besorgniserregend und verliert sich von selbst, wenn wieder mehr Zeit zum Entspannen da ist, etwa am Wochenende und im Urlaub. Zum gesundheitlichen Problem werden Schlafstörungen allerdings, wenn sie über viele Wochen anhalten und das Allgemeinbefinden am Tag stark beeinträchtigen. In diesem Fall sollten Sie nicht zögern, sich in die Hände von Fachleuten zu begeben, um der Ursache Ihrer Schlafstörung auf die Spur zu kommen. Schlafkrankheiten wie die Schlafapnoe lassen sich in einem Schlaflabor nachweisen, organische Gründe sollten medizinisch abgeklärt werden. Bei seelischen Problemen und Konflikten innerhalb des Umfelds kann eine Psychotherapie oder ein professionelles Coaching helfen.

## WIE DIE SEELE DURCH DIE KRANKHEIT SPRICHT

In einer Krankheit verbergen sich verschlüsselte Botschaften, mit denen sich die Seele ausdrücken und von ihren Nöten sprechen möchte, davon sind Psychosomatiker wie beispielsweise Jacques Martel, Autor des Buches „Mein Körperbarometer der Seele", überzeugt. Wie die Experten der Körper-Seele-Medizin die psychischen Signale hinter häufigen Beschwerden deuten, erfahren Sie hier:

› **Reizdarm und Reizmagen:** Die körperlichen Symptome – durch Nervosität und Hektik wird die Nahrung nicht richtig verdaut – spiegeln sich auch auf der psychischen Ebene: Menschen mit Reizmagen und -darm können Schwierigkeiten oft nicht richtig verarbeiten. Sie haben vorschnell eine unüberlegte Lösung parat, die das Problem jedoch nicht beseitigt, sondern nur verlagert. Oder sie schlucken immer wieder Dinge hinunter, die sie eigentlich „schwer verdaulich" finden. Außerdem neigen sie nicht selten dazu, Probleme auf sich zu beziehen, auch wenn sie gar nichts mit ihnen zu tun haben. Sie können nicht gut loslassen und beschäftigen sich zu lange damit.

› **Husten:** Unbewältigte Lebensprobleme und ungelöste Aufgaben wirken wie Blockaden, die eine Genesung verhindern. Irgendetwas reizt mich, ich bin frustriert, möchte dem Problem „etwas husten". Die Aufforderung der Seele: sich einen Ruck geben und von belastenden Situationen befreien – so wie sich die Atemwege durch den Husten der Krankheitserreger und des Schleimes entledigen.

› **Schnupfen:** Bei lang anhaltendem Stockschnupfen signalisiert die Seele buchstäblich: „Ich habe die Nase voll!" Entzündete Nasennebenhöhlen deuten darauf hin, dass der oder die Betroffene sich zu viel zugemutet hat. Die Psyche versucht sich abzuschotten und sagt: „Lass nichts mehr an dich ran. Zieh dich zurück!"

› **Blasenentzündung:** Kummervolle und belastende Ereignisse führen zu einem frustrierten Rückzug. Der Harn kommt nur unter Schmerzen und tröpfchenweise, das Loslassen von „Abfall", den wir eigentlich ausscheiden müssten, ist erschwert. Die Seele signalisiert: „Lasse los, nimm den Druck heraus und akzeptiere die Situation. Lebe in der Gegenwart und sei offen für neue, bessere Erfahrungen."

› **Kopfschmerzen/Migräne:** Die Betroffenen erleben einen ungeheuren Druck, eine Spannung und Enge; sie sind leistungsorientiert, spüren aber, dass sie die Situation nicht bewältigen können. Die Schmerzen erzwingen einen Rückzug, verschaffen Freiräume, eine Auszeit. Darin liegt ein deutliches Zeichen zum Handeln. Der Seelen-Appell: „Werde dir bewusst, es gibt etwas zu tun. Packe es an, verändere die Situation!"

› **Nackenverspannungen:** Sie drücken Ängste und Unsicherheit aus. Wer Angst hat, zieht sich oft unbewusst zusammen und macht sich klein. Auch große und scheinbar nicht zu bewältigende Aufgaben – die „wie die Faust im Nacken" auf einem lasten – sind häufig an der Muskelverspannung schuld. Was Sie sich selbst sagen sollten: „Sei mutig, du hast alles, um die Situation zu bewältigen – mach dich gerade!"

› **Ischiasbeschwerden:** Sich ständig „krumm machen zu müssen" und viel zu viel aufgeladen zu bekommen, ist die typische Last von Menschen mit Lendenwirbelschmerzen. Die Botschaft ihrer Seele lautet: „Entlaste dich, mute dir nicht zu viel zu."

› **Allergien:** Allergiker sind meist sehr empfindsame, aber oft eben auch überempfindliche Menschen. In Belastungssituationen reagieren sie häufig übererregt. Außerdem neigen sie dazu, Aggressionen gegen andere zu unterdrücken und sie stattdessen gegen sich selbst zu wenden. Die Allergie ist dann Ausdruck des Widerstands; es ist die versteckte Art „Nein" zu sagen.

› **Ekzeme:** Die Haut grenzt das Innere vom Äußeren ab. Wenn die Haut durch Ekzeme gereizt ist, signalisiert dies: Mit der Abgrenzung, aber auch mit dem Kontakt zur Umwelt stimmt etwas nicht. Vielleicht fühle ich mich abgelehnt, nicht wirklich geliebt, nicht positiv „berührt". Ich habe Angst, verlassen zu werden, selbst zu lieben und in innigen Kontakt mit einem anderen Menschen zu gehen. Die Seele sagt: „Lerne dich zu lieben, wie du bist. Lerne, dir selbst zu geben, was du von anderen so gerne bekommen möchtest."

› **Schlafprobleme:** Schwierigkeiten mit dem Ein- und Durchschlafen machen deutlich, dass der Lebensrhythmus nicht stimmt. Der Alltag ist häufig voller Anspannung, Nervosität und Sorgen. Die Unfähigkeit zu schlafen symbolisiert oft auch eine tiefe Angst, sich fallen zu lassen. Die Seele ruft: „Lerne doch zu vertrauen, dich zu entspannen und die Kontrolle abzugeben!"

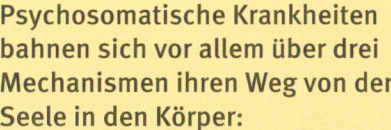

## INFO

### Psychosomatische Krankheiten bahnen sich vor allem über drei Mechanismen ihren Weg von der Seele in den Körper:

› **Verdrängung:** Ein Problem wird gar nicht erst erkannt, sondern sofort ins Unbewusste verschoben, wo es unterschwellig gärt und zu zahlreichen Störungen führt. Was Sie tun können: Achten Sie auf Ihre Gefühle. Schieben Sie unangenehme Empfindungen nicht weg, sondern betrachten Sie sie bewusst: Was ist die Ursache? Wie oft kommen sie vor? Wie kann ich sie abstellen?

› **Verschiebung:** Unbewusst wird ein Problem von einem Bereich auf einen anderen übertragen, z.B. die Angst vor Herzkrankheiten auf den Magen, der dann rebelliert. Was Sie tun können: Analysieren Sie ehrlich Ihre Situation – was bereitet Ihnen Schwierigkeiten, was macht Ihnen Angst? Haben sich in letzter Zeit Probleme „verschoben"?

› **Konflikt:** Im psychosomatischen Sinn handelt es sich dabei um einen Widerspruch zwischen Können und Wollen. Zum Beispiel möchte jemand eine schlechte Beziehung beenden, kommt aber vom anderen nicht los. Was Sie tun können: Unterdrücken Sie Ihre Gefühle nicht. Realisieren Sie, wo Ihre Wünsche und Ziele liegen und leben Sie danach. Lernen Sie, Entscheidungen zu fällen.

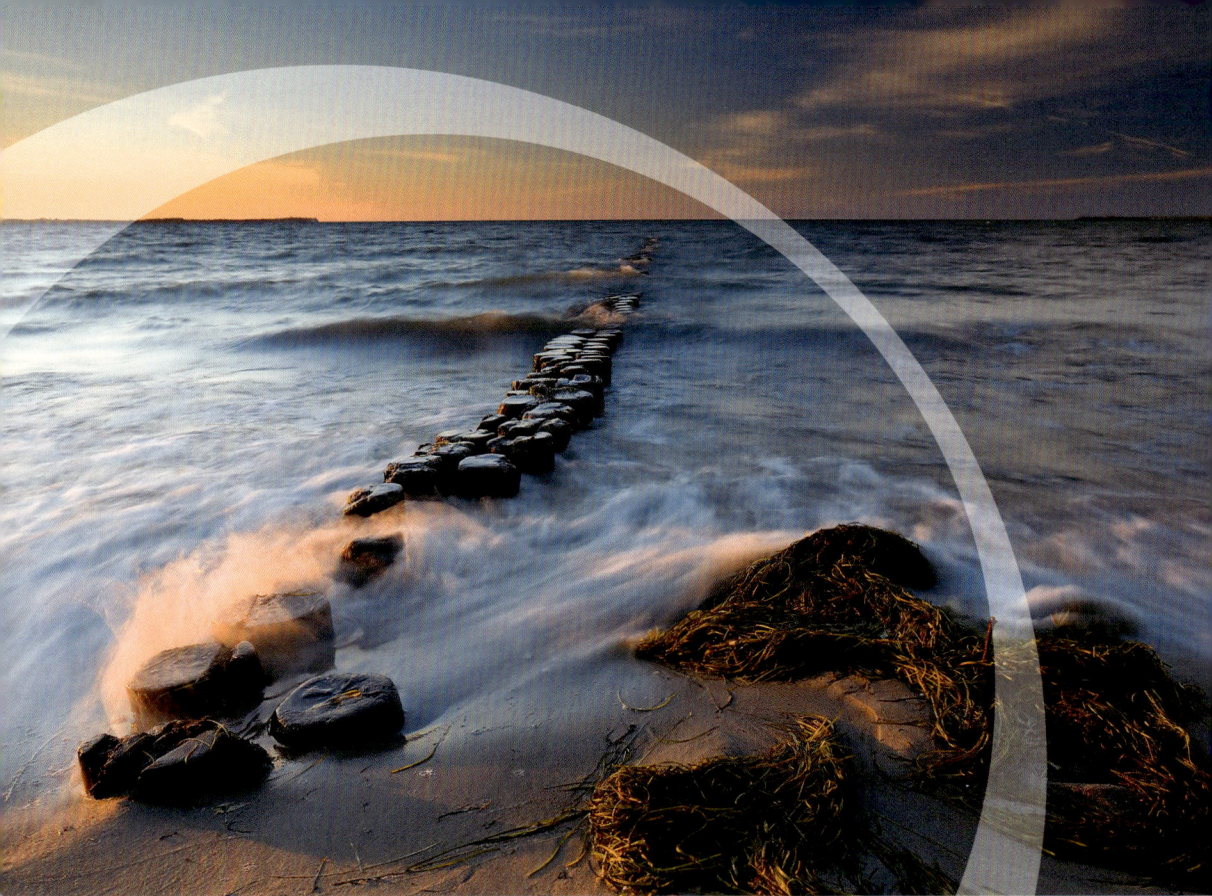

# Gefühle & Co. – Signale der Seele

UNSERE SEELE HAT eine große Macht über uns. Ob wir glücklich oder traurig, ausgeglichen oder gestresst, unbeschwert oder voller Sorgen sind, spiegelt sich direkt in unserem Wohlbefinden, unserer Vitalität und Leistungsfähigkeit wider. Um auszudrücken, dass sie sich in einer Schieflage befindet, bedient sich die Psyche vor allem der Sprache der Emotionen. Über Empfindungen wie Gereiztheit, Niedergeschlagenheit, Ärger, Frustration signalisiert sie: Die Lebensumstände sind nicht gut, es fehlt positive Energie, es fehlt die „Nahrung der Seele", die für unsere Gesundheit so wichtig ist. Auch im mentalen Bereich schlägt sich eine psychische Dysbalance nieder und jeder von uns kennt Probleme wie Konzentrationsschwäche, Vergesslichkeit und Unaufmerksamkeit, wenn wir uns nicht gut fühlen. Lernen Sie hier die häufigsten Beschwerden auf der Seelenebene kennen.

## TOXISCHE BEZIEHUNGEN

Der eine lässt sich von seinem Chef so tyrannisieren, dass er massive Rückenschmerzen und einen Bandscheibenvorfall bekommt, der andere wird in seiner Partnerschaft schwer depressiv, wieder ein anderer reagiert in der Auseinandersetzung mit seiner Familie mit heftigen Migräneattacken. Menschen können unter den toxischen – so der Fachausdruck für giftig – Beziehungen zu ihren Mitmenschen derart leiden, dass sie ernsthaft erkranken. Und das Phänomen ist enorm verbreitet. Nach statistischen Erhebungen wird beispielsweise jeder vierte Arbeitnehmer in seinem Leben einmal Opfer einer Mobbing-Kampagne – mit dramatischen Folgen: Neben den zahlreichen körperlichen Problemen, die das Beziehungsgift langfristig hervorruft, geraten viele Betroffene in schwere seelische Nöte – bis hin zum Selbstmord. Was macht Beziehungen so gefährlich, dass sie wie reines Gift wirken?

### WIR BRAUCHEN BEZIEHUNGEN!

Der italienische Neurophysiologe Giacomo Rizzolatti machte zusammen mit seiner Arbeitsgruppe im Jahre 1995 eine bahnbrechende Entdeckung. Beim Beobachten von Tieren fand das Team heraus, dass im Gehirn sogenannte Spiegelneurone existieren. Diese Neurone können sich das, was wir bei anderen Menschen beobachten, so einprägen, als würden wir es selbst fühlen. Sie spiegeln im wahrsten Sinne des Wortes die Reaktionen anderer und ermöglichen es uns, diese Reaktionen zu imitieren. Mit dieser großartigen Entdeckung geht auch die Erkenntnis einher, dass wir für all unser Erleben und unser Lernen persönliche Beziehungen benötigen – also den direkten Kontakt und face-to-face-Austausch mit unseren Mitmenschen (face-to-face = von Angesicht zu Angesicht). Der Freiburger Psychosomatik-Professor Joachim Bauer schreibt dazu in seinem Buch „Das Gedächtnis des Körpers – wie Beziehungen und Lebensstile unsere Gene steuern": „Gute zwischenmenschliche Beziehungen werden nicht nur im Gehirn „abgebildet" und „gespeichert", sondern sie stellen die am besten wirksame und völlig nebenwirkungsfreie „Droge" gegen seelischen und körperlichen Stress dar. Zwischenmenschliche Beziehungen sind das Medium, in dem sich nicht nur unser seelisches Erleben bewegt, sondern in dem sich auch unsere körperliche Gesundheit bewahren lässt. Überall da, wo sich Quantität und Qualität zwischenmenschlicher Beziehungen vermindern, erhöht sich das Krankheitsrisiko."

Konkret heißt das also: Je weniger Beziehungen wir pflegen und je schlechter diese sind, desto größer die Gefahr, körperlichen und seelischen Schaden zu erleiden.

### PARTNERSCHAFT, FAMILIE UND JOB

Was macht Beziehungen aber gut und was macht sie schlecht? Vereinfacht lässt sich formulieren, dass Beziehungen immer dann als gut betrachtet werden können, wenn sie bei den Beziehungspartnern gute Gefühle wecken. Im Abschnitt „Glückliche Seele – gesunder Körper" (ab Seite 42) haben Sie gelesen, welche Faktoren die Beziehungsqualität erhöhen: Neben Liebe, Sympathie und Zuwendung handelt es sich im Wesentlichen um die Faktoren der emotionalen und sozialen Kompetenz, also um Respekt, Achtung, Offenheit, Toleranz, Teamgeist, Partnerschaftlichkeit, Mitgefühl, Freundlichkeit, Höflichkeit – um die wesentlichen zu nennen. Überall dort, wo diese Werte und Eigenschaften der sozialen und emotionalen Kompetenz missachtet werden oder völlig abhandenkommen, verschlechtern sich zwischenmenschliche Beziehungen und wandeln sich sogar im schlimmsten Fall zu Waffen – zu giftigen Pfeilen und scharfen Schwertern, die das Beziehungsband in Stücke reißen und dem Gegenüber böse Blessuren zufügen.

**Symptome**
> Depression
> Enttäuschung
> Hilflosigkeit
> Kontrollverlust
> Ängstlichkeit
> Feindseligkeit
> Frustration
> Zynismus
> Unsicherheit
> Selbstwertverlust

In einer Liebesbeziehung fänden psychische Gifte den besten Nährboden und seien am gefährlichsten, sagt die Psychologin Harriet Braiker in ihrem Buch „Giftige Beziehungen". Über die emotionale Nähe, Intimität und oft auch Abhängigkeit hat ein destruktiver Partner offensichtlich besonders leichtes Spiel, „beim anderen Gefühle von Depression, Hilflosigkeit, Kontrollverlust, Ängstlichkeit, Feindseligkeit, Frustration, Zynismus und Unfähigkeit auszulösen". Beziehungen zu Eltern, Kindern und engen Freunden seien aber oft mit den Bindungen in einer Liebesbeziehung vergleichbar, was ihre Auswirkungen auf Selbstwertgefühl und Stimmungen angeht.

In Arbeitsbeziehungen hängt die Dosis psychischer Gifte häufig davon ab, wie viel Macht jemand auszuüben vermag. Wenn etwa ein Abteilungsleiter oder Chef einen Untergebenen ängstlich und unsicher macht, dann wirkt sich das auf dessen Situation umso gravierender aus, je mehr Einfluss der Chef auf Gehalt und weitere Karriere hat.

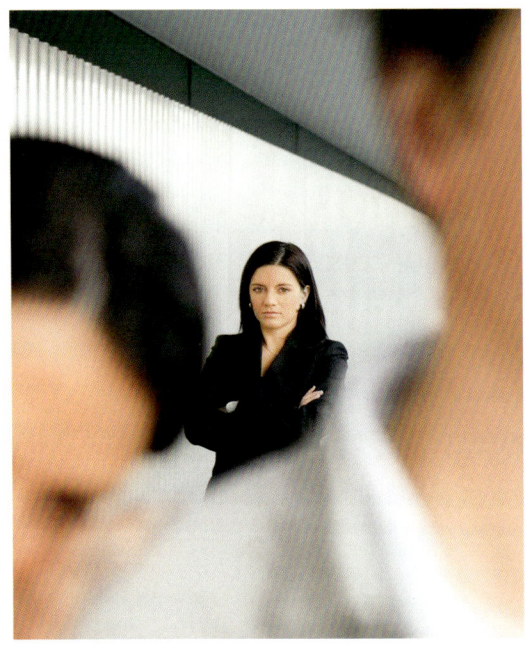

*Vom Chef gegängelt, von den Kollegen gemobbt – das sind häufige Krankheitsursachen.*

### DIE EIGENE GEISTESHALTUNG IST ENTSCHEIDEND!

Nach Harriet Braiker würde die körperliche Gesundheit einen Menschen nicht direkt durch die Handlungen eines anderen zerstört, außer er wendet äußere Gewalt an. Die Auslöser von Krankheiten und Störungen seien meist die eigenen negativen Reaktionen auf das, was ein anderer Mensch sagt oder tut, oder darauf, wie man selbst die Beziehung wahrnimmt. Dies entspricht exakt den psychoneuroimmunologischen Erkenntnissen, dass letztlich die eigene Geisteshaltung, die eigenen Gefühle und Empfindungen bewirken, ob wir erkranken oder gesund bleiben. Wenn Sie bei sich selbst also bemerken, dass Sie sich ständig in der Nähe Ihres Partners, Freundes, Kollegen oder Chefs frustriert und gestresst fühlen; wenn diese Gefühle anhalten und weitere Probleme wie Schlafstörungen, depressive Verstimmungen, Kopf- oder Rückenschmerzen hervorrufen, dann senden Ihr Körper und Ihre Seele deutliche Zeichen, dass Ihre Selbsterhaltungskräfte und Schutzprogramme durch das Beziehungsgift geschwächt sind. Suchen Sie Hilfe und Unterstützung, beispielsweise durch eine Verhaltenstherapie oder ein Coaching und folgen Sie den Empfehlungen in diesem Buch.

## ÄNGSTE

Angst ist eigentlich eine natürliche Reaktion. Sie warnt uns nämlich vor Gefahren und hilft uns, besonders aufmerksam und umsichtig zu sein. Im evolutionären Sinne ist Angst also ein wichtiges Überlebensprinzip, ohne das wir permanent unübersehbare Risiken eingehen und uns unnötig in Gefahr bringen würden. Allerdings kann Angst auch zu einem „Selbstläufer" werden, und dann verliert sie ihre natürliche Funktion als Schutzmechanismus. Statt dass Angst dann alarmbereit und ganz besonders aufmerksam macht, führt sie zur Starre und Lähmung mit vehementen Körperreaktionen. Dieses Phänomen ist dann gegeben, wenn die Angst den Betroffenen so überwältigt, dass er nicht mehr planvoll seinen Alltag gestalten kann, in seiner Leistungsfähigkeit beeinträchtigt ist und quasi in einer Art Ausnahmezustand lebt. Angst wird so zu einem krankhaften Zustand, denn diese Empfindung entsteht in Situationen, die eigentlich als angstfrei erlebt werden müssten. In diesem Fall sprechen Fachleute von einer Angststörung oder bei besonderer Ausprägung sogar von einer Angstneurose.
Die Ursachen für eine Angststörung sind ausgesprochen facettenreich. So kennen viele Menschen Phobien gegenüber Tieren, z. B.

Mäusen, Spinnen oder Schlangen, und sind oft selbst davon betroffen. Auch als schwierig erachtete Situationen wie z. B. Prüfungen oder Langstreckenflüge können mit Angst besetzt sein. Allerdings stellen diese Ängste im Alltag eher die Ausnahme dar und spielen als Auslöser gravierender seelischer Probleme eine untergeordnete Rolle.

### Symptome
> Unruhe
> Beklemmungs-/Erregungszustände
> Unsicherheit
> Gefühl von Ausgeliefertsein
> Denkblockaden
> Konzentrationsstörungen
> Schweißausbrüche
> Zittern
> Übelkeit
> Herzrasen
> Muskelverspannungen

Was jedoch immer mehr Menschen zu schaffen macht, sind chronische, generalisierte Angststörungen. Laut Statistiken ist jeder Zehnte davon betroffen – Tendenz steigend. Hier bestehen unkontrollierbare Sorgen und Befürchtungen in Bezug auf alltägliche Ereignisse und Probleme. So leiden viele Menschen unter Existenzängsten, sie haben Sorge, ihren Arbeitsplatz zu verlieren, in Armut zu verfallen, krank zu werden und für ihre Familie nicht mehr da sein zu können. Den meisten Betroffenen ist vollkommen klar, dass ihre Sorgen keine reale Grundlage haben – insbesondere, wenn sie in die Zukunft gerichtet sind; dennoch können sie sich dieses bedrückenden Gefühls nicht erwehren und werden ständig davon in Beschlag genommen, was sich in vielen vegetativen Symptomen (siehe Symptome) und einer ständigen Anspannung äußert.

Ebenfalls nicht selten sind Panikattacken nach einer länger dauernden psychosozialen Belastungssituation wie Tod, Trennung, Scheidung, Verlust des Arbeitsplatzes, Schulden. Typisch für diese Form der Angststörung ist, dass sie oft erst in einer späteren Phase auftritt und deshalb von den Betroffenen gar nicht in Zusammenhang mit dem belastenden Ereignis gebracht wird. Eine Panikattacke ist mit hohem Disstress (siehe dazu Seite 57/58) verbunden. Sie dauert zwischen fünf und 30 Minuten und wird von den Patienten als ungeheuer bedrohlicher Gefühlszustand beschrieben. Die Panik kann sich so verselbstständigen, dass eine „Angst vor der Angst" entsteht. Viele Panik-Gepeinigte ziehen sich deshalb zurück und haben Schwierigkeiten, simpelste Tätigkeiten des Alltags zu verrichten. Die Angst vor der Angst kann auch so weit eskalieren, dass die Betroffenen sich nicht mehr trauen, aus dem Haus zu gehen und nicht alleine bleiben wollen. Ehemals selbstständige und souveräne Menschen, die ihren Job und ihr Privatleben immer gut gemeistert hatten, werden auf diese Weise von Bekannten und Verwandten abhängig wie kleine Kinder. Außerdem flüchten sich

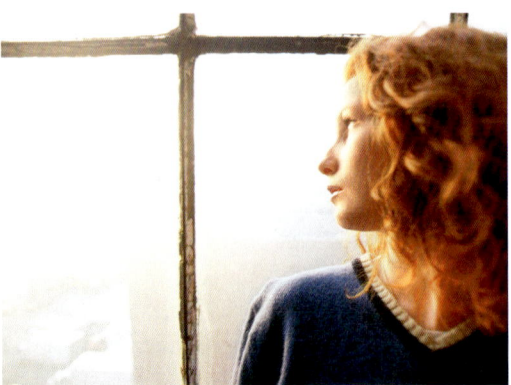

*Lähmende Angstzustände fesseln die Betroffenen an das Haus.*

manche Betroffene in Alkohol oder nehmen Tabletten, um den Angstschüben zumindest teilweise zu entkommen.

Ängste, die nur sporadisch auftreten und nach kurzer Zeit wieder vergehen, stellen kein ernsthaftes Problem dar. Wenn sie jedoch sehr ausgeprägt sind und über mehrere Wochen hinweg immer wieder in Erscheinung treten, sollten Sie dies als ein Alarmsignal werten. Versuchen Sie, die Ursache aufzuspüren: Gab es belastende Situationen, die damit in Zusammenhang stehen könnten? Hat sich in Ihrem Lebensumfeld Gravierendes verändert? Wenn Sie das Gefühl haben, Ihren Ängsten alleine nicht Herr zu werden, sollten Sie nicht zögern, professionelle Hilfe in Anspruch zu nehmen.

## NERVOSITÄT UND UNRUHE

Hauptauslöser für Nervosität und beständige innere Unruhe sind Reizüberflutung sowie körperliche oder seelische Überlastung, beispielsweise durch Probleme im Job, finanzielle Sorgen, Konflikte in der Partnerschaft oder Familie. Auch ein schlecht strukturierter Alltag sowie eine unausgeglichene Lebensweise können zu nervösen Beschwerden führen. Die Betroffenen wirken auf ihr Umfeld oft hektisch, fahrig und leicht reizbar. Typisch ist auch, dass sie ihre innere Unruhe auf andere übertragen und es auf diese Weise zu erheblichen Spannungen im zwischenmenschlichen Beziehungsgefüge kommt.

Symptome
> Ruhelosigkeit
> Reizbarkeit
> Zittrigkeit
> Herzbeklemmung
> Kopf- und Rückenschmerzen
> Ohrensausen

> Konzentrationsprobleme
> Schlafstörungen
> Nägelkauen, Nesteln

Haben Sie Probleme, Ihren Alltag zu strukturieren und Ihren Aufgaben gerecht zu werden? Verlieren Sie die Übersicht und verzetteln Sie sich häufig? Fehlen Ihnen Phasen der Entspannung und Ruhe? Stellen Sie diese Fragen ehrlich und bitten Sie auch Menschen aus Ihrem Umfeld, Ihnen eine Einschätzung Ihrer Wirkung zu geben.
Wenn die nervöse Anspannung über Wochen anhält und mit Symptomen wie Schlafstörungen, Ohrgeräuschen oder Herzbeschwerden einhergeht, sollten Sie Ihren Arzt und/oder einen Psychologen konsultieren.

## MÜDIGKEIT UND ANTRIEBSLOSIGKEIT

Antriebslosigkeit und Müdigkeit sind meist Folgen von lang anhaltender körperlicher und seelischer Be- und Überlastung sowie ausgeprägtem Disstress (siehe Seite 57/58). Typischerweise können die Betroffenen ihrer Arbeit nicht mehr mit der nötigen Energie nachgehen, nichts macht ihnen mehr richtig Spaß, sogar in der Freizeit wirken sie oft lust- und teilnahmslos. Dies überträgt sich auch auf das Beziehungsleben, es kommt zu Spannungen und Konflikten, die Sexualität bleibt auf der Strecke. Wenn dieser Zustand weiter fortschreitet und sich weitere körperliche und psychische Krankheitserscheinungen dazugesellen, kann es zum Burn-out-Syndrom kommen, dem Gefühl des völligen Ausgebranntseins (siehe Seite 83).

### Symptome
> Abgeschlagenheit
> Lustlosigkeit

> Vitalitätsmangel
> Konzentrationsprobleme
> geistige Abwesenheit
> Depressive Verstimmungen
> Libidoverlust
> Leistungsabfall
> häufig Schmerzen, z. B. im Rücken

Wenn Sie merken, dass Sie sich in einem Leistungstief befinden und Ihnen Vitalität und Lebensfreude zunehmend verloren gehen, dass vielleicht auch schon Ihre Beziehungen kriseln, dann sollten Sie aufmerksam sein und Ihre Lebenssituation unter die Lupe nehmen: Fühlen Sie sich oft überfordert? Leiden Sie unter verstärkten körperlichen und psychischen Beschwerden? Kommen Sie morgens nur schwer aus dem Bett und empfinden Sie alles als eine Last? Wenn ja, dann sollten Sie diese Symptome als Vorboten eines Erschöpfungssyndroms werten und therapeutische Hilfe in Anspruch nehmen, um Ihre seelische Balance wiederherzustellen.

## ÄRGER UND GEREIZTHEIT

Konflikte mit den Mitmenschen, Misserfolge sowie andere unangenehme Ereignisse führen unweigerlich zu Frustration und können schließlich zu Ärger oder gar Wut führen. Dafür reicht manchmal der kleinste Anlass. Denn die eigentliche Ursache von Ärger und Wut ist Angst, etwa die Angst vor dem Verlust von Ansehen. Und Angst ist eine starke Triebkraft. Diese meist unbewussten Ängste stellen sich ein, wenn z. B. große Enttäuschungen oder Niederlagen das Selbstwertgefühl angreifen. Ab wann sich Enttäuschungen jedoch in Aggressionen wie Zornesausbrüchen entladen, ist individuell verschieden und hängt von der jeweiligen Persönlichkeit ab.

**Symptome**

> Erregtheit
> Aufbrausen
> Schreien
> wütendes Gestikulieren
> bleiches oder rotes Gesicht
> zornige Mimik
> erhöhter Puls
> Groll
> Ablehnung
> Rückzug

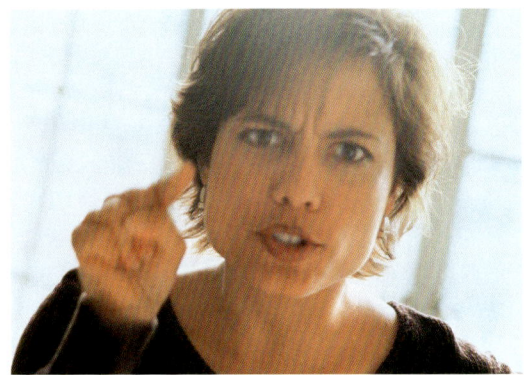

*Wenn Ärger, Wut und Gereiztheit zum Dauerzustand werden, ist professionelle Hilfe gefragt.*

Auch die Art, wie Ärger, Gereiztheit und Zorn sich äußerlich zeigen, ist unterschiedlich. Der „Rotwütige" wählt den Angriff, indem er beispielsweise laut brüllt oder mit der Faust auf den Tisch schlägt. Der „Weißwütige" wählt die Flucht, frisst seinen Unmut in sich hinein und versetzt seinen Organismus damit in höchste Anspannung. Durch die hohe Gereiztheit und Erregung werden nämlich Stresshormone ausgeschüttet, die Muskeln angespannt und der Blutdruck in die Höhe getrieben. Längerfristig ist das ein Risikofaktor für Herz-Kreislauf-Krankheiten, Kopf- und Rückenschmerzen sowie Magen-Darm-Probleme.
Überprüfen Sie ehrlich Ihr Konfliktverhalten. Achten Sie darauf, ob Sie anderen gegenüber sehr aufbrausend sind, und ob in der letzten Zeit gehäuft Situationen auftreten, die Ihren Unmut hervorrufen. Wenn Ärger, Gereiztheit und Aggressivität über längere Zeit anhalten und das eigene Wohlbefinden sowie das Beziehungsleben im Job, in der Partnerschaft und in der Familie nachhaltig beeinträchtigen, sollten Sie sich fragen, was die Ursache Ihres verminderten Selbstwertgefühls, Ihrer Angst ist. Schalten Sie dazu einen Psychotherapeuten oder Coach ein (sehen Sie zum Thema Coaching und professionelle Hilfe die Kapitel 4 und 5).

## DEPRESSIVE VERSTIMMUNG

Depressive Verstimmungen haben viele verschiedene Ursachen. Zum einen ist die Neigung zu Depressionen erblich bedingt, zum anderen können zahlreiche seelische und auch körperliche Probleme Depressionen auslösen wie z. B. Überarbeitung, Stress, Konflikte in der Familie, Trennung, Scheidung, berufliche Sorgen, chronische Krankheiten oder chronische Schmerzen wie Migräne oder Rückenleiden.
Charakteristisch für eine depressive Verstimmung ist ein Gefühl von Kraftlosigkeit, Schwermut, Traurigkeit, fehlendem Antrieb, Mutlosigkeit, mangelndem Selbstvertrauen und manchmal auch starker Gereiztheit und Übererregtheit. Nicht selten kommt es zur sogenannten Hyperaktivität (übersteigerten Aktivität). Nach dieser „manischen" Phase schlägt die seelische Verfassung oft sehr rasch wieder zum anderen Pol hin um, das heißt, die Patienten versinken erneut in tiefe Traurigkeit. Deshalb wird die Depression oft als bipolare (zweipolige) Krankheit bezeichnet. Außerdem können körperliche Probleme wie Verdau-

ungsstörungen, Kopfweh und Rückenschmerzen hinzukommen.

## Symptome

> Schwermut
> Hoffnungslosigkeit
> Interesse- und Freudlosigkeit
> Müdigkeit
> Appetitlosigkeit
> Libidoverlust
> Schlafstörungen
> Antriebslosigkeit
> Entscheidungsschwäche
> Ängste
> Erregungszustände
> Gereiztheit

Immer mal wieder auftretende Stimmungsschwankungen zwischen fröhlicher Unbeschwertheit und Traurigkeit sind völlig normal und kein Grund zur Sorge. Auch eine etwas längere Periode einer gewissen Bedrückung und Niedergeschlagenheit, wenn sie z. B. nach einer großen Belastung wie einer Trennung auftritt, hat noch keinen Krankheitswert, sondern gehört zur Verarbeitung des Erlebten und zur „Trauerarbeit" dazu. Hält die depressive Verstimmung jedoch über viele Wochen an, nimmt sie an Schwere zu und geht sie mit zunehmender körperlicher und seelischer Beeinträchtigung einher, sollten Sie einen psychotherapeutischen Arzt oder Psychologen konsultieren.

# ESSSTÖRUNGEN

Essstörungen sind in unserer Gesellschaft ein weitverbreitetes Phänomen. Dabei spielen Magersucht und Bulimie eher im jüngeren Lebensalter eine Rolle. Übergewicht betrifft dagegen Menschen aller Altersgruppen.

## APPETITLOSIGKEIT

Die Ursachen für Appetitlosigkeit sind mannigfaltig. Manchmal verbergen sich Störungen im Verdauungstrakt wie beispielsweise eine Magenschleimhautentzündung oder eine Erkrankung der Leber dahinter. Aber auch seelische Probleme wie Stress, Überlastung, Krisen, Konflikte und depressive Verstimmungen ziehen häufig mangelnden Appetit nach sich.

## Symptome

> kein oder übermäßiges Verlangen nach Essen
> Abneigung gegen Nahrungsmittel
> depressive Verstimmungen
> Unwohlsein
> Übelkeit
> Schwäche
> Müdigkeit

Hält die Abneigung gegen Essen länger an und kommen sogar starker Gewichtsverlust sowie andere Symptome, z. B. Blässe, Müdigkeit, Abgeschlagenheit, Fieber und Schmerzen hinzu, muss eine medizinische Untersuchung durchgeführt werden, um die Ursache dafür ausfindig zu machen. Es können psychische Störungen (z. B. Essstörungen) oder auch körperliche Krankheiten wie ein Magengeschwür dahinterstecken.

## ANOREXIE UND BULIMIE

Sowohl die Ess-Brech-Sucht (Bulimie) als auch die Magersucht (Anorexie) sind seelisch bedingte Erkrankungen. Sie gehören zu den Essstörungen und kommen gehäuft bei Mädchen am Beginn der Pubertät und bei jungen Frauen vor. Auch junge Männer sind zunehmend von diesen beiden Erkrankungen betroffen.

Symptome

**Bei Anorexie**

> Quälendes Hungergefühl mit Zwang, dem zu widerstehen
> exzessiver Sport
> extremer Gewichtsverlust
> extremes Untergewicht
> Körperschemastörung (falsche Wahrnehmung des eigenen Körpers im Spiegel)
> Schwäche
> Blässe
> Perfektionismus
> depressive Verstimmungen
> übertriebene Sparsamkeit und übertriebener Reinlichkeitssinn

**Bei Bulimie**

> anfallsartiges, gieriges Verschlingen von Lebensmitteln
> Kontrollverlust über die Nahrungsaufnahme
> selbst herbeigeführtes Erbrechen
> Gebrauch von Abführmitteln und Appetitzüglern
> Schwächezustände
> angegriffener Zahnschmelz
> Krämpfe (durch Störung des Mineralstoffhaushalts)
> Selbstzweifel
> Selbstwertmangel

Für die Entstehung machen Experten ein Bündel von Ursachen verantwortlich: Neben individuellen psychischen Erscheinungen wie einer gewissen Unsicherheit und Ängstlichkeit, einer Tendenz zur Selbstverachtung und auf der anderen Seite einem starken Bedürfnis nach Erfolg, Anerkennung und Perfektionismus spielen gesellschaftliche und kulturelle Faktoren sowie familiäre Einflüsse eine wichtige Rolle.

Beide Erkrankungen treten getrennt auf, es können aber auch fließende Übergänge, meist von der Magersucht zur Bulimie, erfolgen. Oft beginnt die Essstörung mit Schlankheitskuren, die immer extremere Formen annehmen. Irgendwann wird die Gewichtsabnahme zum alles beherrschenden Lebensinhalt, die Betroffenen werden süchtig danach, immer weiter abzunehmen, und zwar wider alle Vernunft und Gesundheit. Typisch ist auch eine exzessive sportliche Betätigung, die nur das Ziel verfolgt, das letzte Quäntchen Fett wegzutrainieren.

Nicht alle Magersüchtigen erreichen ein bedrohliches Untergewicht. Vor allem die Bulimikerinnen achten oft sehr darauf, dass ihre Figur zwar schlank, aber nicht mager und ausgemergelt wirkt. Dennoch ist die Gefahr groß, dass sich im Laufe der Zeit eine Störung des Selbstbildes ergibt und die Patientinnen beim Blick in den Spiegel meinen, sie seien viel zu dick, obwohl kein Gramm Fett mehr an ihrem Körper zu finden ist.

Eine starke Gewichtsabnahme und der Zwang, das Körpergewicht immer noch weiter zu drosseln, sind deutliche Hinweise für eine Magersucht. Das wiederkehrende Bedürfnis, extrem viel zu essen und dann zu erbrechen, signalisiert eine Bulimie. Beide Erkrankungen sind – wenn sie sich einmal manifestiert haben – letztlich nur mit intensiver ärztlicher und psychotherapeutischer Betreuung behandelbar. Manchmal ist auch ein stationärer Aufenthalt in einer psychosomatischen Klinik notwendig.

## ÜBERGEWICHT UND ADIPOSITAS

Übergewicht und Adipositas (Fettleibigkeit) nehmen bei Erwachsenen wie auch bei Kindern dramatisch zu. Laut wissenschaftlichen Untersuchungen bringt bereits jedes sechste Schulkind zu viele Pfunde auf die Waage – Tendenz steigend. Krankhafte Ursachen wie etwa Stoffwechselstörungen sind nur in den seltensten Fällen die Ursache. Schuld sind dagegen meist falsche Ernährungs- und Lebensgewohnheiten sowie Bewegungsmangel. Von seelischer Seite betrachtet hat das Essen bei den meisten Übergewichtigen die Funktion, scheinbar unlösbare Probleme auf diese Weise zu bewältigen. Auslöser für Essanfälle sind negative Gefühle wie Frustration, Traurigkeit, Einsamkeit, Ärger, Zurücksetzung. Mit dem positiven Erlebnis des Essens – oder auch Schlemmens – versuchen die Betroffenen die negativen Empfindungen zu kompensieren. Untersuchungen haben gezeigt, dass der Hunger der Esssüchtigen einen „Hunger" symbolisiert, der auf einer anderen Ebene liegt – z. B. einen Hunger nach Zuwendung und Anerkennung –, und der mit der Aufnahme von Nahrungsmitteln nicht zu stillen ist. Esssüchtige haben somit ständig das Gefühl „nicht satt" zu werden.

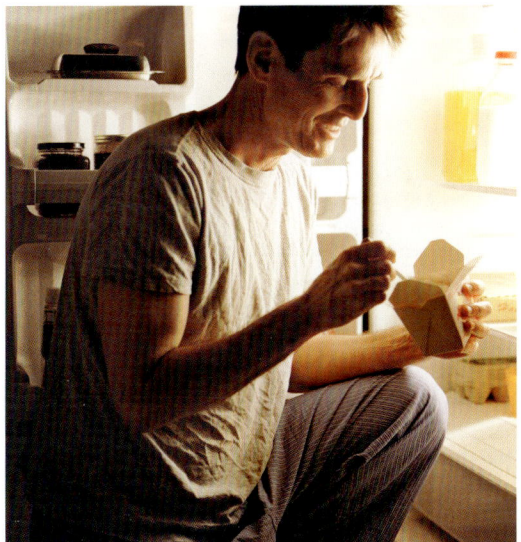

*Nächtliche Essattacken stehen oft für den Hunger nach Liebe und Anerkennung.*

## Symptome

> Überschreiten des Normalgewichts über 20%
> unkontrolliertes Essen großer Nahrungsmengen
> Essen zu verschiedenen Tages- und Nachtzeiten

Wenn die Nahrungsaufnahme zu einem Zwang wird und über längere Zeit das Bedürfnis besteht, immer mehr zu essen, so ist dies bereits ein deutlicher Hinweis, dass sich eine Esssucht anbahnt. Typisch sind auch Heißhungeranfälle sowie ein verstärktes Bedürfnis nach fett- und zuckerhaltigen Lebensmitteln statt nach gesunder und ausgewogener Kost wie etwa frischem Obst, Gemüse und Salat. Um einem fortschreitenden Übergewicht mit allen Folgerisiken wie Bluthochdruck und Diabetes mellitus entgegenzuwirken, sollte frühzeitig die therapeutische Hilfe eines Psychologen, Psychotherapeuten oder Coaching-Experten in Anspruch genommen werden. Auch Selbsthilfegruppen geben oft viel Hilfe und Unterstützung, um wieder zu normalem Essverhalten zurückzufinden. Viele der Patienten verstehen es meisterlich, ihre Krankheitssymptomatik vor ihrer Umgebung und manchmal sogar vor ihrem Arzt zu verstecken und zu überspielen. In zahlreichen ärztlichen Anamnesegesprächen ist deutlich geworden, dass selbst auf gezieltes Nachfragen nach einer Essstörung, diese oft verneint und abgestritten wird – oftmals ganz ohne böse Absicht, sondern einzig und allein wegen der dissoziierten, also innerlich getrennten Wahrnehmung und Bewertung des subjektiven Befindens und des wahren körperlichen Gesundheitszustands des Patienten. Hier ist die besondere Erfahrung und auch Feinfühligkeit des Arztes und Therapeuten gefragt.

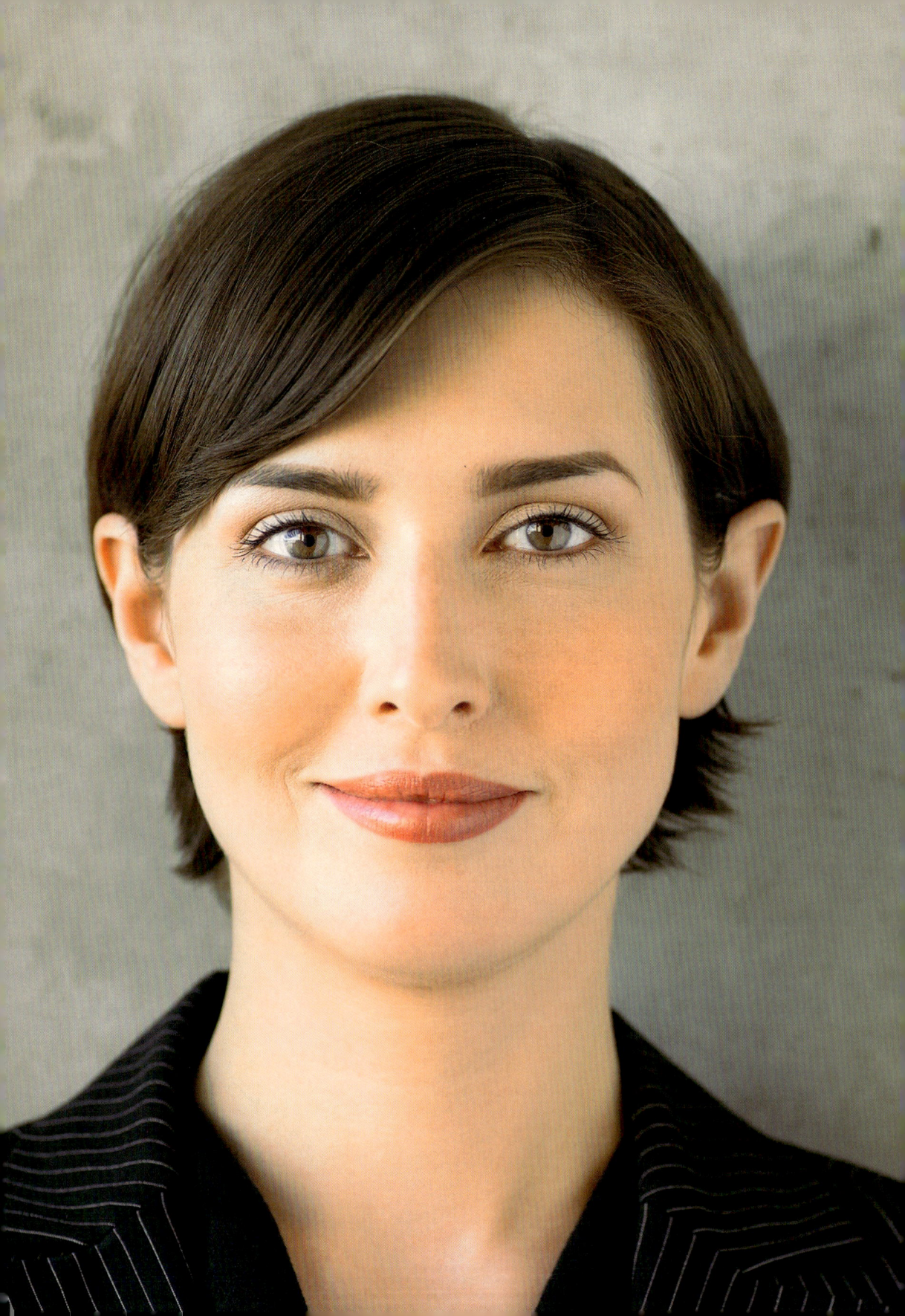

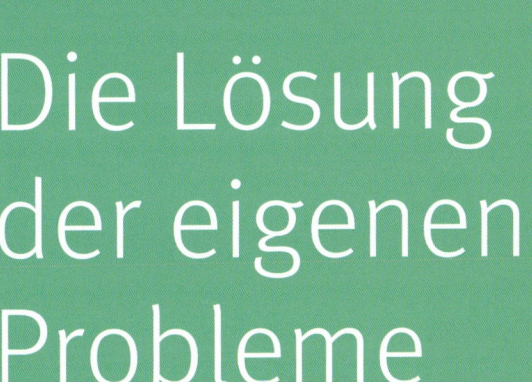

# Die Lösung der eigenen Probleme

Sie möchten Ihr Leben ändern?
Wieder gesund werden? Wohlbe-
finden und Vitalität zurückerlan-
gen? Dann lassen Sie Ihre guten
Vorsätze doch Realität werden.
Dieses Kapitel begleitet Sie dabei
mit Ratschlägen, Beispielen und
Schritt-für-Schritt-Anweisungen.

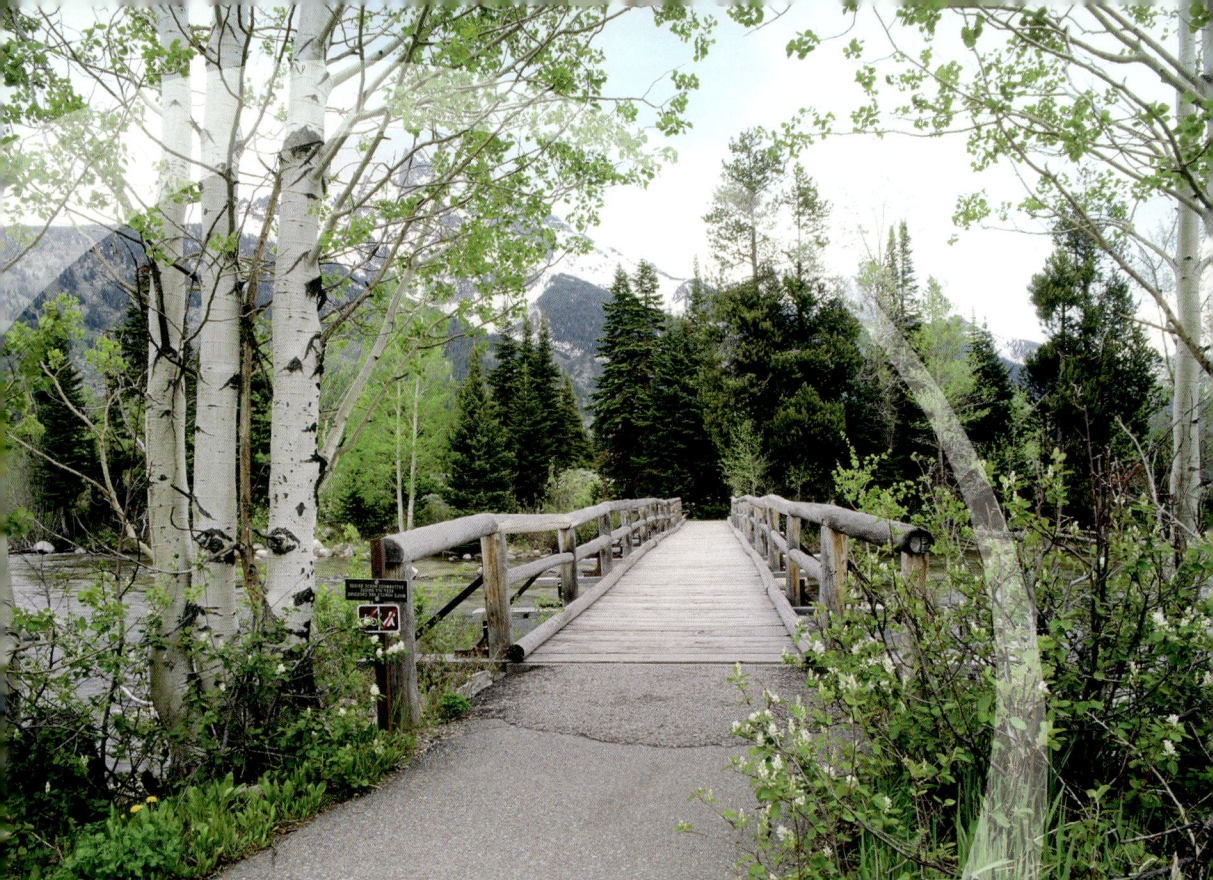

# Machen Sie sich auf den Weg – jetzt!

AN MEINEM GEBURTSTAG höre ich mit dem Rauchen auf – diesmal ganz sicher. Am Neujahrstag starte ich eine Fastenkur, um endlich die vielen Pfunde loszuwerden. Nächste Woche melde ich mich wieder im Fitnessstudio an und gehe auch wirklich hin – mindestens zweimal in der Woche, nicht wie früher zweimal im Jahr. Wer kennt sie nicht, diese vielen guten Vorsätze, wenn es darum geht, gesünder zu leben, gelassener zu werden, sei-

nem Alltag Struktur zu geben, seine Balance wiederherzustellen und sich einfach besser zu fühlen? Und wer kennt sie nicht, diese heldenhaften, euphorischen Anfänge? Eine Woche lang werden Unmengen Gemüse für die „Iss-dich-schlank-Suppe" gekauft, jeden Morgen um halb sieben die Jogging-Schuhe geschnürt, um sich vor Arbeitsbeginn fit zu laufen, Chips und Cracker und Bierdosen aus der Wohnung verbannt. Ja, am Anfang ist alles ganz einfach, aber wie lange hält das an? Es liegt wohl in der Natur des Menschen, sich mit Veränderungen schwerzutun.

In seinem Innersten weiß eigentlich jeder, was gut und richtig ist und was er oder sie – konsequent – für den Erhalt von Gesundheit und Wohlbefinden tun müsste. Aber mit der Konsequenz hapert es eben meistens und fast immer hat schon nach kurzer Zeit das kleine rosafarbene Haustier in uns namens Schweinehund wieder die Oberhand. Schuld daran sind nach Erkenntnissen aus der Verhaltenspsychologie die unzähligen Versuchungen, denen wir ständig ausgesetzt sind: Draußen ist es kalt und regnerisch? Warum dann nicht noch eine Stunde länger im gemütlich warmen Bett kuscheln, statt im Jogging-Outfit durch Pfützen und Matsch zu hüpfen ... Die Sachertorte in der Vitrine der Konditorei sieht so ungemein lecker aus? Fastenkur hin oder her, ein kleines Stück wird schon nicht schaden ... An solchen Versuchungen scheitern die meisten guten Vorsätze binnen weniger Wochen oder sogar Tage, lösen sich tapfere Fitnesspläne, Diätvorhaben und Anti-Stress-Programme in Wohlgefallen auf, zerplatzen Träume von Waschbrettbauch, buddhistischer Gelassenheit oder einem nikotinfreien Leben wie Seifenblasen. Das hat nichts mit Charakterschwäche zu tun, sondern liegt vielmehr daran, dass unliebsame Gewohnheiten sich so hartnäckig in unserem Organismus festsetzen wie Kalk in einem alten Wasserrohr. Sie sind nämlich gekoppelt an intensive Stimmungen und Gefühle, wurden meist über viele Jahre trainiert und fungieren häufig als „Ersatzbefriedigung". So essen Menschen mit einer Sucht nach Süßem die Schokolade sicher nicht, weil sie Hunger haben, sondern weil die darin enthaltenen Endorphine ihnen für kurze Zeit Glücksgefühle bescheren und als Ersatz dienen, etwa für fehlende Liebe oder Anerkennung.

Ein weiteres Phänomen, das den Wunsch nach Veränderung Illusion bleiben lässt, ist die Einstellung „es ist sowieso schon zu spät". Dieses Verhaltensmuster geht mit großer Resignation und Frustration einher, denn es bewirkt, dass der Couch-Potato gar nicht erst aus seinem Sessel herauskommt, sondern in der misslichen Situation verharrt und sich somit seinem Schicksal ausliefert. Aber Sie kennen sicher die alte Lebensweisheit, dass es für Veränderungen nie zu spät ist. Jeder kann anfangen, zu jeder Zeit. Auch Sie haben nun – wo Sie das Buch in den Händen halten – den richtigen Zeitpunkt für Ihren Neustart gewählt: JETZT!

*Probleme kann man niemals mit derselben Denkweise lösen, durch die sie entstanden sind.*

Albert Einstein (1879–1955)

## SCHRITT FÜR SCHRITT ZUM ERFOLG

Und noch eine gute Nachricht: Gesundheitspsychologen haben herausgefunden, wie wir dem Rückfall in unliebsame Verhaltensmuster widerstehen und uns langfristig auf dem neuen Kurs halten können. Wichtig ist zunächst, sich nicht zu viel auf einmal zuzumuten, sondern eher die „Strategie der kleinen Schritte" zu verfolgen. Setzen Sie sich kleine Ziele und schreiben Sie diese, nach Prioritäten geordnet, in eine Liste. Ihr oberstes Ziel ist beispielsweise, wieder sportlich aktiver und körperlich fitter zu werden? Wenn Sie lange nicht trainiert haben, ist es natürlich nicht sinnvoll, gleich einen Marathon laufen zu wollen. Auch ein Jogging-Programm von 15 oder 20 Minuten kann anfangs schon zu viel sein, Sie völlig aus der Puste bringen und Ihnen schnell die Lust am Sport wieder nehmen. Zu Beginn ist ein fünf- oder zehnminütiges Walken oft völlig ausreichend. Steigern Sie dann ganz allmählich von Woche zu Woche die Dauer des Gehens und ggf. auch das Tempo, achten Sie jedoch immer darauf, nicht in Stress zu geraten. Beenden Sie jede Sporteinheit mit einem Erfolgserlebnis und Freude – genehmigen Sie sich z. B. einen leckeren Fruchtcocktail –, das moti-

viert fürs nächste Mal. Diese Vorgehensweise gilt für die meisten anderen Umstellungen von Verhaltensmustern ebenfalls. Überfordern Sie sich also bitte auch nicht mit drastischen Diätkuren, sondern stellen Sie Ihre Nahrung sukzessive um, möglichst auf der Grundlage eines persönlichen Nahrungstoleranztests, und indem Sie öfter auf gesunde Lebensmittel und Zubereitung achten – statt fetter Bratwurst z. B. magere Hähnchenbrust. Krempeln Sie nicht gleich alles um (damit stürzen Sie vielleicht in ein noch viel größeres Chaos), sondern folgen Sie dem behutsamen Prinzip „eins nach dem anderen". Eine Ausnahme gibt es jedoch, und zwar beim Rauchen; hier führt die Strategie „die letzte Zigarette, dann ist Schluss" häufig eher zum Erfolg als die langsame Entwöhnung.

---

## TIPP

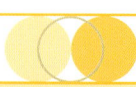

### Verhaltensänderung

› **Motivation:** Auf der ersten Stufe steht die Motivation. Je stärker diese ausgeprägt ist, desto größer die Chancen, durchzuhalten und sein Ziel zu erreichen. Motivieren Sie sich selbst, indem Sie sich ausmalen, wie viel gesünder Sie sein und wohler sich fühlen werden. Das gibt Ihnen die Kraft, an Ihrem Vorhaben festzuhalten.

› **Kleine Schritte:** Die sind oft besser als ein großer, der Sie möglicherweise überfordert und Ihnen die Energie raubt, um weiter voranzugehen.

› **Selbstregulierung:** Was tun, wenn etwas Ihre Pläne durchkreuzt oder die Versuchung zu sehr lockt? Entwickeln Sie Gegenstrategien: Also, statt zu Kaffee und Kuchen im Café, treffen Sie sich mit Ihrer Freundin in der Saftbar; wenn Sie

einer akuten Stressphase ausgesetzt sind, sorgen Sie mehrmals am Tag für Momente der Entspannung – und wenn es jeweils nur fünf oder zehn Minuten sind.

› **Belohnung:** Vom Babyalter an sind wir darauf programmiert: Gute Taten werden belohnt, schlechte bestraft. Dieses Prinzip motiviert uns, Leistung zu bringen und im Leben erfolgreich zu sein. Nutzen Sie den Belohnungskick auch für Ihre Neuorientierung: Einen Monat das Work-out-Programm durchgehalten? Kaufen Sie sich etwas Schönes oder gönnen Sie sich einen Nachmittag im Wellness-Center.

› **Am Ball bleiben:** Jeder durchläuft Phasen der Frustration und Selbstzweifel. Lassen Sie sich davon nicht unterkriegen und bleiben Sie auf Ihrem Weg.

## IDEALE STARTBEDINGUNGEN

Sie erleichtern sich den Aufbruch in Ihr neues Leben erheblich, wenn Sie möglichst gute Rahmenbedingungen und ein gutes Umfeld schaffen. Ein ganz wichtiger Aspekt ist hier – wie Sie ja auch schon im Kapitel „Glückliche Seele – gesunder Körper" gelesen haben – das Loslassen von Vergangenem. Negative Erinnerungen, die sich in unser Gedächtnis eingegraben haben und die wir immer wieder hervorholen und von allen Seiten (gedanklich) betrachten, können nämlich das Vorhaben der Neuorientierung torpedieren und uns die Energie für die Umstrukturierung unseres Lebens rauben. Deshalb: Lassen Sie die Vergangenheit ruhen oder – noch besser – entwickeln Sie sogar ein Gefühl der Dankbarkeit für die Erfahrungen und Erkenntnisse aus dieser Zeit. Versuchen Sie, sich auch in Ihrem gegenwärtigen Dasein von Zweifeln, Ängsten und Skepsis zu befreien.

### AKZEPTIEREN SIE IHRE SITUATION

Mit dem Schicksal zu hadern, ergibt keinerlei Sinn, sondern wirft Sie immer nur wieder zurück in Ihre alten Lebens- und Verhaltensmuster, die Sie doch so gerne loswerden möchten. Wer sich als Opfer von Schicksalsschlägen, negativen Erlebnissen mit Menschen oder auch Krankheiten sieht, geht in eine abwehrende Haltung, das kostet Kraft und schafft eine negative Energie. Gerade Krebspatienten, die geheilt wurden, berichten immer wieder davon, dass sie die Krankheit angenommen haben, statt sich mit der Frage zu quälen, warum ich?

Ein berühmtes Beispiel ist der mehrfache Gewinner der Tour de France, Lance Armstrong: 1996 im Alter von 26 Jahren wurde bei ihm Hodenkrebs mit Metastasen in der Lunge diagnostiziert. Einige Zeit später kommt noch ein Hirntumor hinzu. Seine Überlebenschancen wurden auf drei Prozent prognostiziert. Nach den typischen ersten emotionalen Wellenbewegungen folgte bei ihm das Akzeptieren und Reflektieren. Schließlich sah er sogar den „Sinn und Nutzen" des Krebses, stellte seine Werte, sein Leben und den Umgang mit sich und seiner Umwelt auf den Kopf. „In Wahrheit war der Krebs das Beste, was mir passieren konnte. Ich weiß nicht, warum ich diese Krankheit bekommen habe, aber sie hat bei mir Wunder bewirkt, und ich will gar nicht, dass es nicht so gekommen wäre." Der Krebs hat ihn als Menschen verändert und ihn auch für die Tour des France gelehrt, nicht mehr wild draufloszufahren, sondern seine Kräfte besser einzuteilen. Dies ist ihm möglich, weil er nun seinen Körper besser kennen und schätzen gelernt hat. Dass Lance Armstrong jemals wieder in der Lage sein würde, die Tour de France überhaupt anzutreten, geschweige denn zu gewinnen, hatte damals keiner zu glauben gewagt.

### KRISEN ALS CHANCEN

Viele Menschen hadern mit Schicksalsschlägen oder der Tatsache, dass es ihnen schlechter geht als anderen. Es geht dabei um Erwartungen, die zwangsläufig enttäuscht werden. Woher kommt die Erwartungshaltung, dass das Leben gerecht sei? Wer sagt denn, dass die Erde ein Wohlfühlplanet ist? Ist es nicht vielmehr so, dass wir hier sind, um uns zu entwickeln, etwas zu lernen? Wie wäre es also, fortan das Gute in einer Krise, das Geschenk oder auch die Lernmöglichkeit zu sehen? Es gibt den berühmten Spruch: „Feinde ebnen Deinen Weg". Was also wollen uns die Feinde lehren? Das ist eine entwicklungsorientierte und harmonisierende innere Haltung, denn wir fühlen uns nicht mehr als Opfer, fühlen uns nicht mehr bestraft, sondern weiterentwickelt oder vielleicht sogar am Ende beschenkt.

Die Schweizer Psychologin Dr. Verena Kast beschreibt Fallbeispiele, in denen Patienten eine Krise als eine große Bereicherung erleben, nachdem sie die Krise erfolgreich abschließen konnten. Sie lernten, anders mit ihren Gefühlen umzugehen und entdeckten größtenteils auch viele Gefühle neu, die sie über Jahre verdrängt hatten. Dieses „Neuerfahren" der eigenen Gefühlswelt bereicherte ihr Leben und ermöglichte ihnen ein anderes intensiveres Identitätserleben. So können Krisen zu einer unglaublichen Bereicherung Ihrer Lebensqualität und einer enormen Änderung Ihres Selbstkonzeptes führen: Sie helfen Ihnen, neue Bereiche des Daseins zu entdecken, sie erweitern durch neue Hobbys, Berufe, Beziehungen und Aufgaben Ihren Horizont. Beispielsweise eine Entlassung nicht als persönliche Katastrophe, sondern als Chance zu sehen, um sich beruflich ganz neu zu orientieren, ist doch viel freudvoller und besser für die Seele, als mit Groll gedanklich am alten Job festzuhalten. Denn faktisch ist er ja ohnehin schon weg. Sie haben immer auch die Chance, auf der Schussfahrt zu wenden. Lebe ich fortan in der Bitterkeit darüber, dass ich verlassen wurde? Schwöre ich deshalb dem Thema Liebe und Beziehung lieber ganz ab? Und mache mich damit unglücklich und krank? Oder wende ich? Schlage ich einen neuen Weg ein? Sie haben die Wahl, als Opfer und damit als Verlierer aus der Krise zu gehen oder eben sich neu aufzustellen, zu entwickeln und damit der Schmied ihres eigenen Glückes zu sein.

## KRISEN DURCH POSITIVE ERLEBNISSE

Wussten Sie eigentlich, dass nicht nur negative Erfahrungen wie Trennung, Scheidung, Krank-

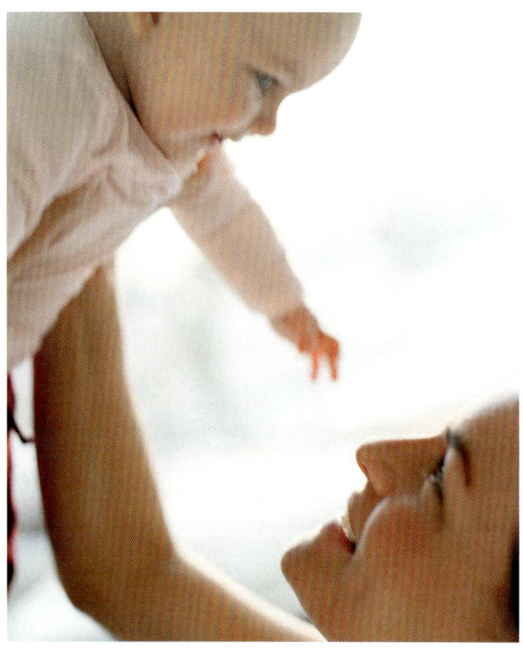

*Die Geburt eines Kindes – für die einen das größte Glück, für andere die große Krise.*

heit, Tod, sondern auch positive Ereignisse wie z.B. die Geburt eines Kindes eine schwere Krise bei der Mutter – übrigens auch beim Vater – auslösen können? Und diese Krisen sind besonders fatal, weil sie noch durch Selbstvorwürfe verstärkt werden: Man fühlt sich undankbar, dass sich nicht nur die allseits erwartete Freude einstellt. Auch die Umwelt reagiert besonders in diesen Fällen meist mit Unverständnis, z.B. wenn eine junge Mutter nach der Geburt ihres Kindes aufgrund der Hormonumstellung und der überbordenden Gefühle den „Babyblues" bekommt oder gar in eine Wochenbett-Depression verfällt. Ein wesentlicher Faktor, um Krisen besser zu meistern, ist das Gefühl, dass es anderen ähnlich geht, dass es normal ist, wenn sich diese Krisen einstellen. Somit fallen die oft nagenden Selbstzweifel „was ist bloß nicht mit mir in Ordnung?" weg und man kann sicher sein, dass die Krise, so wie sie gekommen ist, auch wieder geht. Und auch das Bewusstsein darüber, wie es zu dieser Krise kam, hilft bei der Bewältigung.

Und nun lassen Sie uns doch einmal gemeinsam schauen, welche typischen, eigentlich schönen Anlässe für Krisen es im Leben geben kann und wie es dazu kommt.

### Kindheit und Jugend

› **Geburt:** Aus der wohligen Wärme und Sicherheit des Bauches der Mutter kommen wir als Baby in die kalte, grelle Welt. Wir müssen diese erste Ablösung von der Mutter bewältigen, neue Eindrücke stürzen auf uns ein, wir müssen uns an die fremde Umgebung anpassen.

› **Kindergarten/Hort:** Der Kindergartenbesuch stellt meist die erste räumliche Trennung von der Mutter dar und ist ein Meilenstein in unserer Entwicklung. Wir müssen uns in eine feste Gruppe einfügen, Sozialverhalten erlernen, mit Eifersucht, Ablehnung und Ausgrenzung umgehen, Teamgeist entwickeln, erste Freundschaften knüpfen.

› **Einschulung:** Nun beginnt der berühmte Ernst des Lebens; als Kind in diesem Alter stehen wir plötzlich unter Leistungsdruck und haben vielleicht auch schon mit Versagensängsten zu kämpfen. Wir müssen lange ruhig sitzen bleiben, uns an feste Regeln halten, in die Klassengemeinschaft einfügen, viel Neues lernen und unsere Hausaufgaben bewältigen.

› **Ende der Grundschulzeit:** Es naht das Ende der „heilen Welt", denn ganz allmählich schwindet die Kindheit und das Erwachsenwerden rückt näher. Der Leistungsdruck erhöht sich, die Anforderungen werden größer. Die Zeit der Pubertät ist die Phase mit den einschneidendsten Erfahrungen in unserem Leben, alles ist im Umbruch, alles verändert sich.

› **Schulabschluss:** Lang ersehnt, und doch droht das schwarze Loch, was nun? Wir müssen eine Entscheidung für unsere Zukunft treffen, einen Beruf oder ein Studienfach wählen. Plötzlich ist Eigensteuerung nötig, z. B. im Studium, und ein fester Bezugsrahmen fällt weg. In unserer mobilen Gesellschaft ist die Ausbildung heute oft mit Ortswechsel verbunden, die Arbeit – z. B. 40 Stunden in einem Betrieb – stellt eine ungewöhnliche Belastung dar, es bestehen Angst und Unsicherheit, den Anforderungen nicht gewachsen zu sein.

› **Auszug aus dem Elternhaus:** Auch dies bedeutet für viele von uns die Erfüllung eines Traums, doch erst jetzt merken wir, dass dies auch negative Aspekte hat: Wir müssen Verantwortung übernehmen für uns selbst, auch finanziell; wir müssen Sozialkontakte planen, statt wie früher uns in der Küche zu treffen. Gefühle der Einsamkeit und des Verlorenseins beschleichen uns. Die Arbeit in einem eigenen Haushalt mit Einkaufen, Kochen, Waschen,

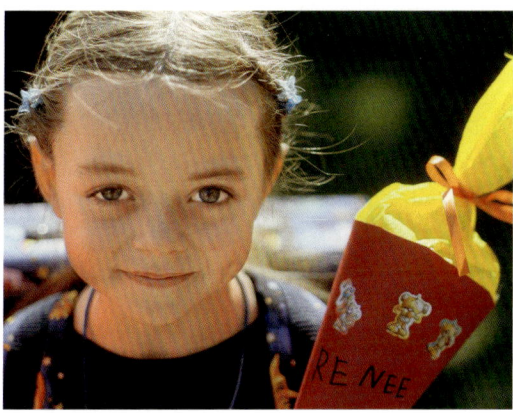

*Dem ersten Schultag folgen neben Freude am Lernen oft auch Leistungsdruck und Angst.*

Saubermachen ist noch gänzlich ungewohnt und die Ablösung von den Eltern und Geschwistern fällt häufig sehr schwer.

### Lebensmitte

**› Erster Job:** Wer das nicht schon aus seiner Berufsausbildung kennt, erfährt es spätestens jetzt: Wir müssen uns in ein starres Zeitkorsett fügen, sind oft hohem Leistungs- und Konkurrenzdruck ausgesetzt. Mobbing und Intrigen können uns zu schaffen machen, der Umgang mit den Kollegen und Vorgesetzten fällt häufig nicht leicht. Vielleicht ist die Arbeit auch eintönig und entspricht nicht unseren Träumen und Vorstellungen? Trotzdem müssen wir durchhalten und können nicht so einfach alles hinschmeißen, denn Jobs sind oft rar.

**› Hochzeit:** Heiraten – eigentlich ein wundervolles Erlebnis. Aber es bedeutet auch Aufgabe der Unabhängigkeit und Endgültigkeit (jetzt

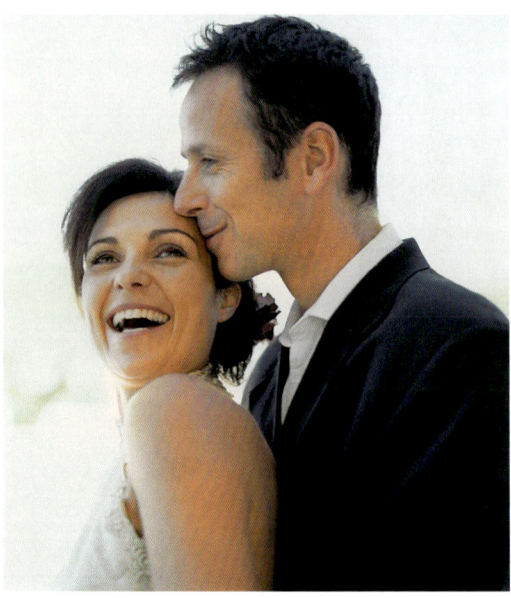

*Der glücklichste Tag ändert das Leben von Mann und Frau ganz gravierend.*

werde ich nie wieder einen anderen Partner erobern …). Die Verantwortung, besonders finanzieller Art, wächst. Wir werden Teil einer fremden Familie. Vielleicht ist wieder ein Ortswechsel nötig; es müssen gemeinsame Entscheidungen gefällt werden, Absprachen und Auseinandersetzungen mit dem Partner werden zum festen Bestandteil des Lebens.

**› Geburt des ersten Kindes:** Jetzt verändert sich das Leben vollständig; die Verantwortung für den Versorger steigt nochmals. Der Vater hat vielleicht das Gefühl, ausgeschlossen zu sein und spürt die Unsicherheit, wie er mit den körperlichen Veränderungen seiner Frau umgehen soll. Die Mutter muss die physischen Belastungen und die Aufregung der Geburt bewältigen und ihren veränderten Körper annehmen. Die Sexualität wandelt sich oder geht zeitweise völlig verloren. Alles dreht sich nur noch um das Kind; Schlafmangel und Müdigkeit prägen den Alltag, der (zeitweilige) Verlust der Erwerbstätigkeit macht Angst und lässt vielleicht ein Gefühl von Hilflosigkeit und Ausgeliefertsein aufkommen.

**› Einschulung des Kindes:** Das bisherige ruhige Leben ist vorbei, die zeitliche Eigensteuerung stark eingeschränkt. Jetzt muss straff organisiert werden, die Überwachung der Hausaufgaben ist nötig, fremde Menschen wie z. B. Lehrer greifen in die Erziehung ein. Voll berufstätige Mütter müssen oft wahre Kunststücke an Tagesmanagement vollbringen und wenn Krankheiten oder sonstige Probleme dazwischenkommen, droht alles aus dem Ruder zu laufen. Die gemeinsame, intensive Zeit mit dem Kind wird immer weniger. Oft müssen abends noch die Hausaufgaben kontrolliert, fertig gestellt und so manches muss noch geübt werden, wenn man eigentlich schon in die Abendroutine eintreten will. Die Gutenachtgeschichte ist während der

Schulwoche das einzige ruhige und mußevolle Beisammensein.

> **Ruhige Fahrwasser:** Die Kinder sind in der Schule, das Haus ist bezogen, der Job läuft – alles ist in bester Ordnung. Routine stellt sich ein und damit auch die Langeweile. Plötzlich schauen sich Ehepartner nach Jahren der gemeinsamen Bewältigung von Anstrengungen wie z.B. Nestbau das erste Mal wieder in die Augen und die Frage taucht auf, wer ist das eigentlich? Wer bin ich, was will ich? Wie kann ich wieder Spannung ins Leben bringen? Mich begehrt und gebraucht fühlen? So beginnen einige, sich wieder Aufregung ins Leben zu holen, z.B. in Form einer Liebesaffäre. Herzlich willkommen in der Midlife-Crisis.

### Lebensabend

> **Auszug der Kinder:** Endlich wieder frei, Zeit und Raum für sich und den Partner. Doch auch hier müssen wir einen neuen Lebensrhythmus, neue Lebensinhalte finden. Verlustängste, die Unfähigkeit loszulassen, sich nicht mehr gebraucht fühlen, das kann uns in dieser Phase zu schaffen machen.

> **Einzug ins Rentnerleben:** Die Außensteuerung fällt weg, das große schwarze Loch tut sich auf. Man wird am Arbeitsmarkt nicht mehr gebraucht, die Rollenverteilung innerhalb der Partnerschaft verändert sich. Nicht nur Loriot hat in dem Film „Papa ante Portas" sehr unterhaltsam die Probleme karikiert, die auch auf den Ehepartner zukommen, der noch im Berufsleben steht oder bisher das Haus tagsüber für sich hatte. Besonders hart trifft dies Menschen, die sich stark über ihre Arbeit definieren und Führungsaufgaben wahrgenommen haben, viel Gestaltungsspielraum und soziale Anerkennung durch ihren Beruf genießen konnten und sich kaum oder gar keine Zeit für Hobbys genommen haben.

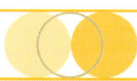

### INFO

Bei vielen Menschen sind es persönliche Krisen, die den Wunsch nach Veränderung aufkommen lassen. Etwa bei Andreas Niedrig, der nach einer neunjährigen Drogenkarriere und einem Selbstmordversuch zu dem Punkt kam, sein Leben völlig neu zu ordnen. Nach Entzug und Resozialisierung wurde er zum Hochleistungssportler, nimmt sehr erfolgreich an internationalen Ironman-Wettbewerben teil und hält Vorträge über Suchtprävention und Motivation.

Oft reichen aber auch schon harmlose Ereignisse als Appell, dass nun etwas zu geschehen hat. Wie beispielsweise bei dem heutigen Spitzen-Triathleten Raimund Schultz, der im Treppenhaus beschloss, sein von Bier, Schnaps, Currywurst und Zigaretten geprägtes Dasein einem radikalen Wandel zu unterziehen, als sein 130 Kilogramm schwerer Körper die Stufen nur noch mit Mühe schaffte.

Egal, wie das Zeichen zum Aufbruch aussieht, machen Sie sich auf den Weg und warten Sie nicht, bis es zum großen Knall kommt! Am besten bereiten Sie sich vor, indem Sie sich eine Auszeit gönnen, ein verlängertes Wochenende oder einen Kurzurlaub, in der Sie wirklich Zeit für SICH haben und genau in sich hineinhören. Was möchten Sie ändern? Schreiben Sie Ihre Gedanken und Gefühle nieder, das hilft Klarheit zu bekommen. Setzen Sie sich Ihr Ziel und machen Sie einen möglichst detaillierten Plan. Berücksichtigen Sie auch, dass etwas dazwischenkommen, es zu Verzögerungen oder gar Rückschlägen kommen kann.

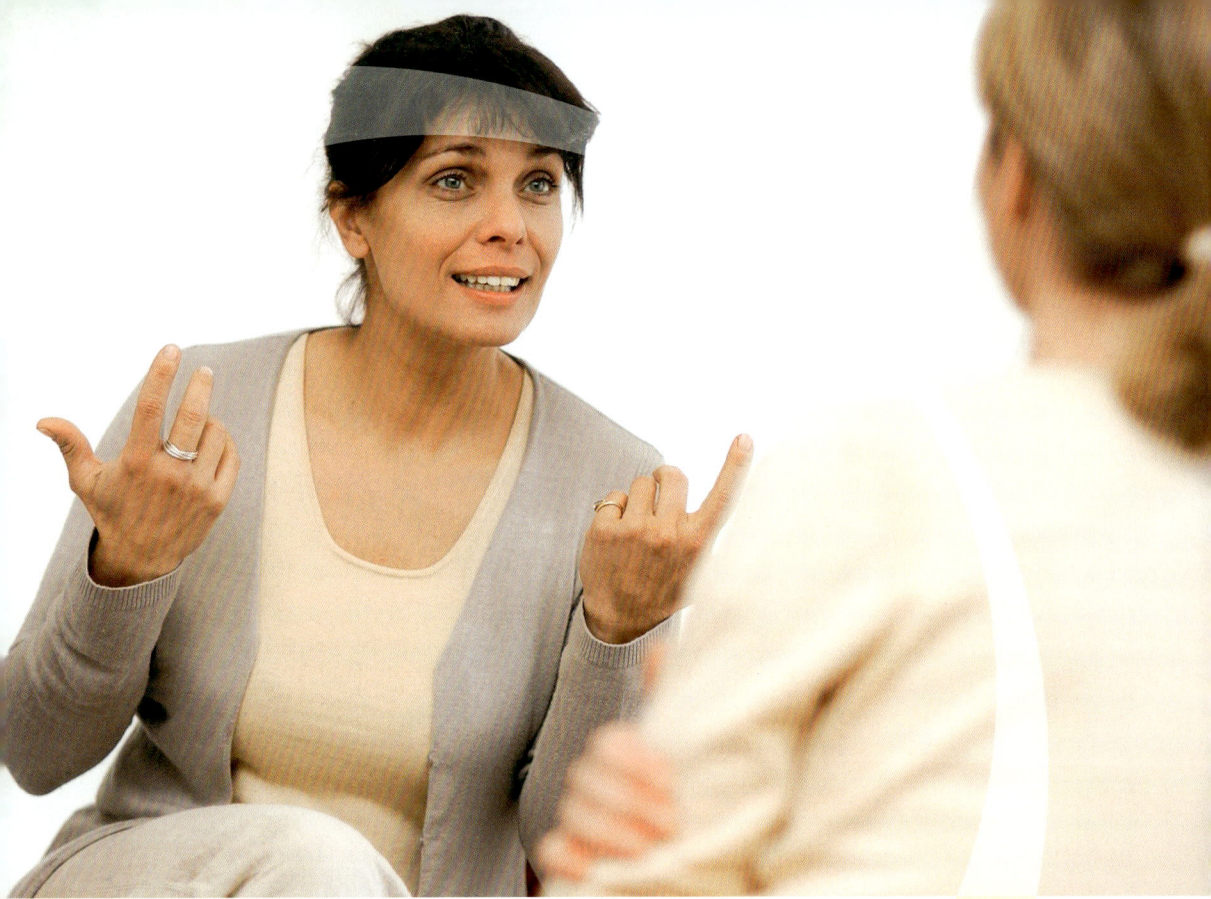

# Das Coaching durch Profis

DAS ENGLISCHE WORT „coach" heißt übersetzt Kutsche und ist eine sehr schöne bildhafte Umschreibung für die Aufgabe eines Coaches: Ein Gefährt(e), um von einem Ort zum anderen zu gelangen. Ein Coach hat den Fokus immer auf die Persönlichkeit des Coachees, also dessen, der sich coachen lässt, gerichtet. Er stärkt die Entwicklungsprozesse, erkennt und erschließt verdeckte Ressourcen und aktiviert die Fähigkeit zur „Selbststeuerung". Auf

den folgenden Seiten erfahren Sie anhand der vier Fallgeschichten von Angelika, Michael, Christian und Bettina, die Sie schon aus dem zweiten Kapitel kennen, welche Themen ein professionelles Coaching umfassen und welche therapeutischen Wirkungen es haben kann (mehr über das Verfahren des Coachings können Sie übrigens auch im Abschnitt „Wenn professionelle Hilfe nötig ist" in Kapitel 5 erfahren).

# VIER THERAPIEERFOLGS-GESCHICHTEN

## ● ANGELIKAS THERAPIEERFOLG

### DIE ÄRZTLICHE THERAPIE

Zur Verbesserung von Angelikas Immunschwäche – bei ihr war nachweisbar die Konzentration an Immuneiweißen (Immunglobulin A) auf den Schleimhäuten, aber auch die Anzahl wichtiger Immunzellen zu gering – wurde ihr empfohlen, ein spezielles Immunstimulans für die Atemwege und eines für die Harnwege über einen längeren Zeitraum einzunehmen. Diese Mittel wirken wie eine Art „Schluckimpfung", indem sie den Immunzellen gezielt Informationen über die Infekt auslösenden Erreger geben. Damit wurden auch gleichzeitig die übrigen Immunzellen angeregt, vermehrt und ein besseres Immungedächtnis gegen Infekte ausgebildet. Sie erhielt auch den Rat, bei akuten Infekten nicht immer gleich zu Antibiotika zu greifen, sondern in Absprache mit ihrem Arzt zuerst eine naturheilkundliche Therapie, mit z. B. Efeublatt-Extrakt, Tees, ätherischen Ölen (Menthol, Latschenkiefer, Campher, Eukalyptus, Schwarzkümmel), Vitaminen (B und C), Spurenelementen (Zink, Selen), oder eine Enzymtherapie (z. B. mit Ananansenzymen, Co-Enzym Q10) zu versuchen. Auch eine Injektion mit Immunglobulinen konnte ihr bei einem akuten Infekt sehr gut helfen. Die infektfreien Intervalle nutzte Angelika zur allgemeinen Verbesserung ihres Immunsystems mit einer immunstimulierenden Fiebertherapie beim Arzt. Außerdem ernährte sie sich gesund und ausgewogen und nahm über einen längeren Zeitraum ein ausgewogenes Nahrungsergänzungsmittel ein.

### DAS COACHING

Angelika holte sich von einer Kollegin, einer Freundin, ihrer Mutter und von uns Feedback und war im ersten Augenblick überrascht, dass sie sich in einigen Punkten offensichtlich falsch eingeschätzt hatte. Durch Gespräche mit den Feedback-Gebern, in denen sie Beispiele für ihr tatsächliches Verhalten erhielt, konnte sie ihr eigenes Bild von sich korrigieren. Im Coaching hat Angelika ihre Ziele und Bedürfnisse definiert, anschließend ihre Stärken und Schwächen sowie ihre persönliche Disposition. Als wir dies mit den Rahmenbedingungen eines Jobs als Veranstaltungsmanagerin verglichen, wurde schnell deutlich, dass das der völlig falsche Job für sie wäre. Die hohe körperliche und nervliche Belastung, die notwendige zeitliche Flexibilität, ein gutes Konflikt- und Beschwerdemanagement sowie eine hohe Anpassungsfähigkeit wären für Angelika nicht zu leisten gewesen. Der bisherige Job hingegen erwies sich als fast perfekt: Er ist krisensicher, läuft ohne Anstrengung und kostet wenig Kraft, ist gut mit der Betreuung ihres Sohnes vereinbar, sie kann sich die Arbeit einteilen, er bringt ausreichend Geld und sie hat ausreichend Zeit für private Aktivitäten. Was hingegen tatsächlich fehlte, waren mehr persönliche Kontakte, das Gefühl, etwas zu bewegen und gebraucht zu werden. Die Lösung fand sich für Angelika darin, eine ehrenamtliche Aufgabe zu übernehmen: Sie besuchte regelmäßig eine ältere Dame in einer Seniorenresidenz, begleitete diese bei Einkäufen und regelte deren Behördenangelegenheiten. Angelikas Sohn kam gerne mit und es hatten sich wertvolle Kontakte zum dortigen Personal und anderen Besuchern ergeben. Für dieses Engagement erhielt Angelika viel Anerkennung, sie konnte den zeitlichen Einsatz selbst bestimmen und Stress vermeiden.

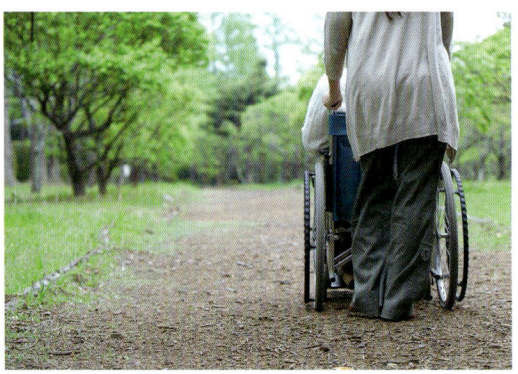

*Sich für andere interessieren und engagieren –
ein guter Weg für den gebremsten Immuntyp.*

## FAZIT

Es kommt auf die Sichtweise an. Angelika hatte ihren Job bislang verteufelt und für ihr Unglück verantwortlich gemacht. Der Misserfolg bei den Bewerbungen, die Ausweglosigkeit hatten sie unglücklich und krank gemacht. Sie fühlte sich wie in einer Falle. Nachdem sie ihren Job im Archiv durch das Coaching endlich wieder lieben gelernt und sich Abwechslung und Anerkennung in ihrer ehrenamtlichen Tätigkeit geholt hat, ist Angelika zufrieden und ausgeglichen. Ihr Leben ist im Gleichgewicht und ihre Gesundheit auch. Es gab auch hier und da mal Situationen, in der sich die alten Symptome zeigten: Die Blasenentzündung tauchte zwischenzeitlich mal wieder auf, z. B. als ihre Patenseniorin verstarb. Zur gleichen Zeit gab es Gerüchte über eine Zentralisierung des Archivs ihres Senders in der Hauptstadt. Das hätte bedeutet, entweder umzuziehen, den Job zu verlieren oder eine völlig andere Aufgabe übernehmen zu müssen. Diese Idee wurde glücklicherweise wieder über Bord geworfen. Als Angelika kurz darauf eine andere Seniorin betreuen durfte, ging es ihr seelisch und gesundheitlich bald wieder gut.

## ● MICHAELS THERAPIEERFOLG

### DIE ÄRZTLICHE THERAPIE

Bei Michael stand eine gründliche Ernährungsumstellung mithilfe eines geeigneten Ernährungsplans im Vordergrund. Es war für ihn wichtig, Kohlehydrate und Zucker stark zu verringern, seine Insulinproduktion dadurch zu drosseln, sein Gewicht zu reduzieren und damit wieder mehr Energie zu gewinnen. Sein Serotoninmangel („Glückshormon") wurde mit einer 6-monatigen Einnahme von 5-HTP-Kapseln (5-Hydroxytryptophan, aus dem Serotonin gebildet wird) ausgeglichen. Serotonin wirkt stimmungsaufhellend und verringert den Heißhunger auf Süßes. Da Michaels Immunsystem durch zwei schwere Virusinfekte (Epstein-Barr-Virus und Cytomegalie-Viren) sehr geschwächt war, bekam er kurzzeitig ein Mistelpräparat gespritzt, welches eigentlich nur in der Krebstherapie verwendet wird, in besonderen Fällen aber genauso gut als Immunstimulans eingesetzt werden kann. Als Nebeneffekt wirkt die Mistel ebenfalls stimmungsaufhellend.
Ein ganz besonderes Verfahren, welches derzeit stark erforscht wird, ist die direkte Bestrahlung des Blutes und damit der Immunzellen mit speziellen Farb-Lasern, welche mittels einer winzigen Sonde in eine Armvene geführt werden. In Michaels Fall wurde ein roter Farb-Laser zur Immunaktivierung verwendet.

### DAS COACHING

Im Coaching haben wir herausgearbeitet, dass Michael sich seine Opfererlebnisse immer wieder selbst inszeniert hatte: Im Laufe seiner letzten Beziehung war er vom Mann zum kleinen Jungen geworden, seine Anhänglichkeit, seine Bedürftigkeit und Passivität ließen keinen Raum mehr für die Bedürfnisse seiner Partnerin, und wenn seine Stimmung umschlug, begegnete er ihr mit Besserwisserei und persönlichen Abwertungen. Bis sie ihn eines Tages verließ. Da er sich als „tollen Kerl" empfand und sie zeitweilig finanziell unterstützt hatte, war er fest davon ausgegangen, dass diese Frau ihn sicher nie verlassen würde. Als sie dann aus der gemeinsamen Wohnung auszog, fiel er ins Bodenlose, konnte sich jedoch wenigstens des Mitgefühls seiner Umwelt sicher sein: Seine ausführlichen Schilderungen, wie diese undankbare Frau ihn einfach hatte sitzen lassen, klangen glaubhaft, denn seine wenigen Freunde und Bekannten kannten ja nur den freundlichen, hilfsbereiten und gut gestylten Michael.

Er merkte erst im Coaching, dass ihm Menschen in seiner Opferrolle eher mit Mitleid als mit Respekt begegneten. Und es zeigte sich, dass sich dieses Muster auch bei seinen beiden Beziehungen eingeschlichen hatte.

Michael lernte, Verantwortung für sich zu übernehmen, sein Wohl und Wehe nicht mehr in die Hände anderer zu legen: Er lernte, seine Anteile an Konflikten und Enttäuschungen zu sehen und sich damit aus der Opferrolle mit den vielen Vorwürfen, z. B. im Hinblick auf seine früheren Beziehungen, heraus zu begeben. Er löste sich von seinen meist unausgesprochenen Erwartungen an andere Menschen, entkam damit seiner Passivität und schützte sich so vor Enttäuschungen. Wir kamen seinen destruktiven Glaubenssätzen auf die Spur wie z. B. „ich werde doch immer wieder verlassen" und lösten diese durch Klopfen („Energetische Psychologie") auf. Informationen, wie diese besondere Therapiemethode funktioniert, finden Sie in Kapitel 5 auf den Seiten 164-171.

Außerdem lernte Michael, sich einen kleinen Freundeskreis aufzubauen, statt ständig daheimzuhocken und sich seiner Einsamkeit hinzugeben, gab es Fernsehen nur noch zwei Abende pro Woche und dann auch nur ausgesuchte Sendungen – kein nächtelanges Zappen durch sämtliche Kanäle und stundenlanges Spielen an der Playstation mehr. Er begann wieder mit regelmäßigem Fahrradfahren und Schwimmen, da sich besonders Ausdauersport an der frischen Luft positiv bei Depressionen auswirken.

### FAZIT

Jeder ist seines Glückes Schmied, doch Michael hatte die undankbare und schmerzhafte, aber eben auch passive und damit bequeme Rolle des Ambosses eingenommen. So hatte er sich seine Misserfolge selbst inszeniert, sich in sein Unglück immer tiefer hineingebohrt, den Kontakt zur Außenwelt zunehmend verloren.

Sein Coaching war ein langer Prozess, und die Beharrungskräfte, die ihn ins alte Muster zurückziehen wollten, recht stark. Doch mit der Zeit wurde Michaels Leidensdruck so hoch, dass er nicht mehr anders konnte, als endlich neue Wege zu gehen. Außerdem half ihm sein scharfer Verstand, (an-)zuerkennen, in welcher Dynamik er sich befand, wie er selbst für sein Unglück gesorgt hatte, er konnte seine Wut auf andere loswerden und war frei. Denn nun war er aus der Opferrolle herausgetreten. So musste er auch keine Angst mehr davor haben, erneut zum Opfer zu werden. Aus dem passiven, depressiven Opfer wurde ein gesunder, aktiver, ausgeglichener Mann.

Es gibt zwar immer mal wieder kleine Rückfälle, doch nun kennt Michael die Dynamik und seine „Fallen" genau und weiß, wie er gegensteuern kann. „Ich fühle mich wie ein neuer Mensch!"

### ✴ CHRISTIANS THERAPIEERFOLG

## DIE ÄRZTLICHE THERAPIE

Wegen der ständigen Gefahr einer Verstärkung seiner Allergien war es bei Christian ratsam, möglichst wenige chemische Substanzen einzusetzen. Ausgenommen natürlich seine Anti-Allergiemittel bei Bedarf. Christians Nebennieren wurden mit speziellen Phytopharmaka (Pflanzenheilmitteln) bzw. Homöopathika dazu angeregt, wieder mehr körpereigenes Cortisol zu produzieren, denn dieses kann das Überschießen des Immunsystems abbremsen. Mit Akupunktur durch einen erfahrenen chinesischen Therapeuten der Traditionellen Chinesischen Medizin (TCM) konnten sein Immunsystem und seine Allergien beruhigt werden, auch eine Schmerzlinderung war, wie in zahlreichen Studien belegt, damit möglich. Ein kurzzeitig gegebenes Baldrianpräparat konnte Christians Schlaf verbessern und trug insgesamt zu mehr Ruhe bei. Gegen die Übersäuerung wurde Christian eine

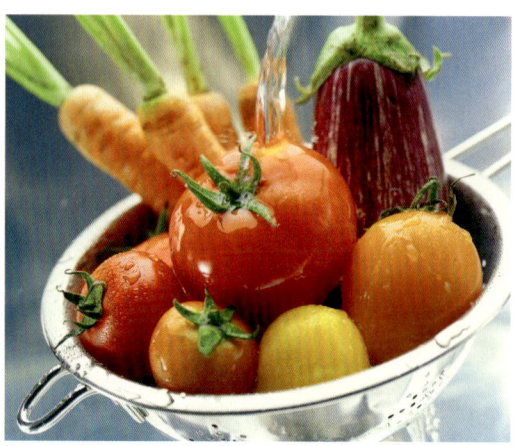

*Viel Gemüse sollte (nicht nur) auf dem Speiseplan des überaktiven Immuntyps stehen.*

Ernährungsumstellung geraten (weniger Zucker, Weißmehl, Alkohol, Kaffee, dafür viel gedünstetes Gemüse). Außerdem nahm er einmal täglich ein spezielles Basenpräparat ein. Eine intravasale Lasertherapie mit einem beruhigenden blauen Farb-Laser wurde zusätzlich durchgeführt.

## DAS COACHING

Im Coaching wurde klar, dass Christian keine Idee hatte, wie er aus der ständigen Überlastung herauskommen konnte. Deshalb bat er zunächst seine Mitarbeiter und Kollegen, ihm zu sagen, wie sie die Zusammenarbeit mit ihm als Kollegen bzw. Chef empfinden – ihm also ein Feedback zu geben. Seine Kollegen und Mitarbeiter schilderten ihn als sehr kritisch, als einen, der nicht loslassen könne, am besten alles selbst mache. Sie würden ihm gern helfen und auch eigene Ideen einbringen, doch an ihm komme niemand vorbei. Auf einige wirkte er außerdem übermäßig ehrgeizig, er sei ein Einzelkämpfer, der anderen nichts zutraue. Bei gemeinsamen Aktivitäten wäre er zwar meist anwesend, aber eher unruhig und distanziert. Das sei sehr nervig und schade, weil er eigentlich sehr nett sei. Christian war völlig überrascht, doch endlich konnte er verstehen, wie er sich sein Unglück selbst inszeniert hatte. Er setzte sich mit seinen Kollegen und Mitarbeitern zusammen und erarbeitete Schritte für einen neuen Weg. Am Anfang war es nicht so leicht für ihn, loszulassen und den anderen auch etwas zuzutrauen. Den kleinen Narzissmus – „ohne mich geht hier nichts" – konnte er nur nach und nach gegen das neue gute Gefühl, respektiert zu werden und Teil eines starken Teams zu sein, aufgeben. Überlastung, Einzelkämpfertum, Rücksichtslosigkeit der anderen, all diese Gefühle und Empfindungen sind immer mehr gewichen.

Christian erhielt außerdem die Hausaufgabe, sich feste Ruheinseln pro Tag einzuplanen: eine Stunde Mittagspause außer Haus zum Essen und nicht wie bisher ein Sandwich, während er E-Mails bearbeitet, oder statt zu essen schnell einzukaufen. Zweimal pro Woche war nun Yoga angesagt, um mal den Kopf auszuschalten und eine ruhige und meditative Art der Bewegung auszuüben, statt unregelmäßig, dann aber 20 Kilometer am Stück zu joggen – und sich damit zu übernehmen.

Außerdem arbeiteten wir am Thema Emotionen und Grenzen. Da Christian nicht gelernt hatte, seine Grenzen zu erkennen und zu wahren, überlastete er sich immer wieder: Körperlich und emotional. Hier lautete seine Hausaufgabe, jeden Tag jeweils fünf Situationen zu notieren, die ihm an diesem Tag besonders viel Kraft gegeben bzw. geraubt hatten. So übte er, eine Achtsamkeit für sich zu entwickeln. In den jeweils folgenden Sitzungen arbeiteten wir Strategien aus, wie er sich bei den belastenden Situationen besser hätte abgrenzen können. Es gibt seitdem eine strenge Trennung von Büro und Zuhause – nur noch Sonntags ab 18 Uhr bereitet Christian sich auf die kommende Woche vor, um 20 Uhr läuten die Nachrichten den Feierabend ein. Außerdem hat er sich ein Privathandy angeschafft und den Firmen-Blackberry nach Feierabend konsequent ausgeschaltet. Zu Hause geht er nicht mehr direkt ans Telefon, sondern hört über den Anrufbeantworter zunächst, wer mit welchem Anliegen dran ist. So fällt es ihm leichter, Übergriffe bedürftiger Freunde, die ihm z. B. nachts um zwei Uhr das Herz ausschütten wollen, abzuwehren.

Der Fernseher wurde aus dem Schlafzimmer verbannt und Christian ernährt sich jetzt auch in der Freizeit regelmäßig, in Ruhe und vor allem gesund. Der Pizzaservice wird zugunsten eines kurzen Spaziergangs zum kleinen Biorestaurant gemieden, Alkohol gibt es nur noch in Gesellschaft, die Zigaretten werden nur noch nach Feierabend und bewusst konsumiert.

## FAZIT

Christian hat viel über sich gelernt, er sieht nun die Fallen, in die er früher immer wieder getappt ist – und heute auch noch manchmal tappt: Wie er auf bestimmte Signale immer wieder angesprungen ist, wenn z. B. irgendein Problem gelöst werden musste und er laut „Hier!" gerufen hatte. So hatte er sich profiliert, sich und anderen immer wieder bewiesen, wie kompetent er ist. Jetzt will er sich etwas anderes beweisen: dass er loslassen kann. Für Menschen wie Christian ist das die schwerste Disziplin. Doch die Erfahrungen haben ihm gezeigt, dass jetzt auch andere Menschen Aufgaben übernehmen, die sonst an ihm hängen geblieben sind. Er hat gelernt, sich abzugrenzen und immer öfter aus der Schusslinie zu gehen. Immer noch gibt es Situationen, in denen er die Hand zurückziehen muss, bevor er wieder bei einer Belastung zugreift, und immer öfter lässt er den Arm gleich unten. Es ist wie am Ufer eines fließenden Gewässers, wo man etwas durchaus im Wasser schwimmen sieht, aber gelassen zuschaut und es vorbeitreiben lässt. Und deshalb wird er auch nicht weniger gemocht, was ja seine eigentliche Sorge war. Er kann endlich wieder schlafen, und der Rücken hat sich erholt. Sein nächstes Ziel ist es, wieder eine Partnerschaft einzugehen. Dafür hat er jetzt ja wieder mehr Zeit und Ruhe. So belegt er einen Volkshochschulkurs, geht regelmäßig in einen Fitnessclub und hält auch im Job die Augen offen, um jemanden kennenzulernen. Und wer weiß? Vielleicht wird ja mehr draus.

## ✳ BETTINAS THERAPIEERFOLG

### DIE ÄRZTLICHE THERAPIE

Bei Bettina wurde zunächst die schwere Eisenmangelanämie mit Eiseninfusionen behandelt. Außerdem erhielt sie Infusionen gegen die Austrocknung des Körpers und den Vitamin- und Spurenelementemangel, denn ihr entzündeter Darm konnte die wichtigen Nährstoffe aus der Nahrung nicht mehr ausreichend aufschlüsseln und resorbieren. Der Haarausfall war eine Folge dieser Mangelzustände.

Ein Immuntest bestimmte in ihrem Blut spezielle Antikörper gegen zahlreiche Nahrungsmittel und Bettina erhielt den Rat, diese Nahrungsmittel strikt zu meiden, da sie sonst weitere Entzündungsreaktionen im Darm auslösen könnten. Man weiß, dass chronische Immunreaktionen (Abwehrreaktionen) gegen unverträgliche Nahrungsmittel Allergien, Darmentzündungen, starke Blähungen, Wassereinlagerungen, chronisches Übergewicht und schwere Müdigkeit verursachen können. Das gilt auch für Unverträglichkeiten von Laktose, Fructose und Gluten sowie die sogenannte Histaminintoleranz, bei der ein wichtiges Enzym im Körper des Patienten fehlt. Eine Untersuchung der Darmbakterien (Stuhlflora) zeigte eine Verminderung sogenannter „guter Darmbakterien" – wahrscheinlich als Folge der Antibiotikatherapien und der starken Durchfälle. Bettina erhielt die fehlenden Bakterien in Kapselform ersetzt.

### DAS COACHING

Im Coaching beschrieb Bettina ihr Leben als sehr aufregend, sie liebt ihre Arbeit und die Abwechslung. Sie erzählte, dass sie mit ihrem ganz eigenen Stil viele Menschen begeistert, sie hat namhafte internationale Auftraggeber und ist für zwei weitere spektakuläre Aufträge im Gespräch. Dann schilderte sie ihre großen Existenzängste: „Ich komme mit meinem Geld gerade so hin, habe keine Rücklagen, wenn ich krank werde, kann ich keine vier Wochen überleben." Deshalb hatte sie auch den Beratervertrag bei dem Verlag angenommen, der sie zwar zwei Tage Zeit pro Woche kostete, aber immerhin 1000 Euro im Monat als regelmäßiges Einkommen bescherte. Wenn Sie zu Hause war, gab es nur Arbeit und Schlafen. Außerdem flog sie regelmäßig zu ihrem Freund nach Dubai. Eine Scheidung komme nicht infrage, er arbeite im Unternehmen der Familie seiner Frau und würde seine Kinder, sein Vermögen, sein Umfeld und seinen Job verlieren.

Wir beleuchteten ihre Existenzängste, die auf unbewussten, destruktiven Glaubenssätzen basierten. In ihrer Panik hatte sie den Blick für vernünftige Entscheidungen völlig verloren. Sie erkannte im Coaching, dass der Beratervertrag bzw. der damit verbundene Zeitaufwand ihr lediglich so viel an Honorar einbringt, wie sie sonst mit einem Foto-Shooting an nur einem halben Tag verdienen könnte. Doch es war noch viel abstruser: Von den 1000 Euro hätte sie im Notfall nicht einmal ihre Miete zahlen können und im Krankheitsfall würde auch dieses Einkommen wegfallen. – Ein hoher Preis für eine Sicherheit, die überhaupt keine ist!

Sie entschied sich, den Vertrag im Rahmen der Kündigungsfrist zu beenden und die gewonnene Zeit für sich zu nutzen: z. B., um endlich mal die letzten zehn Umzugskisten auszupacken und sich daheim richtig einzurichten, damit sie sich wohlfühlen kann. Außerdem hatte sie alte Kontakte zu Werbeagenturen wieder aufleben lassen, um weitere Aufträge als Fotografin in Deutschland an Land zu ziehen.

Und wir haben herausgearbeitet, dass die Wahl eines letztlich unerreichbaren Mannes in der Ferne eine sehr erfolgreiche Strategie war, sich selbst vor Nähe und der damit verbundenen Angst vor Verlust zu schützen. So konnte sie Liebe, ab und an Zärtlichkeit und Sex und diese herrliche Sehnsucht genießen, die mit Anrufen, Mails und SMS gemeinsam zelebriert wurde. Sie entdeckte, dass die Basis dieser Beziehung vor allem diese Sehnsucht ist. Besser als nichts oder vielleicht besser nicht? Einen ganz „normalen" Partner zu haben, der sie unterstützen und halten würde, in ihrer Heimatstadt, war zum Ende des Coachings bereits denkbar, und sie wusste mittlerweile, was sie dafür tun bzw. lassen müsste – doch ein wenig Zeit wollte sie sich noch mit ihrem Liebhaber in der Ferne gönnen. Der Unterschied zu früher war, dass sie die Beziehung nun nicht mehr idealisierte, sich klar war über ihre Motive und sich bewusst dafür entschieden hatte. So fiel es ihr auch immer leichter, die Intervalle ihrer Zusammentreffen größer werden zu lassen, um sich mehr Ruhe und Zeit für sich zu gönnen.

Als Erstes jedoch hatte sie sich eine viertägige Auszeit auf einer Berghütte genommen, um sich aus ihrer Mühle zu befreien und quasi von oben einen neuen Blick auf ihr Leben und ihre weiteren Schritte zu werfen.

### FAZIT

Manchmal ist eben die Lösung das Problem. Zum Beispiel, wenn Ängste Lösungen initiieren für Probleme, die man noch gar nicht hatte. Und diese haben dann erst so richtig zu Problemen geführt. So ist auch Bettina ihren großen Ängsten zum Opfer gefallen. Das kennt man von Tierphobien: Es ist mit dem Verstand nicht zu erklären, warum ein Mensch von 1,75 Meter Größe regelrechte

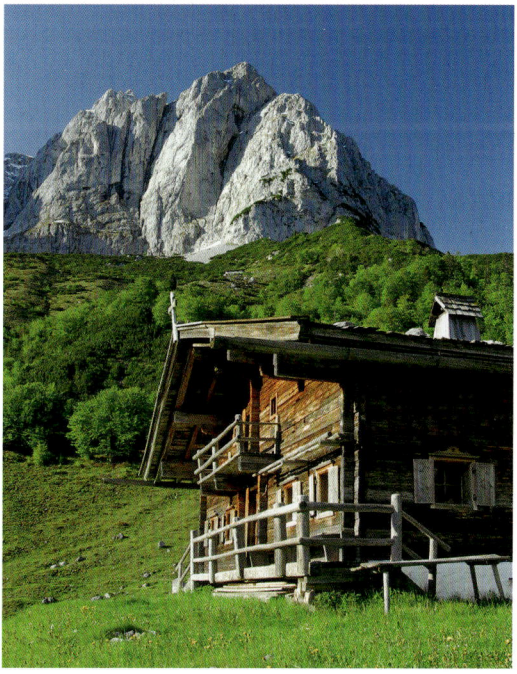

*Wer sein Leben ändern will, braucht häufig zunächst eine Auszeit – z. B. auf einer Berghütte.*

Panik verspürt, wenn sich vor seinen Augen eine Spinne in der Größe eines 1-Euro-Stücks abseilt. Ihre Ängste vor Verlust von Liebe und Nähe sowie ihrer Existenzgrundlage waren jedoch relativ gering, sonst wäre eher eine Psychotherapie angezeigt gewesen.

Bettina lernte mühsam, sich selbst am wichtigsten zu sein und für ihr eigenes Wohlbefinden zu sorgen. Mit der zunehmenden Ruhe und Gleichmäßigkeit in ihrem Leben gingen auch die körperlichen Symptome zurück. Und ist es nicht ein erstaunliches Zusammentreffen zweier Phänomene: ihre Probleme, lebensnotwendige Nährstoffe über den Darm aufzunehmen, und auch im Leben und in Beziehungen keine wirkliche Nährung zu erfahren?

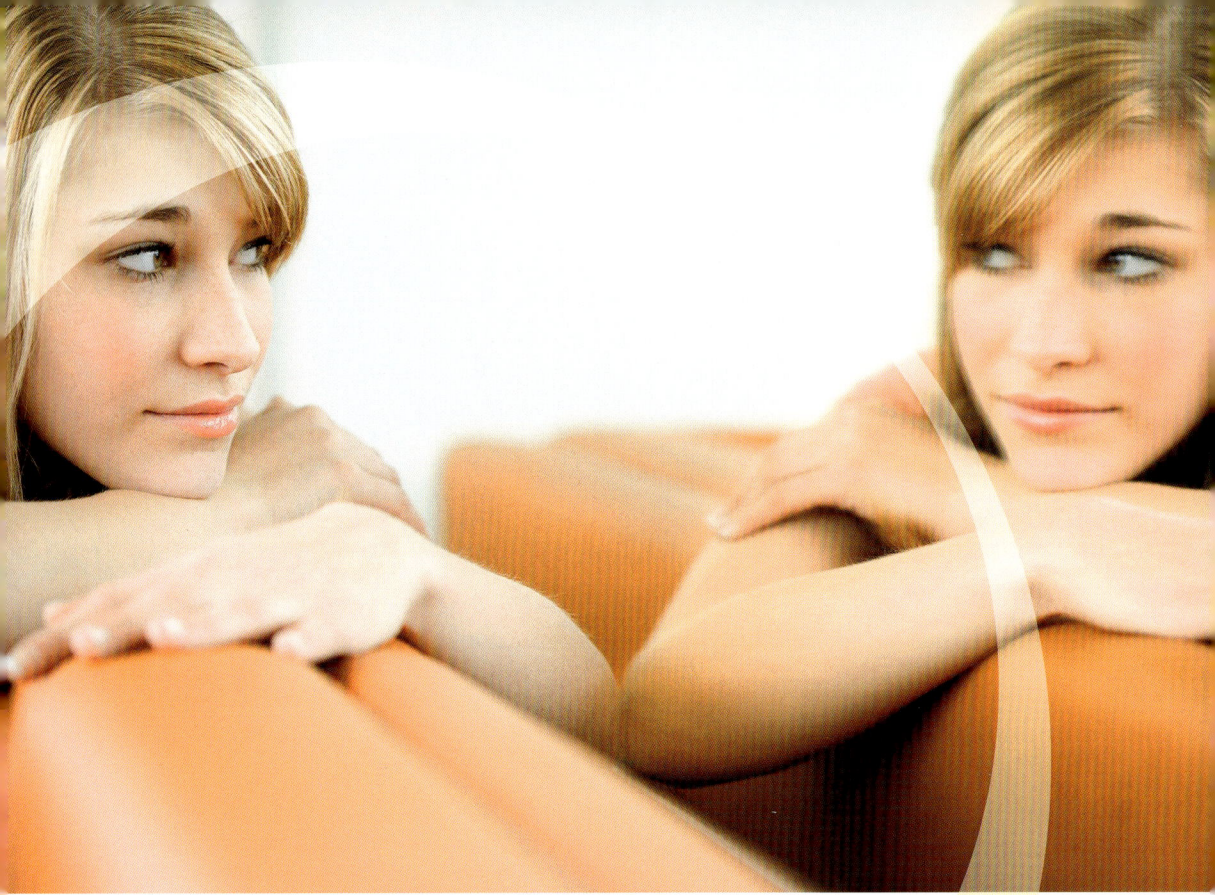

# Coachen Sie sich selbst – in 12 Schritten zum Erfolg

BEVOR ICH EINE LÖSUNG suchen kann, muss ich das Problem kennen. In diesem Abschnitt geht es nun zunächst darum, der eigenen „Software" auf die Spur zu kommen: Wie ist mein individuelles „Programm", das mein Denken und Handeln bestimmt? Wo trickse ich mich selbst aus? Wo ist mein „Blinder Fleck", den ich im Alltag und von allein einfach nicht sehen kann? Wie funktioniert mein Betriebssystem? Welche Programme habe ich zur Verfügung, welche Programmfehler haben sich eingeschlichen und bringen das System immer wieder durcheinander oder gar zum Absturz? Sie können sich selbst, Ihre Angewohnheiten, Ihre Lebenseinstellung, Ihre Lebenssituation, Ihre Glaubenssätze, Ihre Kommunikation und Ihre Beziehungen auf den folgenden Seiten in 12 Schritten einer „vollständigen Systemprüfung" unterziehen. Das kostet ein wenig Zeit und lohnt sich!

## SCHRITT 1: ÜBERPRÜFEN SIE IHRE ÜBERZEUGUNGEN UND ANSCHAUUNGEN

„Das macht man nicht!" Kennen Sie diesen Spruch aus Ihrer Kindheit? Davon gibt es mehr als man denkt, darunter auch harmlose, weil im Erwachsenenalter leicht als Unsinn identifizierbar, wie z. B. „wenn man schielt und die Kirchturmuhr schlägt, bleiben die Augen stehen", um Kindern das absichtliche Schielen abzugewöhnen. Die nicht so harmlosen sind jene, die ohne Reflexion ins eigene Wertesystem übernommen werden und dort fortan als Blockaden wirken.

„Das ist doch brotlose Kunst", ist einer dieser Sätze, der oft verwendet wird, wenn z. B. den Eltern das Verständnis für einen Berufswunsch des Kindes fehlt. Ein Geschäftsmann in der Kosmetikbranche sagte einst zu seinem Sohn, dass dieser es nie zu etwas bringen würde im Leben, schon gar nicht mit Musik. Er bezeichnete die Musik als „Kunst der Bettler" und unternahm alle erdenklichen Versuche, den Sohn davon abzubringen und zu seinem Nachfolger im Geschäft zu machen. Hätte sein Sohn nicht die Kraft gehabt, sich darüber hinwegzusetzen und seinen eigenen Weg zu gehen, wäre einer der größten Komponisten („West Side Story") und begnadetsten Dirigenten, nämlich Leonard Bernstein, vielleicht als Geschäftsmann unglücklich geworden.

### TRAUMBERUF

Eine interessante Frage im Coaching ist von daher immer wieder, was die Klienten eigentlich mal werden wollten. Nicht wenige nennen mit glänzenden Augen ganz andere Berufe, als die, die sie ausüben, wie z. B. Tänzerin oder Landwirtin – denn leider hatten die Eltern andere Pläne. Und dagegen konnten und können sich so viele brave Kinder einfach nicht durchsetzen, oft sogar dann nicht, wenn schon Grundsteine für den Traumberuf gelegt, erste Erfolge oder Chancen greifbar waren. Doch nur wer eine Tätigkeit ausübt, die einem entspricht und Freude bringt, kann auf Dauer glücklich sein und Erfolge erleben – sonst fühlt man sich wie eine Katze im Wasser, einfach nicht in seinem Element. Übrigens: Was war eigentlich IHR Traumberuf?

### UNBEWUSSTE LEITSÄTZE

„Ohne Fleiß kein Preis." Das ist auch so einer dieser Sprüche: Sicher wird einem im Leben selten etwas in den Schoß gelegt und das ist auch gut so. Die Aussicht von einem Berg kann man umso mehr genießen, wenn man den Gipfel mühsam erstiegen hat. Doch bekommen viele Angst, wenn es im Leben auch mal leicht läuft, wenn das Glück quasi vom Himmel regnet, plötzlich ein wirklich feiner Mensch ins Leben tritt und es einfach nur gut mit einem meint. Viele bekommen dann ein schlechtes Gewissen oder beginnen sprichwörtlich das Haar in der Suppe zu suchen, werten dieses „Geschenk" ab, mäkeln daran herum, weil es ja eigentlich nicht sein kann oder nicht fair erscheint. Und wie wäre es, die kleinen Geschenke im Leben einfach mal anzunehmen und zu genießen? Wo steht geschrieben, dass das Leben nicht auch mal leicht sein kann?

Sammeln Sie doch einmal die Leitsprüche aus ihrer Kindheit, machen Sie eine Liste – es werden ihnen immer mehr einfallen, sprechen Sie mit Ihren Geschwistern, schauen Sie in Ihre Tagebücher, in alte Briefe, Poesiebucheintragungen. Und überprüfen Sie kritisch, welche dieser Leitsätze Sie unbemerkt übernommen haben und die Ihr Verhalten lenken und Sie im Leben oft behindern.

## SCHRITT 2: NEHMEN SIE EINEN ANDEREN BLICKWINKEL EIN

Wenn Sie eine wichtige Entscheidung treffen oder einen anderen Blick auf Ihre Situation gewinnen wollen, ist es immer hilfreich, die Sicht anderer einzuholen, von guten Freunden, dem Partner oder auch Menschen, deren Meinung Sie schätzen. Doch manchmal sind diese „Feedback-Schleifen" einfach nicht möglich, z. B. weil Ihre Ratgeber nicht erreichbar sind. Was tun? Hier bieten sich sogenannte zirkuläre Fragen an: „Wenn meine Freundin Claudia in meiner Situation wäre, was würde sie tun?", „Wenn unsere Mutter uns sähe, was würde die zu unserem Streit unter Geschwistern sagen?", „Wenn mein tougher Kollege so einen Anruf bekäme, wie würde er auf den Kunden reagieren?" Im Coaching kommt fast immer eine Antwort wie aus der Pistole geschossen, meist verbunden mit einem Lächeln. Hier sind Gedanken möglich, die man im direkten Feedback vielleicht sogar ablehnen würde.

In Konfliktsituationen hilft es immer, sich gedanklich in den anderen hineinzuversetzen, um sich klar zu werden, warum und mit welchem Hintergrund der- oder diejenige gehandelt hat. Weshalb konnte derjenige vielleicht nur so und nicht anders handeln? Gibt es die Möglichkeit, dass es überhaupt nichts mit mir zu tun hat, ich nur etwas abbekommen habe, was eigentlich woanders hingehört? Höre ich schon wieder die Flöhe husten? Sich über die Motive anderer Menschen Gedanken zu machen, beinhaltet jedoch immer die Gefahr von Interpretationsfehlern, besonders wenn es sich um eher destruktive Annahmen handelt wie z. B. „das macht der doch nur, weil er neidisch ist". Da ist es der beste Weg, ein klärendes Gespräch zu suchen und zwar möglichst rasch.

Fragen Sie nach den tatsächlichen Motiven und sagen Sie Ihrem Gegenüber, wie Sie sich fühlen, welche Wirkung sein Verhalten auf sie hat.

## SCHRITT 3: BEDENKEN SIE DIE MACHT DER SPRACHE

Hören Sie sich doch selbst einmal zu: Wie sprechen Sie eigentlich über sich? Reden Sie in der Ich-Form oder wählen Sie die besonders in Fußballer-Interviews so oft anzutreffende Man-Form? Ist es nicht irritierend, wenn jemand sagt, dass „man" das Tor gerne so kurz vor Schluss noch gemacht hätte? Fragen Sie sich dann auch, über wen der Interviewte eigentlich spricht? Warum versteckt er sich hinter dieser allgemeinen Formulierung und spricht nicht über sich? Ist es Unsicherheit? Bringt es Sie auch zur Weißglut, wenn Ihnen jemand vorwirft, dass Sie „immer" zu spät kämen oder „nie" zuhören würden? Zu Recht macht Sie das wütend, denn das ist mit großer Wahrscheinlichkeit eine Übertreibung. Aber wie steht es mit „immer" oder „nie" in Ihrem eigenen Sprachgebrauch?

Verwenden Sie oft das Wort „eigentlich"? „Ich bin eigentlich zufrieden mit meinem Job." Ja, und uneigentlich? Was bedeutet das Wort „eigentlich"? Gibt es eine tatsächliche Einschränkung oder ist es nur ein lieb gewonnenes Füllwort?

Und wie sieht es mit dem Wörtchen „aber" aus? Wenn Sie sich in einer Diskussion befinden, wie oft sagen Sie „ja …, aber …"? Nehmen Sie die Argumente Ihres Gegenübers wirklich ernst oder geht es Ihnen vor allem um Ihr „aber"? Je authentischer, also glaubwürdiger und echter, Sie kommunizieren, desto persönlicher und erfüllender gestalten sich die Kontakte zu Ihren Mitmenschen.

## SCHRITT 4: VISUALISIEREN SIE IHRE JETZIGE LEBENSSITUATION

Oft ist eine Situation so verfahren oder komplex, dass man den Wald vor lauter Bäumen nicht mehr sieht. Da hilft es, sich einen einfachen, aber doch wirkungsvollen Überblick zu verschaffen: Überlegen Sie sich, was Sie sich gern anschauen möchten. Ihre derzeitige Lebenssituation? Ihr (bisheriges) Liebesleben? Ihren Freundeskreis? Konzentrieren Sie sich auf ein Thema, das Sie genauer beleuchten wollen, und nun dürfen Sie sich kreativ austoben: Suchen Sie sich für jedes themenrelevante Element einen Platzhalter aus.

### PLATZHALTER VERWENDEN

Platzhalter sind Objekte, die eine Person oder auch einen Gegenstand symbolisieren sollen, mit der oder dem man sich beschäftigen möchte. Machen Sie sich z. B. an die Playmobilkiste Ihrer Kinder heran oder nehmen Sie schlicht kleine Notizzettel, Sie können auch munter mischen. Jetzt definieren Sie die Elemente bzw. Figuren, die Ihnen persönlich wichtig erscheinen: Ihr bester Freund, Ihre beste Freundin, Ihr Mann, Ihre Frau, Ihre Mutter, Ihre Kinder, die nervige Nachbarin, die Person, in die Sie heimlich verliebt sind und und und ... Suchen Sie nun die entsprechenden Platzhalter aus: Ist vielleicht der Playmobilindianer Ihr Mann? Oder der Cowboy Ihr bester Freund? Und der Dino ist Ihre Mutter? Oder ist Darth Vader Ihr Vater? Und wer sind Sie selbst? Der Ritter oder die Prinzessin? Ihrer Fantasie sind keine Grenzen gesetzt. Sie merken, Sie dürfen gern mit Klischees arbeiten, wenn es für Sie passt. Denken Sie nicht lange nach, der erste Impuls bringt meist die ehrlichste und beste Entscheidung. Gegebenenfalls können Sie ja immer noch ändern.

### SITUATIONEN STELLEN

Jetzt platzieren Sie die Platzhalter so, wie es Ihnen im Moment spontan richtig erscheint. Wer ist im Zentrum, wer schaut wen (nicht) an, wer steht bei wem oder ganz weit weg davon? Wer steht, wer liegt, wer fliegt? Liegt oder steht jemand auf oder unter jemandem oder etwas? Geben Sie allem einen bewussten Platz. Sie können auch noch Ihr Haus oder Ihr Auto einbauen, falls es in Ihrem Leben eine wichtige Rolle spielen sollte. Auch hier heißt die Devise: Nicht lange nachdenken, keine Doktorarbeit daraus machen. Ganz spontan entscheiden. Hier sollen Ihr Unterbewusstsein steuern und Ihr Bauch, nicht der Kopf.

### KONSTELLATIONEN INTERPRETIEREN

Und nun schauen Sie sich Ihr Werk in Ruhe an. Was fällt Ihnen auf? Wo ist besonders viel los? Wer steht im Zentrum? Oder ist da gar niemand? Wer steht draußen? Gibt es Gräben? Welche Koalitionen zeigen sich? Welche Größenverhältnisse sehen Sie? Gibt es weitere Besonderheiten? Wen haben Sie vergessen? Und warum wohl? Gibt es irgendwo Löcher? Und was ist Ihre Fantasie von diesen „weißen Flecken"? Wer hat einen besonders wichtigen Platz oder ist besonders klein oder groß? Und das vielleicht unangemessenerweise?

Geben Sie jeder Figur einen typischen Satz (z. B. „Ich mache mein eigenes Ding!"), schreiben Sie ihn auf einen kleinen Zettel und legen Sie ihn zu jeder Figur. Wenn Sie die Wirkung erhöhen wollen, können Sie auch noch einen Finger auf die jeweiligen Figuren legen und den jeweiligen Satz sagen. Für jede Figur und in einer Ihnen angemessenen Reihenfolge und Geschwindigkeit. Und dann fühlen Sie doch einmal, wie es Ihnen aktuell gerade geht. Und wie es Ihnen mit Ihrem Platzhalter und vor allem an Ihrem Platz geht. Wohin zieht es Sie?

Wo möchten Sie auf keinen Fall hin? Können Sie sich erklären, warum? Notieren Sie sich Ihre Beobachtungen und Interpretationen. Und konzentrieren Sie sich darauf, welche Gefühle und Gedanken in Ihnen aufkeimen, wenn Sie das alles noch einmal in der Gesamtheit betrachten.

Jetzt haben Sie sich einen umfassenden Überblick über Ihre derzeitige Situation verschafft und vielleicht neue und überraschende Einblicke gewonnen. Sie können jedes weitere Thema visualisieren, das Ihnen wichtig erscheint. Dieses Bild kann sich aber immer wieder ändern, weil es Ihrem Erleben in der Minute entspricht, in der Sie dieses Bild anfertigen. Vielleicht stellt sich die Situation in zwei Monaten ja ganz anders dar.

## SCHRITT 5: HOLEN SIE SICH FEEDBACK

Oft nimmt einen die Umwelt ganz anders wahr als man sich selbst. Das kann damit zusammenhängen, dass Außenstehende einen nicht so gut kennen und somit falsch einschätzen oder man vielleicht auch ganz anders wirkt als man ist. Manchmal liegt es jedoch auch daran, dass einen das eigene Bild von sich täuscht. Denn bei der Selbstwahrnehmung gibt es so etwas wie einen „toten Winkel", man

nennt das Phänomen „Blinden Fleck". Eine sehr gute bildliche Darstellung zu den Themen „Blinder Fleck" und „Feedback" liefert das Johari-Fenster. Diese Grafik wurde in den 1960er-Jahren von den Sozialpsychologen Joseph (Jo) Luft und Harry (hari) Ingham entwickelt. Es zeigt vier Anteile einer Persönlichkeit: Die öffentliche Person (mir selbst und anderen bekannt), die private Person (nur mir bekannt, anderen unbekannt), den Blinden Fleck (anderen bekannt, mir unbekannt) und das Unbewusste (mir und anderen unbekannt). Das Johari-Fenster dient dazu, Unterschiede in der Selbst- und Fremdwahrnehmung zu veranschaulichen. Durch das Feedback von anderen können wir unseren Blinden Fleck verkleinern, d. h., Verhaltensweisen, die uns selbst nicht bewusst sind, die andere aber deutlich wahrnehmen, werden uns bewusst und können – gegebenenfalls – verändert werden. Wie nun können Sie sich Feedback holen?

### FEEDBACK IN KONFLIKTSITUATIONEN

Wenn Sie in einem Konflikt mit anderen stecken, suchen Sie am besten das Gespräch mit den betreffenden Personen. Schildern Sie sehr offen, wie es Ihnen geht und reden Sie nur über sich – keine Vorwürfe und Interpretationen. Und bringen Sie Ihrem Gesprächspartner Wertschätzung entgegen: „Es geht mir nicht gut mit unserer Zusammenarbeit, ich habe das Gefühl, dass die Arbeit immer wieder an mir hängen bleibt, ich sitze bis spät in die Nacht hinein im Büro und schaffe es in der wenigen Freizeit kaum noch, mich zu erholen. Ich frage mich, wie ich das mache. Ich würde gern wissen, wie Sie die Situation wahrnehmen und was ich tun kann, um unsere Zusammenarbeit zu verbessern." Diese Offenheit und Kritikfähigkeit wirkt entwaffnend, auch Ihre Gesprächspartner werden ihr eigenes Verhalten

**Johari-Fenster**

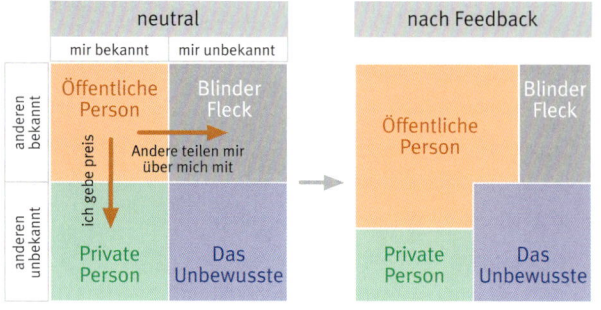

beleuchten und Sie vielleicht ebenfalls um Feedback bitten. Wenn nicht, können Sie es umgekehrt auch anbieten, aber bitte nicht aufdrängen.

## ALLGEMEINES FEEDBACK

Wenn Sie ein allgemeines Feedback erhalten möchten, unabhängig von einem Konflikt oder einer bestimmten Situation, suchen Sie sich Menschen, denen Sie vertrauen und die Sie auch in Bezug auf Ihre Frage einschätzen können. Beispielsweise wäre Ihre Mutter wahrscheinlich überfordert, Ihnen ein Feedback in Bezug auf Ihr Verhalten im Job zu geben. Wählen Sie nicht nur Ihren besten Freund oder Ihre beste Freundin aus, sondern auch z. B. Ihre Kollegen, Ihre Chefin oder etwa Ihren kritischen Bruder. Wenn Sie ganz mutig sind, fragen Sie vielleicht auch jemanden, der nicht gerade ihr größter Fan ist. Denn Sie wollen ja nicht nur verbale Streicheleinheiten, sondern ein ehrliches Feedback, durch das Sie sich besser kennenlernen können. Sie werden auf jeden Fall überrascht sein, wie sehr sich durch dieses Feedback Ihre Beziehung zu dieser Person vertiefen wird.

### Fragebogen

Da die meisten Menschen im privaten Umfeld in der Regel wenig oder keinerlei Erfahrung darin haben, Feedback zu geben, empfiehlt sich ein Fragebogen. Den können Sie der betreffenden Person geben, sodass sie sich in Ruhe auf das Feedback-Gespräch vorbereiten kann.

Auch wenn es verlockend ist, geben Sie keine Antworten vor oder lassen durchblicken, wie Ihre Wunschantwort ausfallen würde: „Findest du nicht auch, dass ich sehr kollegial bin?" Arbeiten Sie bitte mit offenen, sogenannten W-Fragen: Wer, wann, wie, was, wo.

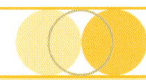

**TIPP**

Einen Feedback-Fragebogen können Sie sehr leicht selbst verfassen, wenn Sie nach folgendem Grundmuster verfahren:

1. Wie wirke ich auf dich, wie erlebst du mich, wenn … bzw. als …?
2. Welche Beispiele fallen dir ein, damit ich es besser nachvollziehen kann?
3. Wie geht es dir, wenn ich mal wieder …?
4. Was genau würdest du mir als neues Verhalten wünschen?

Sie und die Person Ihres Vertrauens betreten mit Feedback unter Umständen Neuland. Da können schnell Irritationen auftreten, Sie und Ihr Gegenüber könnten verunsichert werden. Das Ganze fühlt sich eventuell ein wenig zu sehr nach „Psycho" und Selbsthilfegruppe an. Um dem vorzubeugen, erklären Sie einfach, warum Sie Feedback wünschen und worauf es Ihnen dabei ankommt: „Ich möchte mich persönlich weiterentwickeln und mir ein wenig auf die Spur kommen. Was ich über mich denke und wie ich mich selbst einschätze, unterscheidet sich sicher von dem, wie mich andere erleben. Ich habe dich ausgesucht, weil du mich kennst und ich deinem Urteil vertraue, auch, wenn es nicht schmeichelhaft ausfallen sollte. Also bitte sei ehrlich. Bitte mach dir in Ruhe Gedanken zu den Fragen, fülle den Fragebogen aus und gib ihn mir zurück. Danach würde ich mich gern mit dir treffen und mich darüber austauschen. Vielen Dank!"

### Themenbereiche

Zu folgenden Lebensbereichen und Fragen können Sie sich Feedback holen:

> Freundschaft
> Wirkung aufs andere Geschlecht
> Kollegialität/Teamwork
> Konzentrationsfähigkeit
> Durchhaltevermögen
> Lebensführung
> Belastbarkeit
> Beruflicher Erfolg
> Umgang mit Menschen
> Persönlichkeit

### Feedback-Regeln

Bitte beachten Sie, dass Feedback immer nur den persönlichen Eindruck einer Person, nicht die objektive Wahrheit darstellt. Über eine Wahrnehmung wie über einen Geschmack lässt sich nicht streiten. Damit das Feedback auch wirklich die gewünschte Wirkung erzielt, beachten Sie bitte folgende Regeln:

**Feedback bekommen:**

> Hören Sie zu – nicht rechtfertigen oder verteidigen!
> Stellen Sie Verständnisfragen (W-Fragen).
> Fragen Sie nach Beispielen.
> Sortieren Sie aus, was Sie betrifft – vergessen Sie den Rest.
> Bedanken Sie sich für das Feedback.

**Feedback geben:**

> Feedback anbieten, nicht aufdrängen
> Beschreiben Sie die Situation sachlich aus der Ich-Perspektive: „Wenn ich abends noch allein im Büro sitze und unsere Präsentation fertigstelle …"
> Sagen Sie, was die Situation bzw. das Verhalten bei Ihnen auslöst: „… dann macht mich das wütend …"
> Begründen Sie Ihr Gefühl aus Ihrer Perspektive: „… weil ich mich ausgenutzt fühle."
> Keine Wertungen, Angriffe, Interpretationen
> Formulieren Sie aus Ihrer Warte (Ich), statt mit Blick auf Ihr Gegenüber (Du/Sie).

> Keine Verallgemeinerungen
> Tabu sind Formulierungen wie: immer und nie, wir, man, alle.
> Heben Sie besonders positive Verhaltensweisen hervor.
> Geben Sie Beispiele.
> Sagen Sie, was Sie (sich von) Ihrem Gesprächspartner wünschen.

## SCHRITT 6: SCHAUEN SIE IN DEN SPIEGEL

Man sagt: Jeder ist für sein Gesicht selbst verantwortlich. Damit gemeint ist, dass sich Mimik auf die Dauer fest ins Gesicht eingräbt. Wer dauernd sorgenvoll die Augenbrauen hochzieht oder über der Nase zusammenzieht, wird zuerst entsprechende Falten bekommen und irgendwann einen dauerhaft grimmigen Gesichtsausdruck haben. Wer heruntergezogene Mundwinkel hat, wird vorher über einen längeren Zeitraum genau dieses Gesicht gezogen haben. Sind die Augen offen oder die Lider eher „auf Halbmast" – auch das wird lange schon geübt und der Ausdruck einer inneren Haltung gewesen sein. Schauen Sie einmal in den Spiegel, was Ihnen Ihr Gesicht verrät, sehen Sie sich Schnappschüsse in Ihrem Fotoalbum an und überprüfen Sie Ihren Gesichtsausdruck, den Sie in vermeintlich unbeobachteten Augenblicken hatten. Vielleicht können Sie bei der Durchsicht von Fotos erkennen, ab wann sich Ihr Gesichtsausdruck verändert und was sich zu diesem Zeitpunkt in Ihrem Leben ereignet hat. Möglicherweise erkennen Sie, dass dieser Gesichtsausdruck längst nicht mehr Ihren inneren Zustand widerspiegelt oder das auch noch nie getan hat. Dann ist es Zeit, dass Sie lernen, sich zu entspannen. Denn jeder Gesichtsausdruck kostet sie Muskelkraft und damit Energie. Finster zu schauen, braucht 43, zu lächeln nur 17 Gesichtsmuskeln. Und: Lachen ist gesund, auch für Ihr Immunsystem (siehe dazu auch Seite 41), und es gibt Ihnen eine deutlich bessere Ausstrahlung.

Und wie sieht es mit Ihrer Körpersprache aus? Wie sieht es mit Ihrer Haltung aus? Haben Sie eine eher gebückte Haltung? Ziehen Sie Ihre Schultern nach vorn, den Kopf quasi ein? Oder machen Sie sich gerade? Ist Ihr Blick klar und fest oder sehen Sie Menschen eher vorsichtig von unten an? Sie brauchen kein Spezialist zu

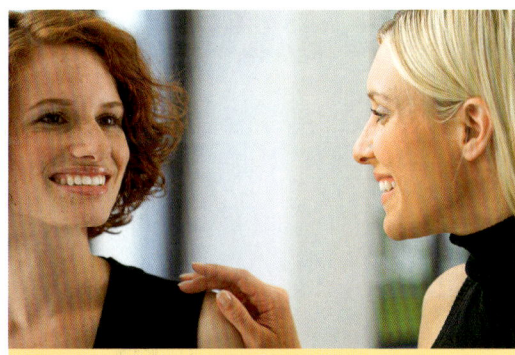

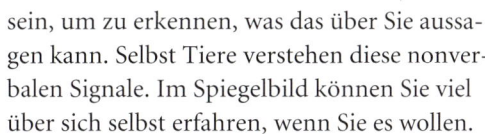

*3  Die rothaarige Frau wirkt offen und fröhlich, weil sie lächelt und Augenkontakt bietet.*

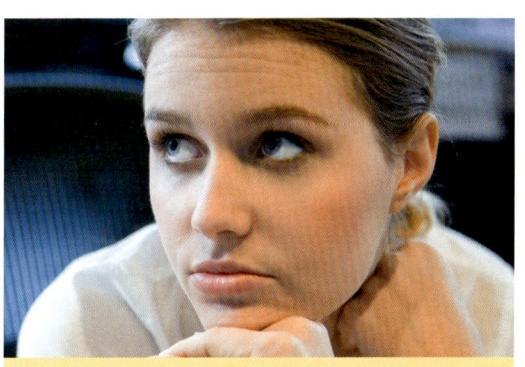

*1  Dieses Gesicht zeigt deutlich: Hier macht sich jemand sorgenvolle Gedanken.*

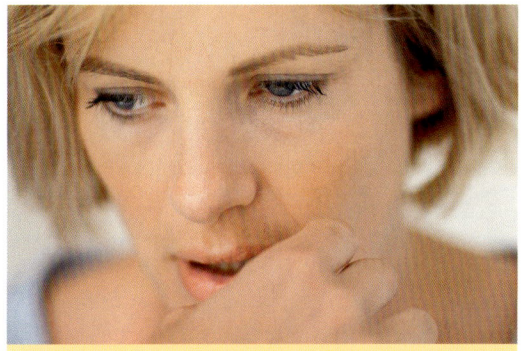

*2  Blick von unten, gerunzelte Stirn – die junge Frau wirkt abwartend, fast ängstlich.*

sein, um zu erkennen, was das über Sie aussagen kann. Selbst Tiere verstehen diese nonverbalen Signale. Im Spiegelbild können Sie viel über sich selbst erfahren, wenn Sie es wollen.

## SCHRITT 7: HÖREN SIE AUF DEN EIGENEN WIDERSTAND

Kennen Sie das Phänomen, dass Sie das Verhalten eines Menschen oder die Person an sich so richtig auf die Palme bringen? Immer und immer wieder? Während Ihr Umfeld eher mit den Schultern zuckt und sich fragt, warum Sie sich eigentlich so aufregen? Wann immer Ihnen das passiert, haben Sie die Chance, etwas sehr Wichtiges über sich selbst zu lernen. Warum? Es gibt genau zwei Möglichkeiten, warum „so viel Strom auf der Leitung ist", warum eine Eigenschaft, eine Verhaltensweise Sie „auf 180 bringt":

1. Sie finden etwas an der Person oder ihrem Verhalten in sich wieder, etwas was Sie an sich selbst nicht mögen.
2. Sie würden genau diese Eigenschaft oder diese Fähigkeit selbst gern besitzen.

Das werden Sie jetzt unter Umständen als kompletten Unsinn bezeichnen, doch warten Sie bitte, bevor Sie innerlich den „Rollladen runterlassen". Wie regt einen manchmal das „Laissez-faire" (französisch = lasst machen/ lässig sein) anderer Menschen auf, besonders wenn diese auch noch von Konsequenzen ihres Verhaltens verschont bleiben. Wieso kann die Kollegin immer wieder die Abgabetermine überschreiten, unvollständige Arbeit abgeben und darüber dann auch noch mit einem Lächeln hinweggehen? Und der Chef? Lässt sich einwickeln und nichts passiert – während Sie zur Not auch Nachtschichten schieben, um Ihre Termine einzuhalten und hervorragende Ergebnisse zu erzielen? Jetzt werden Sie sagen, Ihnen geht es nur um die Gerechtigkeit – aber Hand aufs Herz: Eigentlich würden Sie es sich doch auch gern ein wenig leichter machen im Leben, stimmt's? Ihnen kommt nur immer wieder Ihr ausgeprägtes Pflichtbewusstsein in die Quere. Wenn Sie doch endlich mal ihre hohen Ansprüche, besonders die an sich selbst herunterschrauben könnten ... Kommt Ihnen so etwas bekannt vor? Nein? Das gibt es auch umgekehrt: Man regt sich über die 150-prozentige Kollegin auf, die immer alles so ernst nimmt und einem ewig das Gefühl gibt, minderwertig zu sein. Steckt da nicht vielleicht die Sehnsucht dahinter, selbst ein wenig disziplinierter und ehrgeiziger zu sein? Nun, überlegen Sie doch mal, wo bei Ihnen „Strom drauf ist", und anschließend geht es darum, aus der Abwertung eine Wertschätzung zu machen: Der Kollegin endlich die Bewunderung zu zeigen, die man eigentlich tief im Inneren fühlt; und sich selbst ernst zu nehmen, zu akzeptieren, dass man gern ein paar Anteile davon hätte, die man bei anderen neidvoll erlebt. Damit können Sie sich selbst entlasten, sich selbst leichter

so nehmen, wie Sie nun eben einmal sind? Eben nicht perfekt ...

## SCHRITT 8: ÜBERNEHMEN SIE VERANTWORTUNG FÜR SICH SELBST

Kennen Sie das Phänomen, immer wieder in bestimmte Situationen oder an bestimmte Menschen zu geraten? So nach dem Motto: Immer verliebe ich mich in Partner, die bindungsunfähig oder sogar verheiratet sind! Immer wieder bleibt die Arbeit an mir hängen! Immer bin ich an allem schuld! Sie fühlen sich ausgeliefert, vom Schicksal benachteiligt? Das scheint tatsächlich so zu sein und es bringt zunächst auch viel Mitgefühl der Umwelt mit sich; der eigene Anteil an dem immer wiederkehrenden Muster aber ist nicht sichtbar, weil nicht sein kann, was nicht sein darf – wer beschert sich allen Ernstes selbst Unglück? Eine ganz klassische Falle.

Im Abschnitt „Glückliche Seele – gesunder Körper" (Seite 42-51) ist uns dieses Thema schon begegnet: Stellen Sie sich doch einmal die scheinbar verrückte Frage: „Wie mache ich es, dass ich z. B. immer wieder an bindungsunfähige Partner gerate?" Nichts passiert allein aus sich heraus. Selbst wenn diese Menschen den ersten Schritt gemacht haben, gab es etwas in Ihnen, das eine Weiterentwicklung der Beziehung auch nach dem ersten Kennenlernen zugelassen hat, etwas, das Sie schon kennen, was Ihnen vertraut ist. Könnte es nicht einfach sein, dass Sie selbst Angst vor einer festen Bindung haben und durch die Auswahl Ihrer Partner nur Ihre eigene Angst vor Nähe bedienen? Der sozialen Anerkennung können Sie sich dabei sicher sein, weil es ja nicht an Ihnen, sondern an den vermeintlich neurotischen Partnern liegt, die geradezu darauf lauern, sich wieder an Sie heranzumachen.

## DER HEIMLICHE LUSTGEWINN

Bei derartigen Fallen können Sie sich z. B. folgende Fragen stellen: Welche Signale und Botschaften haben Sie überhört? An welchem Punkt haben Sie sich kompromissbereit gezeigt, obwohl Ihr Bauch Ihnen schon etwas anderes gesagt hat? Wo haben Sie sich für das vermeintlich kleinere Übel entschieden? Wo sind Sie leicht verführbar? Helfen Sie gern, mögen Sie es, gebraucht zu werden? Sind Sie vielleicht stolz darauf, bescheiden zu sein und keine großen Ansprüche zu stellen? Genießen Sie es beispielsweise, einzuspringen und zu retten, wenn eine Situation schon verfahren scheint?

Nun ist die Arbeit einmal mehr an Ihnen hängen geblieben und Sie sitzen noch um elf Uhr abends im Büro, während Ihre Kolleginnen längst bei ihren Familien zu Hause sind – was war denn da? War es das gute Gefühl zu wissen: Ohne mich geht es halt doch nicht? Oder war es Ihnen wichtig, das Arbeitsergebnis nach ihren Maßstäben zu gestalten? Haben Sie unbewusst gehofft, den Kolleginnen ein schlechtes Gewissen durch Ihren besonderen Einsatz zu bereiten? War das wichtiger als Ihre eigenen Bedürfnisse?

Was ist der heimliche Lustgewinn am Problem, der Ihnen vielleicht wichtiger ist als eine Lösung? Wenn Ihnen ein Problem präsent ist und es sich dauerhaft nicht abstellen lässt, liegt das sicher nicht an Ihrer fehlenden Lösungskompetenz, auch nicht daran, dass es keine Lösung gibt. Nur daran, dass Sie sich für etwas anderes entschieden haben oder auch keine Entscheidung treffen wollen.

## ENTWEDER – ODER

Sie wollen immer pünktlich zu Hause sein? Sie möchten sich nicht auch noch daheim Gedanken um Ihren Job machen? Gleichzeitig wollen Sie etwas erreichen, zeigen, was Sie können? Sich einbringen? Aufsteigen? Mehr Geld verdienen? Dann befinden Sie sich in einem klassischen Dilemma. Da hilft nur eins: Schrauben Sie entweder Ihre Erwartungen in Bezug auf Ihren Job oder in Bezug auf Ihre Freizeit herunter. Setzen Sie Prioritäten, treffen Sie eine Entscheidung für das eine oder das andere und leben Sie mit den Konsequenzen. Damit beenden Sie Ihr Leben im ständigen Spagat, Ihre Frustration und Ihr Opferdasein. Die Engländer sagen „you can´t eat the cake and keep it" – also essen Sie den Kuchen ODER heben Sie ihn auf.

## SCHRITT 9: DEFINIEREN SIE IHRE ZIELE

Schon Konfuzius sagte: „Wer nicht weiß, wo er hin will, wird niemals ankommen." Nicht wenige Menschen haben schon in der Kindheit verpasst zu lernen, was sie wollen. Wer einen eher autoritären Erziehungsstil erlebt hat, in einer Großfamilie aufgewachsen ist oder zwei voll berufstätige Elternteile hatte, wo also wenig Raum war, um auf individuelle Bedürfnisse einzugehen, hat man mitunter nicht gelernt, seine eigenen Wünsche zu formulieren oder überhaupt zu erkennen. Solche Familien bringen allerdings andere wertvolle Kompetenzen hervor, wie Anpassungsfähigkeit und Rücksichtnahme. Das sei nur erwähnt, damit hier nicht der Gedanke von besser oder schlechter aufkommt.

Doch zurück zu den Zielen: Viele Erwachsene wissen auch nach längerem Nachdenken nicht, was sie eigentlich wollen, und nehmen das, was sich ihnen bietet. Die Fähigkeit, daraus eine Zufriedenheit zu entwickeln, ist sehr wertvoll, doch tatsächlich sind viele Menschen unzufrieden mit ihrem Leben, möchten vielleicht etwas ändern, wissen aber nicht recht, wie. Das wird auch nicht gehen, solange sie nicht wissen, wo sie lieber wären.

Wissen Sie eigentlich, was Sie von sich und Ihrem Leben erwarten? Wie es sein soll? Was Ihnen guttäte? Vielleicht kommt auch nach einigem Nachdenken noch keine konkrete Antwort wie z. B., ich möchte in einem kleinen Dorf im Landkreis Garmisch wohnen. Aber sicher können Sie schon die näheren Umstände beschreiben. Wenn es z. B. um einen Job geht: Will ich alleine oder im Team arbeiten? Täglich am Schreibtisch sitzen oder eine Mischung von vor Ort und unterwegs? Will ich Kontakt zu Kunden haben oder mich lieber allein mit schwierigen Themen befassen? Oder beides? Stellen Sie sich möglichst viele Fragen und sammeln Sie die Antworten. Und wenn Sie dann wissen, was Sie wollen, machen Sie einen Plan: Was, wie, mit wem, bis wann und wo? Je genauer, desto besser. Seien Sie so konkret wie möglich, aber auch immer offen dafür, den Plan zu überarbeiten, wichtig ist, dass Sie dranbleiben.

## SCHRITT 10: ÜBERPRÜFEN SIE IHRE LEBENSBEDINGUNGEN

Obwohl die Arbeitszeit für uns Menschen immer kürzer wird, empfinden wir die uns zur Verfügung stehende Freizeit als immer geringer. Faktisch hat jeder Mensch 24 Stunden pro Tag zur Verfügung für Arbeit, Schlafen, Freizeit, und doch hört man immer öfter, ich habe keine Zeit für Sport oder das Lesen, Freunde zu treffen oder in die Sauna zu gehen. Woran liegt das?

Wie sieht es mit Ihrer persönlichen Zeitbilanz aus? Haben Sie das Gefühl zu leben oder werden Sie von Ihrem Leben gelebt? Wofür hätten Sie gern (mehr) Zeit?

## DEN JOB WECHSELN ODER IHN AKZEPTIEREN?

Im Radio wird oft die verbleibende Zeit bis zum Wochenende gezählt, Menschen erzählen in den Seminaren in der Vorstellungsrunde erleichtert, dass sie noch 421 Tage arbeiten müssen, bevor sie endlich in den Ruhestand gehen können. Ist das nicht erschreckend? Wie schlimm muss es sein, wenn man die Arbeitszeit, die während der Woche doch immerhin den größten Teil unserer wachen Zeit ausmacht, quasi nur „überlebt". Dabei geht es doch auch anders: Erleben wir nicht täglich auch die fröhlichen, gut gelaunten Zugschaffner oder Servicekräfte in der Gastronomie oder auch Arzthelferinnen, die alle ihren Job durchaus zum Traumjob machen, ihm möglichst viel Freude abgewinnen wollen und diese von ihren Kunden, Gästen und Patienten dann auch gespiegelt bekommen?

Leider gibt es auch die anderen Beispiele, Menschen, die in ihren Berufen so unglücklich sind, dass sie ganz krank davon werden. Wie geht es Ihnen mit Ihrem Job? Wollen Sie sich etwas anderes suchen, vielleicht sogar erst einmal zu schlechteren monetären Bedingungen? Beispiele dafür gibt es genug, etwa Angie Sebrich, die ihren hoch bezahlten, prestigeträchtigen Job als Pressesprecherin des Musikfernsehsenders MTV aufgab, um auf 1200 m Höhe in Bayern eine Jugendherberge zu führen (lesen Sie hierzu bitte das Interview auf Seite 162). Es geht aber auch anders herum: Denken Sie etwa an Joschka Fischer, der vom Taxifahrer ohne Studium und Ausbildung zum Außenminister wurde, oder an Petra Roth, die ihren Job als Arzthelferin an den Nagel hing, um Oberbürgermeisterin von Frankfurt am Main zu werden. Das ist zu weit gegriffen? Wie wäre es dann, den jetzigen Job etwas mehr zu genießen?

## EIGENHEIM UND KINDERWUNSCH

Ein weiterer wichtiger Einfluss auf unser Lebensgefühl hat die Partnerschaft. Tut sie Ihnen gut oder kostet sie eher Kraft? Fühlen Sie sich geliebt, verstanden und unterstützt? Leben Sie mit dem Menschen, der Ihnen eine seelische Heimat bietet oder kämpfen Sie täglich gegen den Feind in Ihrem Bett? Ähnelt Ihre Beziehung eher einem Schlachtfeld, einer Schulbank oder einem Kuriositätenkabinett? Oder vielleicht besteht Ihr verständliches Leid darin, keine zu haben? Drückt Sie die Einsamkeit? Sind Sie der einzige Single im Kreis der vielen Paare und Familien in Ihrem Freundeskreis? Viel Stabilität und Lebensfreude vermag eine intakte Familie zu geben. Doch wenn das Leben in der Familie einfach nur noch eine unerträgliche Belastung ist? Wenn es keinen echten Kontakt mehr gibt und Sie nur noch Finanzier oder Haushaltshilfe sind oder gar beides? Fragen Sie sich ehrlich einmal: Leben Sie tatsächlich Ihr Leben, oder ergibt sich eins nach dem anderen, weil es eben alle so machen? Hatten Sie eigentlich mal einen konkreten Plan – gemeinsam mit Ihrem Partner, der auch richtig ausgesprochen und nicht nur stillschweigend angenommen wurde? War Ihr Wunsch nach einem Haus wirklich Ihr persönlicher Wunsch, oder zahlen Sie jetzt einen hohen Preis durch Unfreiheit, Finanzsorgen und Mehrarbeit, um die hohen Kosten zu decken? Haben Sie überhaupt noch Zeit, Ihr Heim zu genießen vor lauter Arbeit, um es zu bezahlen? Und alles nur, weil alle im Freundeskreis ein Eigenheim haben? Haben Sie sich darüber überhaupt Gedanken gemacht? Haben Sie mal ausgerechnet, dass Sie das Eigenheim mit Zinsen fast den doppelten Kaufpreis kostet? Und wäre es nicht erholsamer und billiger, vier Wochen im Jahr 5-Sterne-Urlaub zu machen, statt das Ferienhaus in der Toskana

abzubezahlen, das Sie auch nicht öfter im Jahr sehen? Ist ein Kind wirklich das Richtige für Sie oder geht es nicht eher darum, mit der besten Freundin gemeinsam die jeweiligen Kinder aufwachsen zu sehen, wie Sie es sich schon in der Kindheit geschworen haben? Geben Sie ein Vermögen für diverse Versuche aus, mittels künstlicher Befruchtung schwanger zu werden, und riskieren dabei sogar Ihre Gesundheit, weil Kinder einfach dazugehören? Von den psychischen Belastungen einmal abgesehen. Haben Sie bedacht, was das für Ihre Partnerschaft und Ihren Alltag bedeutet? Leben Sie überhaupt noch mit Ihrem Partner oder dreht sich nur noch alles darum, ein Kind zu bekommen? Ist das alles wirklich das, was Sie wollen oder dachten Sie das nur? Wollten Sie wirklich das dritte Kind, oder war es nur Ihr Partner, der sich noch ein kleines Mädchen gewünscht hat? Oder stürzen Sie sich gerade in eine tolle Karriere, die Ihnen viel Anerkennung bringt, auch wenn Sie dafür eine Partnerschaft und gar Kinder schlichtweg vergessen können? Machen Sie Ihren Kindern wirklich eine Freude, wenn Sie sich voll in Ihren Job hängen, um der Familie ein gutes Leben zu bieten, selbst aber viel zu selten bei Ihrer Familie sein können? Prüfen Sie anhand solcher Fragen, wie sehr das Leben, das Sie führen, Ihnen selbst tatsächlich entspricht, erlauben Sie sich einen kritischen Blick ohne schlechtes Gewissen. Lösen Sie sich von den Erwartungen Ihrer Umwelt und dem, was Ihnen soziale Anerkennung oder gar Bewunderung verspricht. Hören Sie ganz tief in sich hinein, lauschen Sie Ihrer inneren Stimme. Leben Sie wirklich Ihr Leben? Nein? Dann ändern Sie es oder wenigstens Ihre Einstellung dazu. Wenn die Stimme sagt, dass alles in Ordnung ist: Glückwunsch! Suchen Sie dann nur nicht das Haar in der Suppe!

## SCHRITT 11: ÜBERPRÜFEN SIE IHRE BEZIEHUNGEN

Wann immer es im Miteinander mit anderen Menschen hakt, wir uns unwohl fühlen, kann das verschiedene Gründe haben, beispielsweise, jemand ist arrogant und rücksichtslos oder er entschuldigt und rechtfertigt sich andauernd. Doch so unterschiedlich die Verhaltensweisen sind, die nerven und das Leben vergiften – es steckt immer dasselbe dahinter. Was also haben Arroganz, Imponiergehabe, Selbstlob, ständige Kritik, Abwertungen, Drohungen, Machtspiele, Rücksichtslosigkeit, Intrigen, Sturheit, Rechthaberei, Egoismus oder auch ständiges Rechtfertigen, Entschuldigen, Nachgeben, Aufgeben miteinander zu tun? Ganz einfach: All das basiert auf einem gering ausgeprägten Selbstwertgefühl.

### WIE KOMMT DER SELBSTWERT IN DEN „POTT"?

Die amerikanische Therapeutin und Mitbegründerin der Systemischen Familientherapie, Virginia Satir hat einmal von einem Pott gesprochen, den jeder von uns in sich hat und der mit Selbstwertgefühl gefüllt ist. Der Selbstwert sind die Gefühle sich selbst gegenüber, die zumeist unbewusst bleiben. Dieser Pott ist schon von Geburt an bei jedem unterschiedlich gut gefüllt, das hat genetische Gründe. Der Inhalt dieses Potts hängt jedoch zu einem großen Teil auch mit den individuellen Erfahrungen eines Menschen zusammen. Wie hat jemand sich in seiner Kindheit gefühlt? Wurde das Kind von seinen Eltern als wertvoll und „gut, so wie es ist" gesehen? Wurde es unterstützt und hat es Vertrauen erlebt? Oder war das Kind unerwünscht, wurde vielleicht ständig kritisiert und abgewertet? Eine Klientin im Coaching hat z. B. berichtet, dass ihr Vater häufig zu ihr sagte: „Nimm dich nicht so wichtig!" Ihm war die Tochter offenbar auch nicht so wichtig, er hatte nie Zeit oder Interesse für sie, hatte ihr kaum etwas zugetraut und sie ständig kritisiert. Wenn etwas in ihrem Leben schiefging, war seine Botschaft nur: „Das habe ich doch gleich gesagt …" Die Mutter sagte ihr manchmal in der Wut: „Du bist hässlich und dumm, kein Wunder, dass niemand etwas mit dir zu tun haben will!" Als kleines Kind glaubt und vertraut man den Eltern und übernimmt so deren Bild von sich unbewusst als das eigene. Und so hat diese Frau sehr wenig Selbstwert in ihrem Pott.

Ebenfalls einen großen Einfluss auf den Selbstwert hat die Tatsache, dass Erwachsene hohe Leistungsansprüche an sich und auch an ihre Kinder haben. Anerkennung, Wertschätzung und damit Liebe erhalten solche Kinder nur dann, wenn sie außergewöhnlich gut und fleißig sind. Auch diese Menschen haben nicht die Ursicherheit, „gut und richtig" zu sein, so wie sie sind. Die Wertschätzung der Eltern dieser Kinder ist immer an Leistung geknüpft und muss daher ständig neu erworben werden. Das Selbstwertgefühl auch dieser Personen ist eher gering ausgeprägt, selbst wenn es sich mit dem daraus erwachsenen Ehrgeiz meist um sehr erfolgreiche und selbstbewusste Menschen handelt.

### STÄNDIGES AUF UND AB

Es gibt Faktoren, die den Pegel dieses „Potts" ständig variieren lassen: Hat mich meine Chefin gerade gelobt? Hat eine junge Frau an der Ampel mit mir geflirtet? Bin ich gerade zum Partner in einer Kanzlei ernannt worden? Oder habe ich gerade mit einer lebensbedrohlichen Krankheit zu kämpfen? Hat mich mein Mann oder meine Frau betrogen? Habe ich gerade einen fürchterlichen Ausschlag im

## INFO

| Steigert den Selbstwert | Reduziert den Selbstwert |
|---|---|
| Persönliche Aufwertung | Persönliche Abwertung |
| Lob, Anerkennung | Kritik, Ignoranz |
| Respekt | Dominanz |
| Sieg, Erfolg | Misserfolg, Verlust |
| Freude | Angst, Wut, Sorge, Kummer |
| Stolz | Selbstkritik |
| Liebe | Verachtung |
| Partner, Familie, Freunde | Einsamkeit, Ausgrenzung |
| Natur | Ödnis, Lärm |
| Glückserlebnisse | Niederlagen |
| Sicherheit | Unsicherheit, Bedrohung |
| Reichtum | Armut |
| Gesundheit, Vitalität | Krankheit, Einschränkung |
| Attraktivität | Körperliche Makel |

Gesicht? Oder fühle ich mich gerade stark und sicher, obwohl es gar keinen Grund dafür gibt? All die kleinen und großen Freuden und Sorgen lassen den Pegel nach oben steigen bzw. nach unten sacken – und das täglich oder gar stündlich.

## DER SCHÖNE SCHEIN

Im Laufe des Lebens machen wir Erfahrungen, welche die Botschaften unseres Selbstwertes überlagern können. Hat nun die o. g. Klientin trotz der Botschaften ihrer Eltern und dem eigenen geringen Selbstwertgefühl positive Erfahrungen gemacht, hat sie z. B. Erfolg, ist sie eine hübsche Frau geworden und hat vielleicht sogar einen Menschen gefunden, dem sie sehr wohl wichtig ist, dann entwickelt sich daraus ein Selbstbewusstsein. Auch der Leistungsmensch, der sich durch seinen Ehrgeiz viel Erfolg und auch Macht erarbeitet hat, wirkt unter Umständen sehr sicher und dominant. So können Menschen, die einen geringen Selbstwert empfinden, durchaus sehr selbstbewusst auftreten, und genau darin liegt die Falle für die Mitmenschen.

## EIN TEUFELSKREIS SETZT SICH IN GANG

Gehen wir zurück zu den unerquicklichen Verhaltensweisen. Tritt jemand sehr dominant auf, kritisiert und präsentiert seine Vorzüge recht glaubhaft, dann können solche Personen mitunter sehr einschüchternd wirken oder, wenn sie es übertreiben, auch einfach nur unsympathisch oder gar lächerlich.
Stellen Sie sich eine Kollegin vor, die ständig ihre eigenen Ideen durchboxt, vielleicht sogar Ihre als die eigenen verkauft, Ihnen ständig das Gefühl gibt, inkompetent zu sein, Ihre Fehler öffentlich anprangert und ständig an Ihnen herummeckert. Eine sehr menschliche Reaktion auf eine solche Person ist doch Gegenangriff und Konkurrenz, oder nicht? Und genau das führt zur Eskalation, entwickelt sich zu einem Teufelskreis und verschlechtert die Situation dramatisch. Warum? Ganz einfach, weil die Ursache für das Verhalten Ihrer Kollegin ein geringer Selbstwert ist. Wenn Sie diese Kollegin angreifen, sie ebenfalls kritisieren, sie infrage stellen oder sogar bloßstellen, sinkt deren Selbstwert noch stärker und daraus resultiert wiederum noch mehr Aggressivität in Ihre Richtung.

## INFO

| Sichtbares Verhalten | Botschaft | Geheimer Plan |
|---|---|---|
| Macht präsentieren, angeben | Schaut mal, wie reich, erfolgreich und mächtig ich bin. | Es soll jeder sehen, dass ich wichtig und gut bin. |
| andere Menschen abwerten | sich selbst erhöhen | Ich möchte sicher sein, dass ich besser bin als andere. |
| Kritik | Ich weiß es besser, habe einen besseren Geschmack. | Jeder soll wissen, wie kompetent, schlau und weltgewandt ich bin. |
| ständige Tipps | Andere brauchen meine Hilfe. | Ich möchte gebraucht werden, suche Nähe. |
| Schimpfwörter, Beleidigungen | Du bist das Letzte. | Ich muss jetzt um mich schlagen, sonst verliere ich. |
| drohen | Ich kann dich bestrafen, ich habe die Kontrolle. | Angriff ist die beste Verteidigung, sonst muss ich die Waffen strecken. |
| kontrollieren, spionieren | Mir entgeht nichts, mir kann keiner etwas vormachen. | Ich kann niemandem trauen, deshalb behalte ich die Kontrolle. |
| Rache, Intrigen | Mit mir nicht, das wirst du büßen. | Ich muss dich unschädlich machen, sonst muss ich zugeben, dass du mich getroffen hast. |
| sich ständig entschuldigen | Ich bin schuld, ich werde mich bessern. | Wenn ich lieb bin, werde ich gemocht. |
| Witze auf eigene Kosten, Selbstentwertung | Ich bin selbstkritisch, kann über mich lachen. | Lieber mache ich mich selbst klein, dann haben die anderen vielleicht Beißhemmung. |
| aufopfern, übermäßige Hilfsbereitschaft | Ich helfe gern. | Wenn ich nicht helfe, werde ich nicht gemocht, gebraucht, bin nichts wert. |
| lügen, betrügen | Ich mache mit dir, was ich will. | Ich will besser dastehen, als ich bin. |
| Arroganz | Ich bin besser, wertvoller als du. | Ich muss den Menschen klarmachen, dass ich etwas Besonderes bin. |
| Hintergehen | Ich mache, was ich will. | Wenn ich hier nicht trickse, muss ich mich auseinandersetzen und unterliege. |
| Sturheit | Ich setze mich durch. | Wenn ich nicht aufpasse, muss ich noch klein beigeben. |
| Macht beweisen | Ich kann dich kontrollieren. | Ich habe Angst, die Kontrolle zu verlieren, deshalb setze ich meinen Willen autoritär durch. |

## EMOTIONEN NEHMEN ÜBERHAND

Hinter jeder Aggression steckt in Wahrheit Angst und Unsicherheit. Wie beim Kugelfisch oder beim Pfau – wenn Gefahr droht, macht sich das Tier größer, als es ist, um mögliche Feinde einzuschüchtern. Wenn Ihr Hund sich verletzt im Gebüsch verkriecht und Sie wollen ihn retten, kann es sein, dass er nach Ihnen schnappt. Der Hund ist in Panik und missversteht die sich nähernde Hand als weitere Bedrohung. Der Verstand ist ausgeschaltet, die Emotionen übernehmen die Kontrolle. Das ist bei uns Menschen genauso. Wer sich aufplustert oder in Abwehrhaltung geht, andere gar bedroht, hat in Wahrheit Angst. Wer andere erniedrigt, will sich selbst erhöhen, um sich wieder sicherer zu fühlen. Wer fremde Ideen als die eigenen verkauft, wer konkurriert, fühlt sich einfach nur bedroht, hat Angst, dem anderen nicht gewachsen zu sein. Wer hat nicht schon im Streit mit dem Partner, dem Kind oder anderen Menschen, die einem wichtig sind, die Beherrschung verloren? Hat plötzlich gedroht, verletzt? Hat Schimpfwörter benutzt, von denen man bisher nicht mal wusste, dass

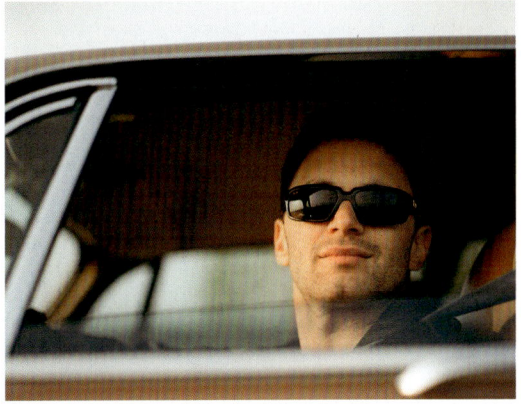

*Hinter schicken Sonnenbrillen und tollen Autos steckt sich oft ein geringer Selbstwert.*

man sie kennt? Das passiert auch dem besonnensten und ruhigsten Menschen, wenn man sich einfach nicht mehr anders zu helfen weiß, sich missachtet, missverstanden, ungeliebt, ausgenutzt und handlungsunfähig fühlt. Wenn man anscheinend keine Kontrolle mehr über die Situation oder Person hat. Hinterher schämt man sich vielleicht, dabei war es nur Angst und Unsicherheit, die in Aggression umgeschlagen ist. Was hinter den jeweiligen Verhaltensweisen wirklich steckt, lesen Sie in der Tabelle auf S. 138.

Hier sehen Sie: Hinter jedem dysfunktionalen Verhalten steckt weder Bosheit, Selbstlosigkeit und schon gar nicht Übermacht – sondern blanke Bedürftigkeit. Versuchen Sie, die Bedürftigkeit Ihres Gegenübers zu sehen, dann ist Ihr Gegenüber nicht mehr so bedrohlich. Alle Menschen kochen nur mit Wasser: Wer wirklich überdurchschnittlich begabt, mächtig, intelligent, wohlhabend oder gebildet ist und einen guten Selbstwert empfindet, ist eher unauffällig und bescheiden. Es gibt keinen Grund, anderen Menschen gegenüber Angst oder Minderwertigkeit zu empfinden. Wer eine große Show abzieht, ist einfach nur bedürftig. Wenn Sie es diesem Menschen mit gleicher Münze heimzahlen oder ihn sogar der Lächerlichkeit preisgeben, wird der Selbstwertpegel nur geringer und seine Aggression nimmt zu. Versuchen Sie es mit dem Gegenteil: Zeigen Sie Ihrem Gegenüber Ihre Wertschätzung, vertrauen Sie, loben Sie, geben Sie recht, stellen Sie Vorzüge des anderen heraus, begeben Sie sich auf Augenhöhe, treten Sie bescheiden auf. Das soll kein toller Trick sein, sondern aus einer ehrlichen Haltung heraus geschehen – weil wir alle Menschen sind und weil wir selbst auch manchmal bedürftig sind. Und vor allem, weil kämpfen so viel Kraft kostet.

Wenn Sie sich dabei ertappen, dass sich bei Ihnen eines der oben beschriebenen Verhaltensmuster einschleicht: Schauen Sie, was Sie wirklich brauchen, und bitten Sie darum, sorgen Sie dafür, dass Ihr Selbstwertpegel wieder steigt, seien Sie gut zu sich, verwöhnen und belohnen Sie sich, z. B. mit einem wohltuenden Bad oder einem schönen Konzert. Was macht Sie wirklich gerade so angreifbar? So bedürftig? Legen Sie auch bei Ihren Mitmenschen die Kritik-und-Besserwisser-Brille beiseite, sorgen Sie dafür, dass deren Selbstwertpegel steigt, loben Sie, sagen Sie öfter das Zauberwort „Danke", kümmern Sie sich um andere, seien Sie großzügig. Sehen die das Gute im anderen. Ihr Bonus sind die schönen Erlebnisse mit den Menschen um Sie herum. Versuchen Sie es doch einmal! Es lohnt sich!

## SCHRITT 12: ACHTEN SIE AUF DIE VERSTECKTEN BOTSCHAFTEN

Wir sind geschult, unser Gehirn, unseren Verstand zu nutzen – doch die besten Argumente, die ausgefeilteste Rhetorik helfen gerade in Konfliktsituationen überhaupt nichts. Auch wenn es um ganz klare Sachverhalte geht, die sichtbar und nachvollziehbar sind, gibt es keine Einigung. Da hält jemand noch immer an seiner Behauptung fest, auch wenn die Beweise auf dem Tisch liegen, dass es doch anders ist. Haben Sie sich einmal überlegt, warum das so ist? Ganz einfach: In der Kommunikation – und nicht nur dort – spielt die Sachebene nur eine untergeordnete Rolle.

### ACHTUNG: EISBERG!

Jeder kennt mittlerweile das „Eisbergmodell", das das Verhältnis von Sachebene und Beziehungsebene in der Kommunikation widerspiegelt: Die kleine sichtbare Spitze über Wasser

(die Sachebene) und der unsichtbare, gefährliche und vor allem viel größere Teil (die Beziehungsebene) unter Wasser.

Nur etwa zu 20% spielt sich Kommunikation auf der Sachebene ab, wie z. B. „die Ausgaben sind höher als unsere Einnahmen". Der überwiegende Teil von etwa 80% befindet sich auf der Beziehungsebene bzw. im Reich der Ge-

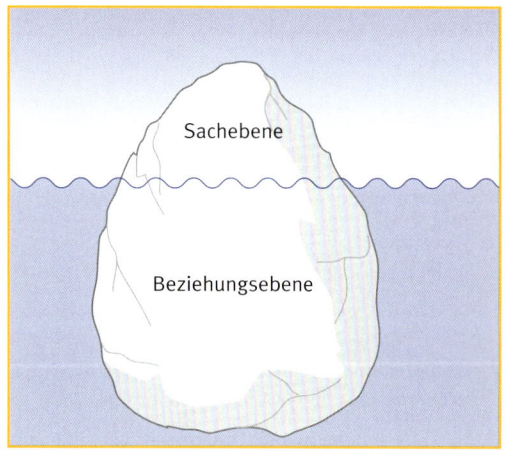

fühle: „Ich habe Angst, dass wir Schulden auftürmen", „Ich möchte auch so ein tolles Auto haben wie unsere Freunde", „Wenn du so viel Geld ausgibst für Klamotten, darf ich ja wohl auch ein tolles Auto fahren", „Wer so hart arbeitet wie ich, hat ja auch ein Recht, mal was für sich selbst auszugeben", „Mit dem Sportwagen willst du doch nur anderen Frauen imponieren", „Was du noch nicht weißt, ist, dass da noch eine große Rechnung für einen Plasmafernseher reinflattert, den ich neulich bestellt habe". All das könnte unter der sachlichen Aussage liegen, die ausgesprochen wird, während der emotionale Teil nur zu erahnen ist: Scheinbar spricht ein Paar in diesem Beispiel darüber, dass gespart werden muss („Die

Ausgaben sind höher als unsere Einnahmen"). Tatsächlich geht es jedoch um Angst vor Verschuldung, um Ansehen, um fehlende gegenseitige Wertschätzung, um Gerechtigkeit, um Geheimnisse, um Eifersucht, Neid und Missgunst und vieles mehr. Allerdings eher versteckt.

Im privaten Bereich ist es schon schwer zu erkennen, welche Emotionen im Hintergrund eine Rolle spielen, noch schwieriger wird es im Bereich der Gesellschaft und im Beruf. Gerade Führungskräfte haben irgendwann gelernt, ihre Emotionen möglichst zu verstecken – zum einen, weil sie annahmen, dass es sich im Geschäftsleben eben so gehört, zum anderen, weil sie sich ihrer Umgebung angepasst haben. Doch Emotionen lassen sich nicht abstellen.

## FATALE DOPPELBOTSCHAFTEN

Eine übliche Methode, seine Gefühle zu bändigen: Ich unterdrücke sie – dann erscheine ich kalt und mechanisch. Das macht anderen Menschen Angst, macht echten zwischenmenschlichen Kontakt schwierig und mich damit einsam. Außerdem haben Sie in diesem Buch bereits erfahren, wie sich unterdrückte Emotionen negativ auf die Gesundheit auswirken. Oft führt dieses Phänomen auch in die Sucht, um mit Alkohol, Tabletten oder Ähnlichem, die Gefühle einfach abzustellen. Der Versuch, seine Gefühle zu bändigen, klappt in Wahrheit jedoch nicht, denn das, was ich denke und fühle, sucht sich immer seinen Weg: durch meine Gesten, meine Stimme, meine Augen, meine Worte und meine Handlungen. Manchmal steht das, was meine Worte sagen, auch in krassem Gegensatz zu dem, was ich nonverbal (also durch meinen Tonfall, meine Formulierungen und vor allem durch meine Körpersprache) zum Ausdruck bringe: Wenn ich mit verschränkten Armen und erns-

tem Gesicht einem Besucher die Eingangstür verstelle und ihm mit monotoner Stimme sage: „Wie schön, dass Sie uns einen Überraschungsbesuch abstatten!" – dann sind das komplett gegenläufige Botschaften, ist das eine sogenannte „Doppelbotschaft". Die tatsächlichen Gefühle des Gastgebers haben sich unbewusst auch hier ihren Weg gesucht: Durch die ernste Mimik, die Formulierung „Überraschungsbesuch", durch das Versperren des Eingangs und durch die wenig freudige Stimme. Achten Sie doch einmal darauf, wie Sie selbst kommunizieren: Sind Ihre Botschaften übereinstimmend, also kongruent? An welcher Stelle sind Sie „höflich" – also wie einst bei Hofe, nicht natürlich? Und wo passt es wirklich? Die nonverbale Kommunikation ist die einzige, in der nicht oder nur sehr schwer gelogen werden kann. Wenn Sie bei sich oder anderen entdecken, dass verbal und nonverbal unterschiedliche Aussagen gemacht werden, achten Sie mehr auf die Emotionen, die Körperhaltung, die Mimik, den Blick, die Stimme, die Handlung, die Körpersprache und nicht so sehr auf die Worte.

## EMOTIONEN SIEGEN

Der einzig gesunde und wirksame Weg, mit seinen Gefühlen umzugehen, ist, ihnen einen angemessenen Platz einzuräumen. Sie erinnern sich an die amerikanische Präsidentschaftswahl? Barack Obama hatte sich nicht gescheut, ehrliche (!) Emotionen zu zeigen, öffentlich Tränen über den Tod seiner Großmutter zu vergießen. Er hatte die Menschen emotional berührt und das führte zu Wertschätzung und Verehrung und letztlich zu einem fulminanten Sieg. Bei dieser Wahl ging es nicht so sehr um sachliche Inhalte, sondern Barack Obama konnte das Vertrauen seiner Landsleute gewinnen.

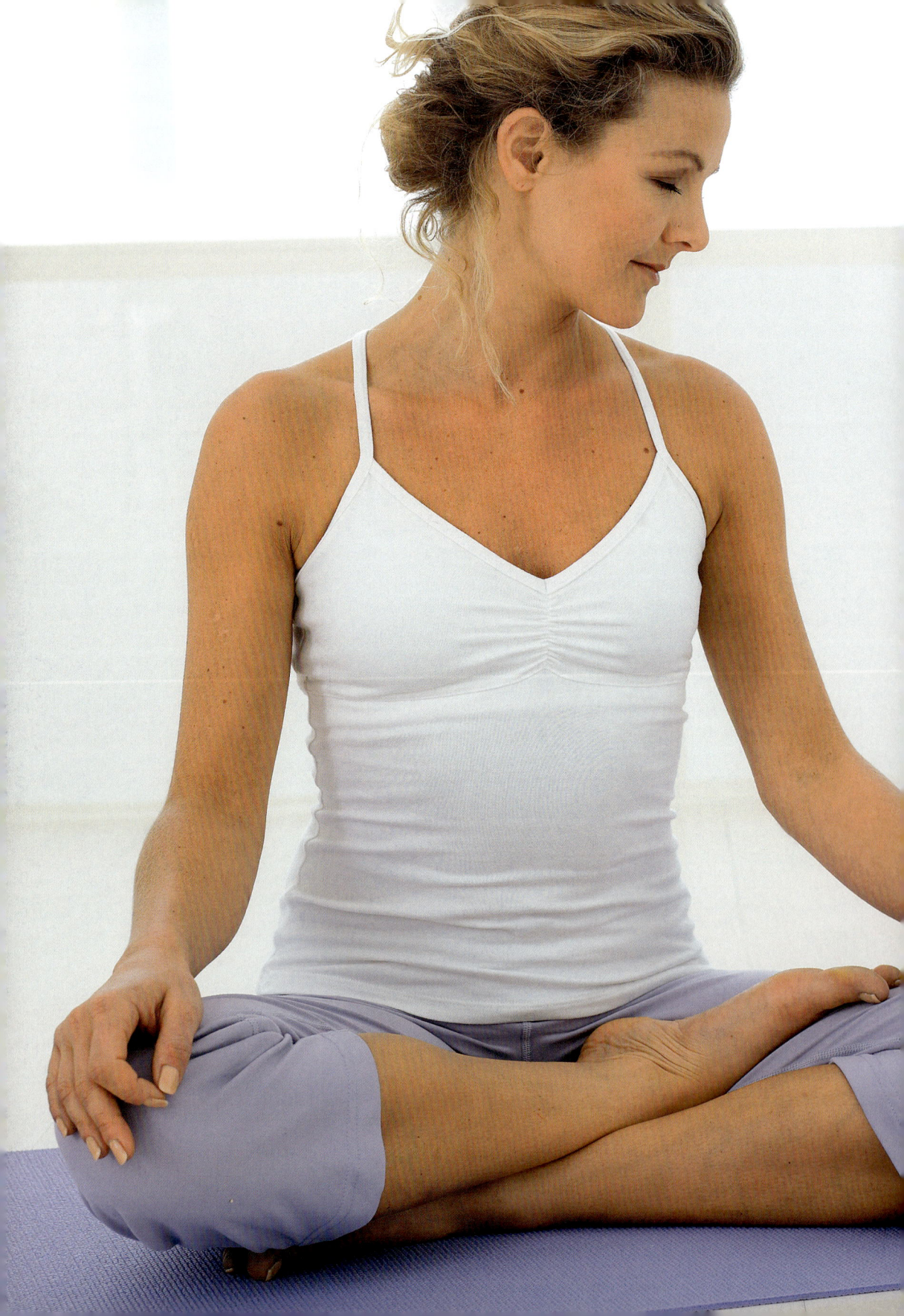

# Die be-währten PNI-Module

Sie haben die Tests gemacht und sind Ihren Problemen und Schwachstellen auf die Spur gekommen? Herzlichen Glückwunsch! In diesem Kapitel erhalten Sie nun typgerechte Tipps für Ihren weiteren Weg zu Gesundheit und Vitalität.

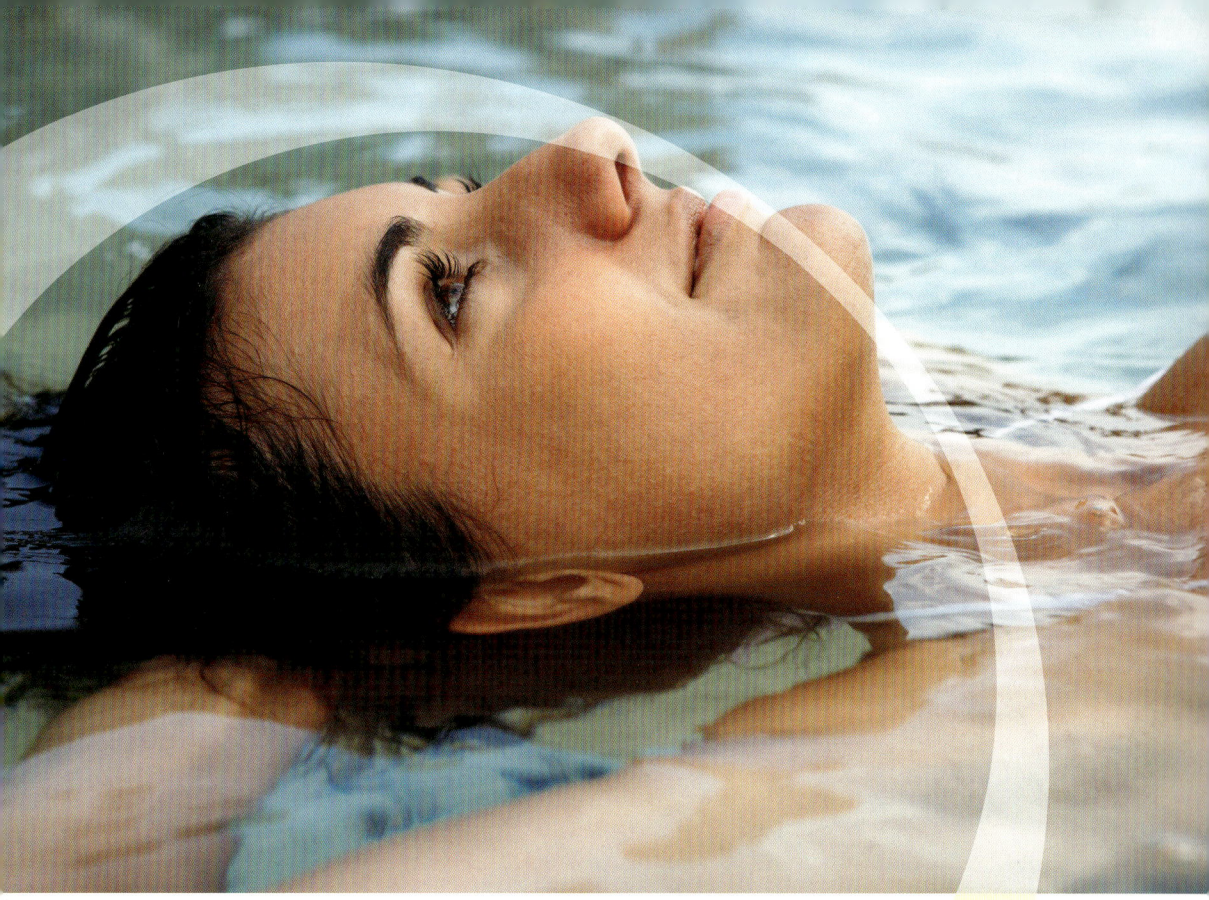

# Stärkung für Körper, Geist & Seele

SIE WOLLEN GESUNDHEIT und Wohlbefinden verbessern oder erhalten? Hier erfahren Sie, mit welchen Mitteln Sie Ihr Immunsystem, aber auch Ihr seelisches Gleichgewicht ausbalancieren können: Zum einen stehen Ihnen bzw. Ihrem Arzt zahlreiche Wirkstoffe zur Verfügung, die dazu eingesetzt werden können – etwa Vitamine, Mineralstoffe und pflanzliche Mittel. Informieren Sie sich hier, was allgemein und speziell für Ihren PNI-Typ hilfreich ist. Zum anderen erhalten Sie in diesem Abschnitt Tipps und Ratschläge, durch welches Verhalten Sie Ihr Seelenheil und Ihre Geisteshaltung positiv beeinflussen können. Lassen Sie sich mit den folgenden Behandlungsvorschlägen und Maßnahmen wieder auf harmonischen Kurs steuern und bringen Sie Ihr Körper-Geist-Seele-System ins Gleichgewicht. Bei größeren Gesundheitsproblemen wenden Sie sich aber bitte an Ihren Arzt!

## ● TIPPS FÜR DEN GEBREMSTEN TYP

Für Sie sind vor allem Maßnahmen wichtig, die Sie körperlich und seelisch wieder richtig in Schwung bringen und die Schwächen ausgleichen, die Ihr gebremstes Immunsystem und Ihre gedämpfte psychische Verfassung mit sich gebracht haben. Bei Ihnen geht es also aus psychoneuroimmunologischer Sicht darum, Ihrem Körper aktivierende Substanzen zuzuführen, die den Stoffwechsel ankurbeln, die Ihre Immunzellen und -stoffe aktivieren und die Nerventätigkeit sowie die Psyche stabilisieren.

### POWER FÜR DAS IMMUNSYSTEM

Zur körperlichen Leistungsverbesserung sind nach Absprache mit Ihrem behandelnden Arzt folgende Präparate für Sie empfehlenswert:
› Vital- und Mikronährstoffpräparate zur Anregung der Immunzellbildung. Sie enthalten wichtige Vitamine, Spurenelemente, Mineralstoffe, essentielle Fettsäuren und sekundäre Pflanzenstoffe (z. B. die antioxidativen Vitamine A, C und E oder Spurenelemente wie Zink und Selen, essentielle Fettsäuren wie Omega 3, Pflanzenstoffe wie Lutein, Resveratrol und Lycopin), die alle ganz zentrale Aufgaben im Abwehrsystem haben.
› Pflanzlich-homöopathische Mittel zur sanften hormonellen Regulation des Sexualhormon-Regelkreises.
› Sogenannte Immunmodulatoren von Ihrem Arzt, die Sie, je nach Beschwerdebild, über mehrere Wochen einnehmen können und die ähnlich wie eine Schluckimpfung wirken.
› Sie können sich von Ihrem Arzt eventuell auch Mistelinjektionen verabreichen lassen. Extrakte der Mistel – die ja auch in der komplementären Krebsbehandlung mit Erfolg angewandt werden – wirken nachgewiesenermaßen auf das Immunsystem stimulierend und entfalten zusätzlich einen stimmungsaufhellenden Effekt. Es ist in der Medizin durchaus üblich und auch medizinisch sinnvoll, manche Medikamente im sogenannten „off-label use", also außerhalb ihrer eigentlichen Zulassung anzuwenden. Der Arzt entscheidet.
› Wenn Sie unter häufigen Harnwegs- oder Vaginalinfekten leiden, können Ihnen Immunpräparate aus abgetöteten Bakterien, die selbst keine Infektion auslösen, aber Ihrem Immunsystem wichtige Informationen über die „feindlichen" Krankheitsauslöser geben, helfen.
› Bei häufigen Entzündungen im Körper bewähren sich auch Enzympräparate, um entzündungsbedingte Stoffwechselprodukte schneller abzubauen und den Heilprozess zu beschleunigen (z. B. Ananasenzyme).
› Sollten Sie von depressiven Verstimmungen betroffen sein, kann eine Behandlung mit der Heilpflanze Johanniskraut Linderung bringen. Johanniskrautpräparate gibt es in Form von Dragees, Tabletten, Kapseln oder auch als Teezubereitung in der Apotheke. Sie sollten über einen längeren Zeitraum eingenommen werden, mindestens sechs Wochen. Vorsicht: Viele Pflanzenpräparate (Phytopharmaka) haben auch ernst zu nehmende unerwünschte Wirkungen, z. B. erhöht Johanniskraut bei manchen Patienten die Lichtempfindlichkeit. Sprechen Sie also zuerst mit Ihrem Arzt.
› Um die Gefahr von belastenden Infektionskrankheiten zu bannen, sollten Sie auf eine gute Infektprophylaxe achten. Lassen Sie sich von Ihrem Arzt bezüglich einer Grippeimpfung beraten.
› Achten Sie auf hohe Luftfeuchtigkeit in Ihren Wohnräumen (mindestens 50 Prozent), lüften Sie Ihr Schlafzimmer immer gut durch und schlafen Sie eher in einem kühlen Raum.

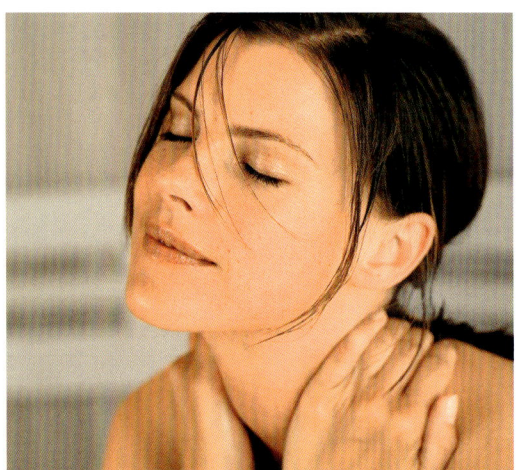

*Saunabesuche regen Kreislauf, Stoffwechsel und das (gebremste) Immunsystem an.*

> Stärken Sie Ihre Abwehrkräfte außerdem mit sogenannten roborierenden (abhärtenden) Maßnahmen wie z.B. Kneippschen Wasseranwendungen. Wassertreten beispielsweise ist eine bewährte hydrotherapeutische (griech. hydro = Wasser) Maßnahme, um das Immunsystem zu aktivieren, den Körper gegen Infekte zu wappnen und zusätzlich den Kreislauf in Schwung zu bringen. Durch den „Storchengang" im kalten Wasser – den Sie übrigens ohne Probleme auch in der eigenen Badewanne durchführen können – wird über Nerven-

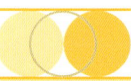

**TIPP**

Vergessen Sie nicht, Ihren Impfschutz zu überprüfen, und lassen Sie gegebenenfalls Auffrischimpfungen vornehmen, damit Ihre spezifische Abwehr gegen gefährliche Infektionskrankheiten aktiv ist.

reize das Immunsystem stimuliert, die Durchblutung in den Gefäßbahnen angekurbelt und es gelangen mehr Nährstoffe und Sauerstoff zu den Organen. Auch regelmäßige morgendliche Wechselduschen, regelmäßige Saunagänge und Dampfbäder erfüllen diesen Zweck.

## ENCOURAGING FÜR DIE SEELE

Von seelischer Seite betrachtet ist für Sie das zentrale Thema, mehr Selbstvertrauen zu gewinnen. In der Coaching-Sprache wird dies als „Encouraging" bezeichnet (aus dem Englischen, encourage = ermuntern, ermutigen). Visionieren Sie sich in ein neues Leben voller Aktivität, erweitern Sie Ihre Horizonte, setzen Sie sich Ziele und übernehmen Sie mehr Verantwortung für sich selbst. Machen Sie es wie Michael und suchen Sie gezielt nach Auswegen aus der Einsamkeit und Isolation, indem Sie sich einen kleinen Freundeskreis schaffen, öfter etwas zusammen unternehmen und auch gemeinsam Sport treiben. Wussten Sie, dass Sportvereine neben den klassischen Sportarten wie Fußball auch Kurse wie z.B. Yoga und Wirbelsäulengymnastik anbieten und damit eine günstige Alternative zum Fitness-Club darstellen? Oder wie wäre es mit einem Kochkurs oder der Idee, eine Sprache zu lernen oder aufzufrischen? Die Volkshochschulen bieten ein schier unerschöpfliches Angebot. Das macht Spaß und Sie knüpfen Kontakte zu Menschen, die gleich zu Anfang schon einmal dieses Interesse mit Ihnen teilen. Vielleicht ist auch Angelikas Strategie, sich neue Betätigungsfelder zu suchen und eine ehrenamtliche Tätigkeit zu übernehmen, etwas für Sie? Auf alle Fälle wird es Ihnen guttun, sich nicht länger in den eigenen vier Wänden zu verkriechen und zu warten, bis jemand auf Sie zukommt. Werden Sie selbst aktiv – auch in Ihrer Partnerschaft und Ihrer Familie. Machen

Sie Vorschläge, bringen Sie Ideen ein, ergreifen Sie die Initiative. Sie werden erstaunt sein, wie positiv das auf Ihr Umfeld wirkt. Möglicherweise hegen Sie ja auch schon länger einen Traum – ein Musikinstrument zu lernen, einen Mal- oder Tanzkurs zu belegen? Schreiten Sie zur Tat und verwirklichen Sie diesen Traum! Sie sollen ja kein Profi werden! Vertrauen Sie Ihren eigenen Kräften und jenen, die von außen zu Hilfe kommen. Und die kommen mit Gewissheit. Denn – das haben Sie in diesem Buch ja schon erfahren – mit der eigenen Geisteshaltung ziehen Sie immer die Energien an, die Sie selbst in sich tragen und nach außen strahlen. Also ab jetzt lautet Ihre Devise: Positiv denken, offen sein und selbst ans Ruder gehen!

## ✳ TIPPS FÜR DEN ÜBERAKTIVEN TYP

Ihnen tut alles gut, was Ihren Körper und Ihre Seele in etwas ruhigere Gewässer führt. Denn psychoneuroimmunologisch gesehen sind Sie der Typ, der seinen Organismus auf Hochtouren laufen lässt und an seine Leistungsgrenzen bringt. Vor allem Ihr übersteigertes Immunsystem benötigt dringend Beruhigung und Ausgleich.

### RUHE FÜR NERVEN UND IMMUNSYSTEM

Von ärztlicher Seite empfehlenswert sind für Sie vor allem Präparate, welche die körpereigenen Stresshormone regulieren, für innere Balance sorgen und die Neigung des Immunsystems zu überschießenden Reaktionen (Allergien) bremsen. Hier helfen Ihnen spezielle pflanzliche Mittel zur Stimulation der Nebennierentätigkeit und Steigerung der körpereigenen Cortisolproduktion.

› Ägyptisches Schwarzkümmelöl ist ein ausgezeichnetes Naturprodukt, das Ihr Immunsystem auszugleichen vermag. Es wird traditionell bei überschießenden Immunreaktionen und allergischen Symptomen angewandt. Die Inhaltsstoffe des Schwarzkümmels, vor allem der hohe Anteil an Linol- und Gamma-Linolensäure greifen unterstützend in unseren Immunapparat ein, indem sie einerseits die Synthese bestimmter Immunregulatoren fördern, andererseits die Aktivität entzündungsauslösender Substanzen unterdrücken.

› Ein wichtiger Inhaltsstoff des Rotweins ist Resveratrol. Er dient dem Schutz vor aggressiven Sauerstoffradikalen, die besonders bei überschießenden Immunreaktionen entstehen, und hilft, vorzeitige zelluläre Alterungsprozesse zu bremsen. Den wertvollen Inhaltsstoff gibt es auch in Kapselform.

› Eine bewährte Substanz gegen allergische Reaktionen ist Lapachotee: Der Hauptwirkstoff Lapachol stabilisiert das Abwehrsystem und hemmt überschießende Reaktionen. Sie können Lapachol entweder als Tee oder äußerlich auf Kompressen und Umschlägen bei allergischen Hautreaktionen anwenden.

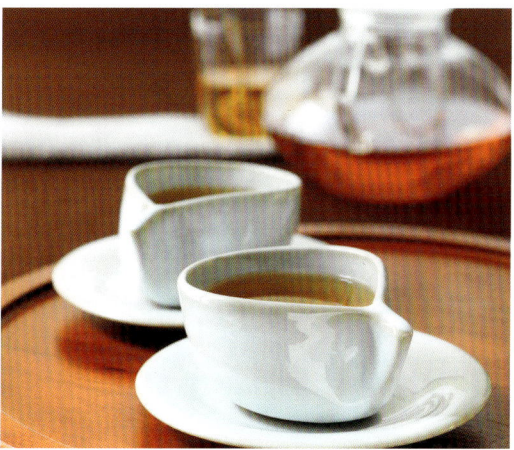

*Lapacho- und Rotbuschtee gleichen ein überaktives Immunsystem aus.*

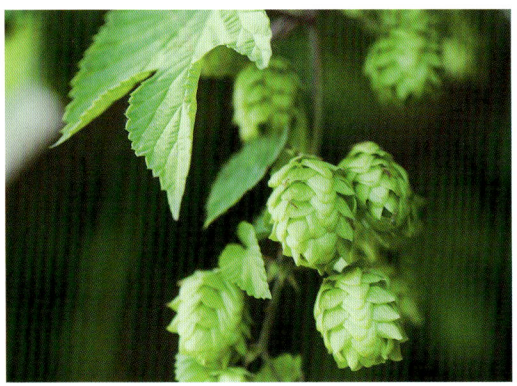

*Echter Hopfen hat eine beruhigende Wirkung – 2007 war er Arzneipflanze des Jahres.*

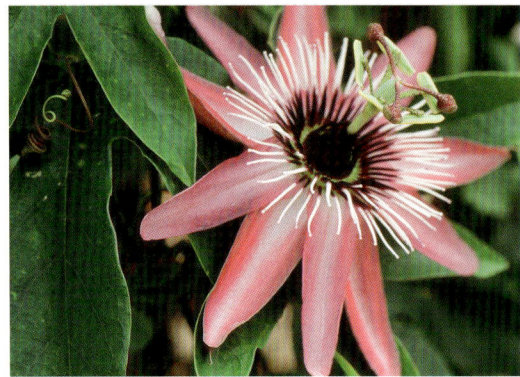

*Auch Blätter und Stängel der exotischen Passionsblume enthalten beruhigende Wirkstoffe.*

› Als hilfreich erweist sich Rotbuschtee: Seine Inhaltsstoffe wirken modulierend auf das Immunsystem, sodass es weniger reizempfindlich wird. Auch auf das vegetative Nervensystem wirkt Rotbuschtee beruhigend, sodass beispielsweise Juckreiz gemildert wird. Trinkkuren mit drei bis vier Tassen täglich über sechs bis acht Wochen empfehlen sich für Patienten mit Allergien wie chronischem Nesselausschlag.

› Wenn Sie unter stärkeren allergischen Reaktionen wie zum Beispiel akutem Heuschnupfen leiden, müssen Sie eine Zeit lang auch zu klassischen Antihistaminika greifen.

› Eine bewährte Methode, um Allergien zu behandeln, ist die Hyposensibilisierung. Dieses Verfahren muss von einem erfahrenen Allergologen durchgeführt werden und ist in einigen Fällen sehr erfolgreich.

› Auch von sogenannten alternativen Behandlungsmethoden werden gute Erfolge von Patienten beschrieben, etwa durch die

• Eigenbluttherapie – entnommenes eigenes Blut wird mit naturheilkundlichen Mitteln oder Sauerstoff angereichert und dem Körper dann wieder zugeführt,

• enzympotenzierte Desensibilisierung (EPD) eine Kombination der Hyposensibilisierung mit einem Enzymgemisch,

• die Bioresonanztherapie – eine Methode, die Störungen über den elektrischen Hautwiderstand erfasst und behebt,

• die Holopathie – ein ganzheitliches Verfahren zur Aktivierung der Selbstheilungskräfte mit computergesteuerter Diagnose und naturheilkundlicher Therapie.

› Um Nahrungsmittelunverträglichkeiten und Nahrungsmittelallergien herauszufinden, lassen Sie bei einem Allergologen oder Immunologen einen IgE/IgG-Antikörpertest durchführen. Damit lassen sich Nahrungsmittelunverträglichkeiten ausfindig machen, was Ihnen hilft, Ihre Ernährung umzustellen und die entzündungsauslösenden Allergene in Zukunft zu meiden.

› Für den inneren Ausgleich und zur Harmonisierung Ihres Nervensystems haben sich pflanzliche Beruhigungsmittel wie Hopfen, Baldrian, Melisse oder Passionsblume bewährt. Sie gibt es als Einzel- oder auch Kombipräparate in der Apotheke oder in Drogeriemärkten.

## COCOONING FÜR DIE SEELE

Bezüglich Ihrer psychischen Verfassung sollten Sie sich fortan an das Motto halten: In der Ruhe liegt die Kraft! Denn Sie wissen ja nun, dass Ihr hoher Leistungsanspruch und Ihre Neigung, sich zu verausgaben und zu überfordern, Ihnen die Probleme beschert haben. Machen Sie es wie die Schmetterlingsraupen, schützen und nähren Sie Ihre Seele – in einem in Ihrem Fall virtuellen – Kokon, in dem Sie sich geborgen und aufgehoben fühlen. Die Coaching-Experten bezeichnen dies als Cocooning. Schaffen Sie sich Inseln der Ruhe und des Rückzugs. Orte, an denen Sie Ihre Seele baumeln lassen können, weder Handy noch Festnetztelefon permanent klingeln und niemand ständig etwas von Ihnen will. Muten Sie sich weniger zu, setzen Sie sich weniger Ziele, dafür aber mehr Grenzen, die Sie vor der Vereinahmung durch andere schützen. Grenzen, die Ihnen den Raum geben, um Ihre Ressourcen wieder aufzufüllen und neue Kraft zu tanken. Eine ganz wichtige Frage heißt: Was brauche ICH jetzt gerade? Spüren und hören Sie in sich hinein, denken Sie mehr über Ihre Befindlichkeit nach und sprechen Sie ruhig

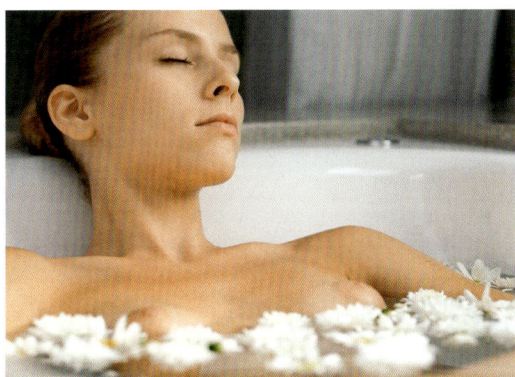

*Rückzug und Entspannung – so lautet das „Seelenmotto" des überaktiven Immuntyps.*

auch aus, wie es Ihnen geht. Wellness- und Entspannungsanwendungen sind genau das Richtige für Sie: Massagen, Aromabäder, Rund-um-Wohlfühlprogramme für Körper und Seele. Alle asiatischen Entspannungstechniken wie z. B. Yoga, Meditation oder Qi Gong sind grundsätzlich besonders gut für Sie geeignet (aber davon bitte nur eine, die dafür aber gut und konsequent). Lassen Sie es sich richtig gut gehen!

## TIPPS FÜR ALLE TYPEN

Von körperlicher Seite sind alle Mittel und Maßnahmen empfehlenswert, welche die verschiedenen Schaltstellen des Organismus – Organe, Nerven, Stoffwechsel, Immunsystem – allgemein stärken.

### ENTGIFTEN UND REINIGEN

In diesem Zusammenhang spielen auch Entgiftungs- und Reinigungsprozesse eine Rolle, die für jeden Typus von Bedeutung sind, um die körperliche Vitalität wiederherzustellen und einen guten Gesundheitszustand zu erhalten.

> Zur Stärkung Ihrer Nerven eignet sich Ginseng auf hervorragende Weise. Die asiatische Heilwurzel weckt zusätzliche Energieressourcen und bringt die Leistungskraft zurück. Für starke Nerven sorgen außerdem die Vitamine aus dem B-Komplex. Auch die Aminosäuren L-Lysin und Glutamin sind reine Nervennahrung (in Aminosäurepräparaten). L-Lysin vertreibt Konzentrationsschwäche und Müdigkeit, Glutamin verbessert den Stoffwechsel Ihrer grauen Zellen.

> Für die Verdauung ist eine Entsäuerung mit basischen Stoffen wichtig, zum Beispiel speziellen Basendrinks. Außerdem: viel, viel trinken, am besten Kräutertee und stilles Mine-

ralwasser. Zwei bis drei Liter am Tag sind ein Muss, um den Organismus richtig durchzuspülen. Eine Regenerationskur für Ihren Darm, mit den „guten" probiotischen Bakterien Lactobacillus und Bifidobakterien, baut eine angeschlagene Darmflora wieder auf. Auch Myrrhenextrakt hilft bei einem gereizten Darm: Die Natursubstanz lindert Entzündungszustände und macht den Darm wieder aufnahmefähiger für alle wichtigen Nährstoffe.

› Die Leber ist unser wichtigstes „Entgiftungsorgan". Der Gesundheitscocktail für die Leber besteht aus Mariendistel, Artischocke und Löwenzahn. Mariendistel enthält den Wirkstoff Silymarin. Er schützt die Leberzellen und regt die Bildung neuer Zellen an. Artischockenextrakt kurbelt die Fettverdauung an, fördert den Gallenfluss und hilft, toxische Stoffe schneller abzubauen. Die Bitterstoffe des Löwenzahns bringen ebenfalls die Gallentätigkeit in Schwung und wirken kräftig beim Entgiften mit. Alle Heilpflanzen gibt es als Saft, Dragees oder Teezubereitungen in der Apotheke. Sehr zu empfehlen sind Kombipräparate, die neben Heilkräutern Vitamine (v. a. aus der B-Gruppe) und Spurenelemente enthalten.

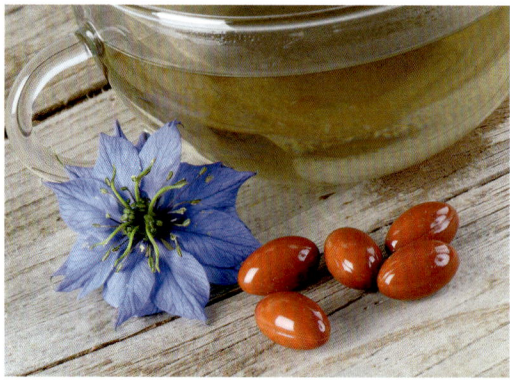

*Pflanzenwirkstoffe und Mikronährstoffe stellen eine sinnvolle Nahrungsergänzung dar.*

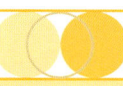

**TIPP**

Seien Sie vorsichtig im Umgang mit Genussmitteln! Hören Sie mit dem Rauchen auf, schränken Sie Ihren Kaffeekonsum auf zwei bis drei Tassen pro Tag ein, und achten Sie darauf, nicht zu viel und nicht regelmäßig Alkohol zu trinken!

› Zum Reinigen des Blutes eignen sich vor allem traditionelle Teemischungen aus Wacholderfrüchten, Brennnessel, Birke, Koriander und Mate. Folsäure ist unter anderem wichtig für die Blutbildung und sollte zur Nahrungsergänzung zusammen mit den B-Vitaminen eingenommen werden (ca. 400 Mikrogramm pro Tag).

› Der Lymphfluss wird wirkungsvoll mit pflanzlichen, homöopathischen Komplexmitteln angeregt. Diese Präparate erhalten Sie als Tropfen, Tabletten oder Dragees in der Apotheke.

## YOGA FÜR IMMUNSYSTEM UND PSYCHE

Eine ausgezeichnete Methode, um zu entspannen und zu innerer Ruhe zu finden, ist Yoga. Mit dem folgenden Interview und den Übungen ab Seite 152 stellen wir Ihnen eine spezielle Yoga-Form und sehr wirkungsvolle Yoga-Übungen vor, die Ihr Immunsystem und Ihre Seele stärken.

Übrigens: Auch wenn viele Yoga noch in der stark esoterischen Ecke vermuten: Die heilsame Wirkung ist längst wissenschaftlich nachgewiesen und Prominente wie z. B. Ursula Karven, Madonna und Sting haben Yoga schon vor Jahren salonfähig gemacht (auch für Männer).

## INTERVIEW  INNERE HEILUNG, GEISTIGES WACHSTUM

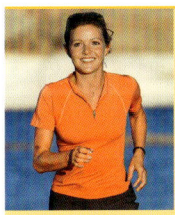

*Sonnia Höffken – Internationale Kundalini-Yoga-Lehrerin (Amrit Nam Sarovar School), Ski Teacher (ISIA), Frankreich/Schweiz*

**Was ist Kundalini Yoga?**

Kundalini Yoga ist eine traditionelle, uralte Yoga-Technik und Gesundheitswissenschaft, die lange nur mündlich an sogenannte „Würdige" weitergegeben wurde. Erst vor circa 40 Jahren wurden die Kriyas (Übungsreihen) und Meditationen durch Yogi Bhajan (Gründer von „Yogi Tee") im Westen und der ganzen Welt bekannt gemacht. Kundalini Yoga ist auf innere Heilung, geistiges Wachstum und Lebensfreude ausgerichtet. Es geht nicht nur um eine Straffung und Dehnung des Körpers, das ist sozusagen eher eine angenehme Nebenwirkung.

**Und was ist das Besondere an Kundalini Yoga?**

Die Übungsreihen im Kundalini Yoga sind in sich geschlossene Sets (Kriyas), die immer ein bestimmtes Wirkungsziel für Körper und Geist verfolgen. Alle Einzelübungen und auch die Meditationen sind so aufeinander abgestimmt, dass ein maximaler Effekt erreicht wird und gleichzeitig das energetische Gleichgewicht immer ausgewogen bleibt. Sie sind damit mehr als eine bloße Aneinanderreihung von Yoga-Positionen: Man kann gezielt an sich arbeiten. Ganz besonders nützlich sind die vielen kleinen praktischen Übungen, die man fast jederzeit in den Alltag einbauen kann.

**Passt diese Yoga-Form überhaupt zu unserem westlichen Lebensstil?**

Ja, unbedingt, denn Kundalini Yoga arbeitet besonders intensiv an den „Schwachpunkten"

unserer heutigen Zeit. Beim weitverbreiteten Burn-out z. B. ist das gesamte Körpersystem so aus dem Gleichgewicht, dass keine innere „Kommunikation" mehr stattfinden kann, es kommt zu einem körperlich-seelischen Kurzschluss sozusagen. Mit speziellen Kriyas des Kundalini Yoga kann man nicht nur so manche Symptome lindern, sondern der gesamte Organismus pendelt sich wieder ein. Allerdings sind die einzelnen Übungen nicht immer bequem, oder das, was man allgemein als „entspannend" empfindet. Die Wirkung danach ist aber umso größer! So lernt man übrigens auch, mit äußeren Unbequemlichkeiten lockerer umzugehen.

**Wie sind Sie zum Kundalini Yoga gekommen?**

Ich selbst kam vor etwa zehn Jahren über einen Bandscheibenvorfall zum Yoga. Nach über einem Jahr Physiotherapie und Rehabilitation waren die Beschwerden immer noch vorhanden, eine Operation wollte ich jedoch unbedingt vermeiden! Dazu kamen Probleme mit dem Schlaf, Unruhe, das Übliche. Per Zufall kam mir ein Flyer in den Briefkasten, auf dem ein neuer Yoga-Kurs angekündigt war. Meine erste Stunde dort war schon sehr eigenartig und auch ziemlich befremdend. Aber – irgendwas hat mich gepackt. Nach kürzester Zeit waren die Rückenschmerzen weg, sogar bei extremen Sportarten wie Skifahren! Schließlich fing ich an, mich mit den Energiezentren und den korrespondierenden Lebensthemen zu beschäftigen, und so wurden die Zusammenhänge des inneren und äußeren Lebens immer offensichtlicher.

**Kennen Sie vielleicht einen spektakulären Fall, der die Wirkung von Kundalini Yoga zeigt?**

Nun, was ist spektakulär? Der Bandscheibenvorfall, der nicht operiert wurde? Endlich ein norma-

*Fortsetzung auf Seite 152*

## INTERVIEW (Fortsetzung)

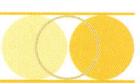

les Schlafverhalten und kein Heuschnupfen mehr? Oder der Kreuzbandriss, mit dem ich Buckelpiste und Steilhänge fahre? Eine Frau, die an chronischem Erschöpfungssyndrom leidet und dennoch ein anstrengendes Übungsset lächelnd durchzieht? Ein Geschäftsmann, der zum ersten Mal etwas „nur" für sich macht? Eine magersüchtige junge Frau, die bei einem Berg & Yoga-Wochenende herzhaft isst?

In meinem Unterricht erlebe ich jeden Tag kleine „Spektakel". Alleine zu beobachten, wie sich der Gesichtsausdruck beim Üben von verbissenkämpferisch zu sanft-entschlossen ändert, lässt erkennen, dass man auf diesem Weg Blockaden lösen kann. Ich erlebe Veränderungen im privaten und beruflichen Umfeld, sehe jeden Tag, wie man wachsen kann. Auch in meinem eigenen Leben merke ich, wie viel sich ändert, und je länger ich

Yoga praktiziere, desto mehr habe ich das Gefühl, dass noch viel mehr Potenzial in mir steckt. Und wenn es anstrengend wird, nehme ich das viel leichter an und lasse auch den Emotionen ihren Raum.

**Welche Tipps haben Sie für die Anwendung zu Hause?**

Kein Leistungsdruck! Sei dankbar für jede Herausforderung, die dir gestellt wird, auch wenn sie unangenehm und anstrengend wirkt. Jedes Üben ist ein erstes Mal, jeder Atemzug ist anders, d.h., jede Yoga-Stunde (zu Hause oder im Kurs) ist etwa Neues, versuche dich zu spüren, immer wieder. Und sei nie ärgerlich, wenn du meinst, heute hättest du nicht „richtig" geübt. Halte dich weitgehend an die Vorgaben, gehe an deine Grenzen, aber nie darüber hinaus. Du wirst sehen, sie weichen zurück, du wächst.

Wie Sie auf Seite 149-150 bereits gelesen haben, sind für ein funktionierendes Immunsystem besonders ein gesunder Darm, Entgiftung durch regelmäßige Darm- und Blasenentleerung sowie ein guter Stoffwechsel nötig. Die folgende Kriya (Übungsreihe) besteht aus zehn Asanas (Übungen) und ist besonders auf die Stärkung der Abwehr ausgerichtet. Passen Sie Ihr persönliches Tempo so an, dass Sie die Asanas noch bewusst und fließend ausführen können.

1 Setzen Sie sich auf Ihre Fersen und strecken Sie die Arme über Ihrem Kopf. Drücken Sie die Handflächen aneinander. Atmen Sie ein, halten Sie den Atem an und bewegen Sie Ihren Bauch in zügigem gleichbleibendem

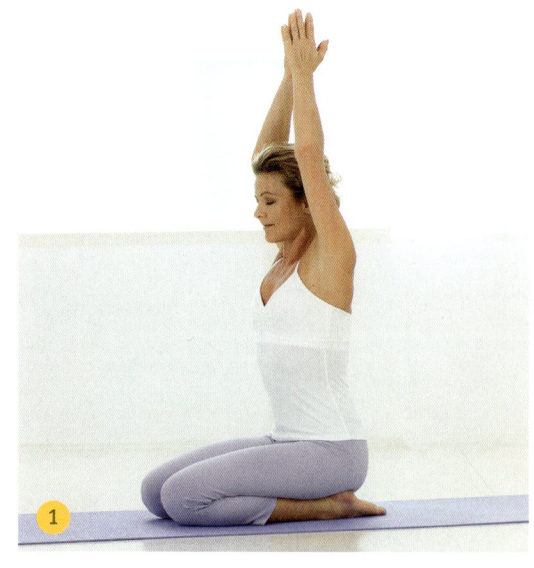

Rhythmus kraftvoll nach innen an die Wirbelsäule und wieder nach außen. Atmen Sie aus und beginnen Sie beim nächsten Einatmen wieder neu. Am Ende atmen Sie genussvoll ein und aus; lösen Sie die Haltung und entspannen Sie sich.

> **Dauer:** 1-3 Minuten
> **Wirkung:** regt die Verdauung an; Massage für die Bauchspeicheldrüse

**2** Im Fersensitz verschränken Sie Ihre Hände auf Herzhöhe vor Ihrer Brust zum „Bärengriff". Halten Sie die Arme waagerecht. Nun amten Sie tief ein und ziehen dabei die Hände so fest wie möglich auseinander. Atmen Sie aus und lösen Sie den Griff. Beim nächsten Einatmen wiederholen Sie die Übung. Am Ende atmen Sie genussvoll ein und aus; lösen Sie die Haltung und entspannen Sie sich.

> **Dauer:** 1-3 Minuten
> **Wirkung:** Stimuliert die Thymusdrüse; kräftigt das Herz

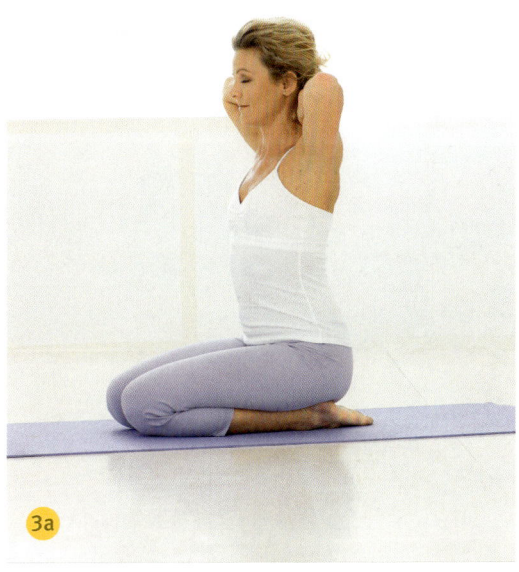

3a

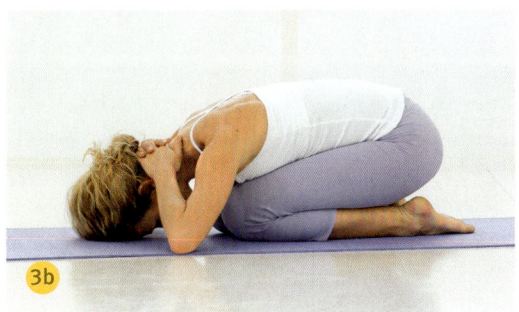

3b

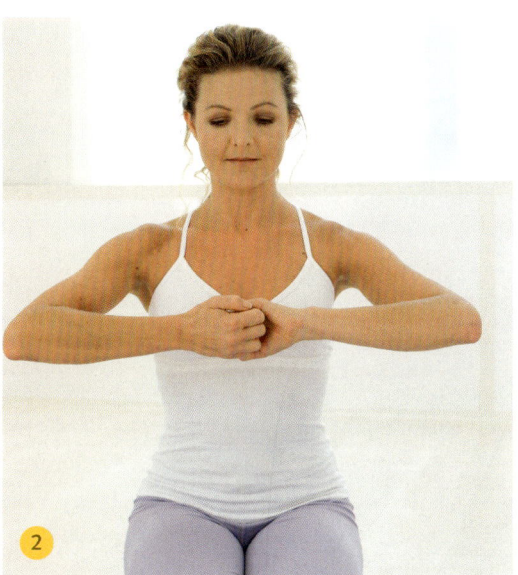

2

**3** Verschränken Sie im Nacken Ihre Hände zum „Venusgriff". Atmen Sie ein und beugen Sie sich beim Ausatmen mit geradem Rücken nach unten, bis Ihre Stirn den Boden berührt. Beim Einatmen richten Sie sich wieder auf. Wiederholen Sie die Übung mit kräftigen Atemzügen. Am Ende atmen Sie genussvoll ein und aus; lösen Sie die Haltung und entspannen Sie sich.

> **Dauer:** 1-3 Minuten
> **Wirkung:** Erhöht die Mobilität der Wirbelsäule und regt die Verdauung an

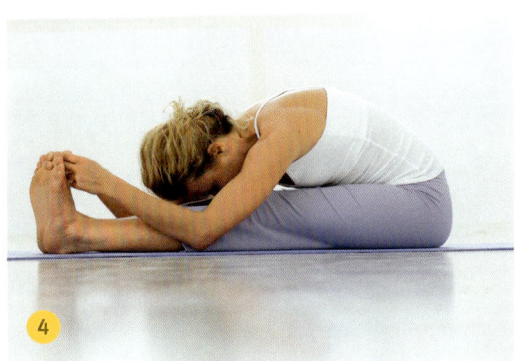

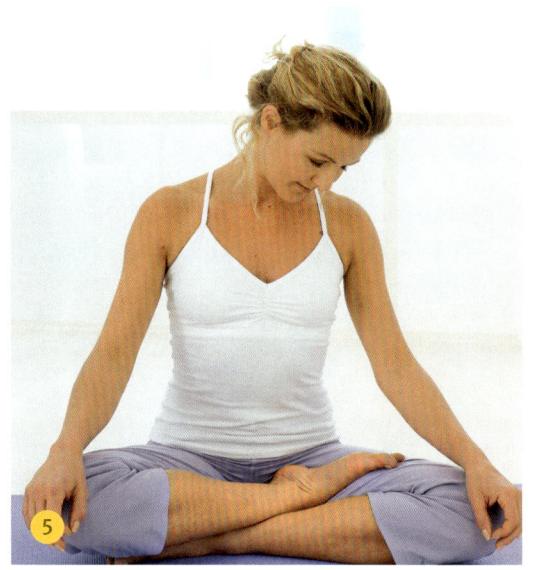

**4** Setzen Sie sich mit geradem Rücken und ausgestreckten Beinen auf den Boden und beugen Sie Ihren Oberkörper so weit wie möglich nach vorn. Wenn möglich umgreifen Sie mit dem Zeige- und Mittelfinger den großen Zeh, legen Sie die Stirn auf die Knie und berühren Sie mit den Ellbogen den Boden. Halten Sie diese Position und atmen Sie dabei normal weiter. Am Ende atmen Sie genussvoll ein und aus; lösen Sie die Haltung und entspannen Sie sich.

> **Dauer:** 1-3 Minuten

> **Wirkung:** Die in den vorherigen Übungen stimulierten Drüsensekrete werden besser im Körper verteilt, der Lebensnerv wird aktiviert, der Körper entspannt tief.

**5** Sitzen Sie im Schneidersitz und drehen Sie Ihren Kopf in großen Bewegungen im Uhrzeigersinn, die Schultern bleiben entspannt. Nach 2-3 Minuten drehen Sie den Kopf genauso lange in die umgekehrte Richtung. Richten Sie den Kopf auf und entspannen Sie sich.

> **Dauer:** 4-6 Minuten

> **Wirkung:** öffnet die Verbindung zwischen Kopf und Körper (siehe Medulla oblongata, S. 24); die Blutzirkulation des Gehirns wird verbessert und die oberen Drüsen, insbeson-

dere die Hypophyse, die Epiphyse sowie die Schilddrüse und die Nebenschilddrüse werden angeregt.

**6** Knien Sie sich hin und stützen Sie sich auf die Hände: Die Knie sind hüftbreit auseinander, die Ellenbogen gerade und die Arme gestreckt. Den Kopf lassen Sie entspannt hängen. Beim Einatmen biegen Sie die Wirbelsäule durch, der Kopf bleibt hängen. Beim Ausatmen machen Sie die Wirbelsäule samt Hüfte rund. Wechseln Sie diese beiden Haltungen rhythmisch mit kräftigen Atemzügen ab. Je geübter Sie sind, desto mehr können Sie das Tempo steigern.

> **Dauer:** 1-3 Minuten

> **Wirkung:** löst Spannungen im Nacken und der unteren Wirbelsäule; damit wird die Durchblutung im Rückenmark angeregt und das zentrale Nervensystem gestärkt. Alle Organe werden ohne Druck massiert und die Energie im Körper verteilt. Drüsen und Verdauung werden angeregt, die Nerven aktiviert.

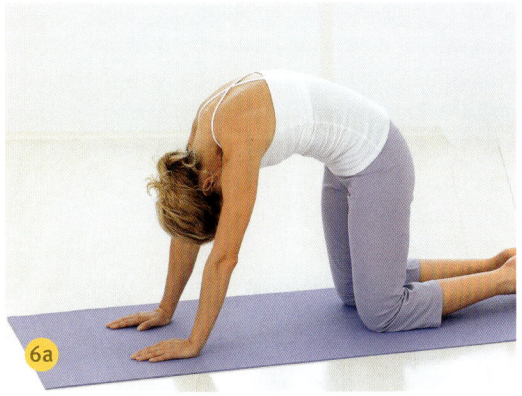

6a

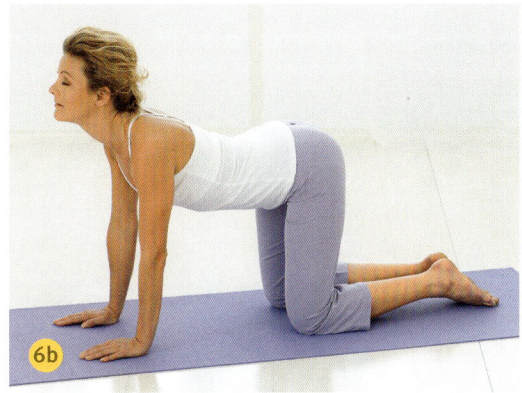

6b

**7** Setzen Sie sich auf Ihre Fersen und ziehen beim Einatmen die linke Schulter so hoch wie möglich in Richtung Ohr, beim Ausatmen ziehen Sie die rechte Schulter hoch, während Sie die linke sinken lassen. Dabei bleibt der Kopf die ganze Zeit gerade. Am Ende atmen Sie genussvoll ein und aus; lösen Sie die Haltung und entspannen Sie sich.

› **Dauer:** 1-3 Minuten
› **Wirkung:** Die Drüsen und die Verdauung werden angeregt und die Blutzufuhr zum Hirn wird aktiviert.

**8** Legen Sie sich auf den Rücken, die Arme liegen seitlich, die Handflächen zeigen nach oben, und entspannen Sie sich.
› **Dauer:** 5-7 Minuten
› **Wirkung:** Die Wirkung aller Übungen werden langfristig in den Körper integriert und in Relation zueinander gebracht. Diese Art der Entspannung ist essenzieller Bestandteil der Übungsreihe.

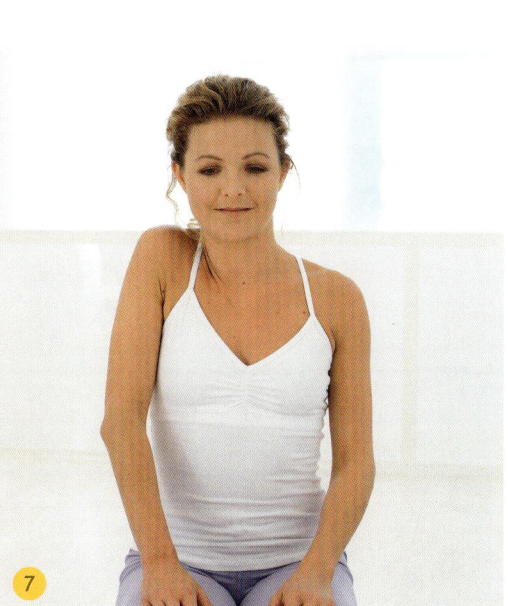

7

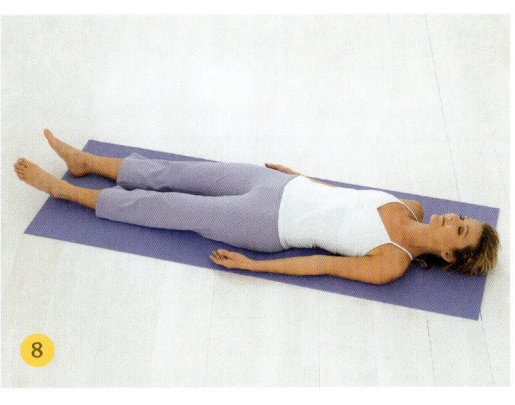

8

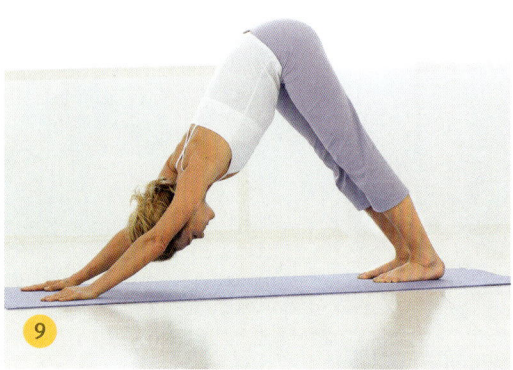

9

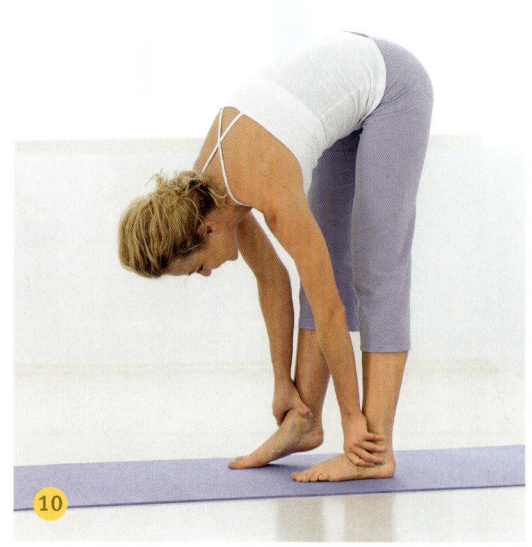

10

**9** Bilden Sie mit Ihrem Körper ein gleichseitiges Dreieck: Die Hände und Knie sind schulterbreit aufgestellt. Der Kopf ist in einer Linie mit Ihrem Rücken und den Armen, das Kinn leicht eingerückt. Verteilen Sie Ihr Körpergewicht gleichmäßig auf Hände und Füße, schließen Sie die Augen und atmen Sie entspannt. Am Ende atmen Sie genussvoll ein und aus; lösen Sie die Haltung und entspannen Sie sich.

› **Dauer:** 5 Minuten

› **Wirkung:** Die Verdauung wird unterstützt, die Organe und das Gehirn durchblutet, das Nervensystem gestärkt und die großen Muskelgruppen des Körpers entspannt; die klassische Antistresshaltung.

**10** Beugen Sie sich aus dem Stand so weit wie möglich nach unten und umfassen Sie nach Möglichkeit die Fußgelenke. Die Knie sind durchgedrückt. Gehen Sie nun mit kleinen Schritten umher. Am Ende richten Sie sich auf und atmen genussvoll ein und aus.

› **Dauer:** 5 Minuten

› **Wirkung:** Die Ausscheidung und der Stoffwechsel werden gefördert und die abschließende Meditation wird vorbereitet.

**11** Im Kundalini Yoga stehen Körperübungen vorbereitend für die Meditation. Es geht dabei nicht darum, sich aller Gedanken zu entledigen! Diese Aussage setzt die meisten Menschen unter enormen Druck und birgt Frustrationsgefahr, da der Zustand von „Samadhi" (Gedankenfreiheit) auch von sehr geübten Yogis nur selten erreicht wird. Es geht um ein Leiser-Werden des Gedankenrads und ein Herausfiltern der wesentlichen Gedanken und Emotionen, um ein Sich-Sammeln, Sich-Beruhigen. So entsteht ein Bezug zu sich, zur Seele und neuen Erkenntnissen. Dazu wird meist bei geschlossenen Augen die Aufmerksamkeit auf Konzentrationspunkte wie z. B. den Scheitelpunkt (dort wo eine Marionette am Kopf aufgehängt ist), das dritte Auge (zwischen den beiden Augenbrauen), die Nasenspitze, das Kinn oder den Bauchnabel gelenkt.

Wir stellen Ihnen hier die Meditation für ein ruhiges Herz vor: Diese Meditation ermöglicht tiefe Zufriedenheit und Mitgefühl mit sich selbst und der Umgebung. Sie ist ideal für

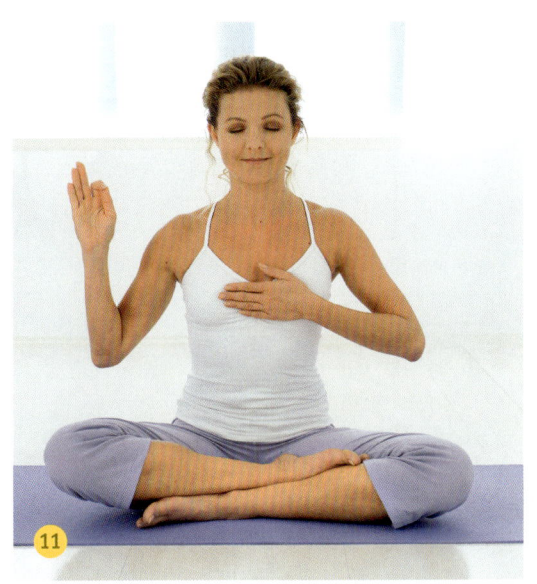

Anfänger und in Zeiten von erhöhtem Stress: Setzen Sie sich in den Schneidersitz und schließen Sie die Augen. Legen Sie die linke Hand flach auf Ihr Herz (in die Mitte des Brustbeins!), die Finger sind parallel zum Boden und zeigen nach rechts. Heben Sie die rechte Hand neben das Herz, die Handfläche zeigt nach vorn, Daumen und Zeigefinger berühren sich (Gyan Mudra). Die anderen drei Finger zeigen nach oben, der Unterarm steht senkrecht zum Boden. Achten Sie darauf, dass sich Ihre Nackenmuskeln nicht verkrampfen und atmen Sie gleichmäßig und ruhig durch die Nase. Der Rücken bleibt gerade und das Brustbein leicht angehoben, das Kinn gesenkt. Atmen Sie stets bewusst.

Zum Ende der Meditation atmen Sie nochmals tief ein, halten Sie den Atem entspannt an, solange Sie können, und atmen Sie dann vollständig aus. Nochmals innehalten, bevor Sie wieder normal atmen.

> Dauer: 3-11 Minuten.

## ACHTSAMKEITSMEDITATION: LEBEN IM AUGENBLICK

„Wenn ich stehe, dann stehe ich, wenn ich gehe, dann gehe ich, wenn ich sitze, dann sitze ich, wenn ich esse, dann esse ich, wenn ich liebe, dann liebe ich ..." Dieser mittlerweile fast schon berühmte Satz entstammt einer Geschichte – vermutlich aus China – über einen weisen Mann, der immer glücklich, zufrieden und ausgeglichen war. Erstaunt riefen die Leute: „Ja, das machen wir doch auch!" „Nein", erwiderte er, „wenn ihr sitzt, dann steht ihr schon, wenn ihr steht, dann lauft ihr schon, wenn ihr lauft, dann seid ihr schon am Ziel." Der Mann hat recht, auch und gerade heute noch. In unserer hektischen Medien- und Kommunikationsgesellschaft geht es uns allen so – mehr oder weniger.

### Abgelenkt und überflutet

Wir wachen morgens auf, und schon überfluten uns jede Menge Fragen, und Sorgen über den bevorstehenden Tag nehmen unseren Geist in Besitz, lenken unsere Aufmerksamkeit von Duschen, Zähneputzen und Frühstücken ab. Wir sitzen im Auto auf der Fahrt zur Arbeit, an jeder roten Ampel führen wir rasch ein Telefonat, um Termine abzustimmen, die Tätigkeiten des Tages zu koordinieren. Wir eilen ins Büro, ohne einen Blick für die Menschen und Dinge unseres Umfelds, mit nur flüchtigem Gruß für unsere Kollegen. Unsere Gedanken sind schon lange vorausgeeilt, zu den Akten, die sich auf dem Schreibtisch stapeln, zum Gespräch mit dem Chef. Das Sandwich zum Mittag verdrücken wir, während wir unsere E-Mails checken, den Kurzspaziergang verbinden wir mit einer kleinen Shopping-Tour oder einem Einkauf im Supermarkt. Wieder zu Hause hören wir mit halbem Ohr, welche Neuigkeiten die Kids aus Kindergarten und Schule zu berichten haben, während wir die Post sortieren oder den Tisch fürs Abendessen decken. Beim Abendbrot läuft bereits der Fernseher mit den Nachrichten des Tages, die wir nur in Bruchstücken mitbekommen. Während wir mit dem Hund eine Gassi-Runde um den Block gehen, erledigen wir noch rasch ein Telefonat, um uns nach dem Befinden einer erkrankten Freundin zu erkundigen und ihr gute Besserung zu wünschen. Und dann gehen wir ins Bett, im Kopf kreisen schon wieder die Gedanken an den nächsten Tag und wir wundern uns, dass wir nicht abschalten und keine Ruhe finden.

### Leben im Hier und Jetzt

Was uns fehlt und was wir zunehmend zu verlernen scheinen, ist das Leben im Hier und Jetzt, die Achtsamkeit für unser Sein und Tun im Augenblick. Wen wundert's! Schließlich lernen ja schon die Jüngsten, dass Multitasking – die Fähigkeit, mehrere Dinge gleichzeitig zu tun – genauso wie das Verplant-Sein und Hetzen von Termin zu Termin in unserer auf Schnelligkeit ausgerichteten Gesellschaft sehr „angesagt" sind und dass diese Verhaltens-

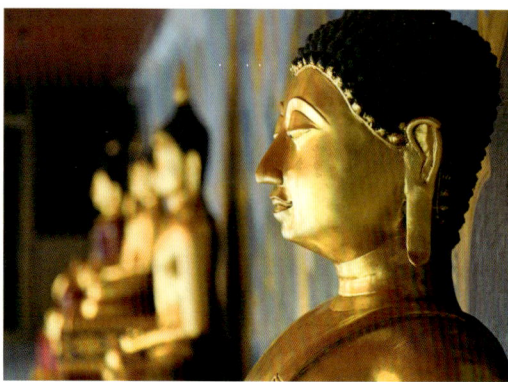

*Buddha-Statuen symbolisieren geistige Sammlung und vollkommene Gegenwärtigkeit.*

muster Erfolg und Anerkennung versprechen. Aber ermöglichen sie auch Gesundheit, Wohlbefinden, Glück und Zufriedenheit? Eher nicht. Denn sonst würden sich Krankheiten wie Depressionen oder Erschöpfungssyndrome nicht derartig ausbreiten und der Stress – wie Sie in diesem Buch bereits ausführlich erfahren haben – uns allen nicht derartig zu schaffen machen. Viele Menschen asiatischer Kulturen scheinen uns Bürgern westlicher Industrienationen in puncto Gelassenheit und Gegenwärtigkeit weit überlegen. Offensichtlich verhaften sie nicht so sehr in der Vergangenheit, hadern nicht mit ihrem Schicksal, zermartern sich nicht mit der nutzlosen Gedankenspirale „wäre – hätte – sollte" das Gehirn. Sie beschäftigen sich aber auch nicht beständig mit der Zukunft, den Überlegungen zu einem neuen Job, einer neuen Beziehung, einem bevorstehenden Umzug, einem geplanten Urlaub. Stattdessen leben sie mit Gleichmut ihren Alltag, ohne groß zu hinterfragen, in Zweifel zu ziehen, sich Sorgen zu machen, an das Morgen zu denken – und das, obwohl es vielen von ihnen, materiell gesehen, mit Sicherheit viel schlechter geht als uns. Diese besondere Lebenseinstellung des Gleichmuts und der gelassenen Aufmerksamkeit für die Gegenwart verdanken asiatische Kulturen ihrer religiös-philosophischen Tradition und hier vor allem dem Zen-Buddhismus.

Im Zentrum dieser etwa im fünften Jahrhundert in China entstandenen und durch Mönche verbreiteten Lehre steht die Achtsamkeit. Zen bezeichnet die Sammlung des Geistes und eine tiefe Versunkenheit, in der sich unsere gesamten Anschauungen, Bewertungen, Einstellungen auflösen – in einer großen, mystischen Erfahrung, die vollkommen zufrieden, friedlich, erwartungslos, einig und einverstanden mit dem Moment sein lässt.

## Mindfulness-Based-Stress-Reduction

Tief in sich spüren wohl viele von uns getriebenen und gestressten „Stadtneurotikern", dass Achtsamkeit auch unserer Seele und unserem Geist guttun könnte. Nicht umsonst erfreuen sich Schweige-, Gebets- und Meditationskurse innerhalb und außerhalb östlicher sowie westlicher Klostermauern zunehmender Beliebtheit. Aber müssen wir zum Buddhismus konvertieren, jedes Jahr nach Indien fahren, „Om" summen oder unseren Sommerurlaub gegen ein Schweigeseminar eintauschen, um zu lernen, wie man ein bewusstes, achtsames Leben in der Gegenwart führt? Nein, es gibt auch Möglichkeiten, sich die jahrtausendealte mentale Kunst der Achtsamkeitsmeditation im Alltag anzueignen und in sein Dasein zu integrieren – ohne kulturelle Vorprägung oder jahrelanges Studium der Zen-Lehre. Eine neuere, auf westliche Verhältnisse zugeschnittene Methode ist MBSR. Die vier Großbuchstaben stehen für die englischen Worte: Mindfullness-Based-Stress-Reduction. Im Deutschen heißt das so viel wie: Stressbewältigung durch die Praxis der Achtsamkeit. Entwickelt wurde diese Meditationsform durch Jon Kabat-Zinn, dem Gründer der Stressreduktionsklinik an der University of Massachusetts. MBSR wird in den USA mittlerweile an über 240 Kliniken und Gesundheitszentren durchgeführt und erfreut sich auch bei uns zunehmender Beliebtheit. Kabat-Zinn ließ sich für diese Art der Achtsamkeitsmeditation durch eigene Erfahrungen mit Hatha-Yoga sowie mit buddhistischen Übungen inspirieren. Ausgangspunkt war seine Erkenntnis, dass die westliche Schulmedizin stressbedingte Krankheiten und Beschwerden nur sehr bedingt zu heilen vermag und dass – ohne eine grundlegende Änderung der alltäglichen Lebenseinstellung – die Patienten immer wieder Probleme haben würden. Die MBSR-Meditation kann bei dieser Änderung hilfreich sein, denn – so Jon Kabat-Zinn – „Meditation ist ein Abenteuer. Es geht darum, herauszufinden, wer man eigentlich ist. Es geht um Dimensionen und Werte in meinem Leben – nicht um Ziele oder darum, wohin es einen bringt. Es gibt kein ‚dort' – es gibt nur ‚hier'."

## Wie wirkt die MBSR-Meditation?

Im Wesentlichen geht es darum, ganz bewusst, aufmerksam und achtsam im Alltag zu sein, und zwar in den großen und den kleinen Dingen des Lebens: beim Arbeiten, beim Einkaufen, im Gespräch mit dem Nachbarn, während einer sportlichen Übung, der Betrachtung einer Landschaft, dem Hören von Musik, beim Spiel mit seinem Kind, in der zärtlichen Umarmung mit seinem Liebsten. Jon Kabat-Zinn

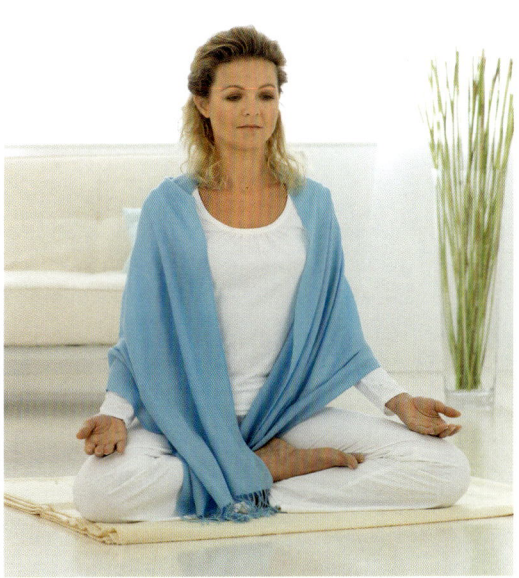

*Die klassische Haltung für die MBSR-Meditation: Lotossitz auf einem Meditationskissen.*

erklärt zu MBSR: „In der Achtsamkeitsmeditation macht man anfangs Gebrauch von der eingerichteten Aufmerksamkeit, um Ruhe und Beständigkeit zu kultivieren. Wenn Gedanken und Gefühle entstehen, ignoriert man sie nicht, noch unterdrückt man sie, noch analysiert oder beurteilt man ihren Inhalt. Stattdessen betrachtet man sie, absichtlich und so gut man kann, ohne sie zu bewerten, wie sie von Moment zu Moment als Ereignisse im Feld des Gewahrseins entstehen. Ironischerweise führt diese umfassende Wahrnehmung der Gedanken, die im Geist entstehen und vergehen, dazu, dass man sich weniger in ihnen verstrickt. Der Beobachter erhält einen tieferen Einblick in seine Reaktionsweisen auf alltägliche Begebenheiten und auf Schwierigkeiten. Indem die Gedanken und Gefühle aus einem gewissen Abstand heraus betrachtet werden, kann klarer erkannt werden, was tatsächlich im Geist abläuft."

Durch geleitete Übungen zur Selbstwahrnehmung, sanfte Körperübungen und weitere Meditationstechniken lernen die Teilnehmerinnen und Teilnehmer von MBSR-Kursen ihre Aufmerksamkeit „absichtlich" auf den gegenwärtigen Moment zu lenken: ihre Atmung, körperlichen Empfindungen, Gefühlswahrnehmungen, Gedankenbilder. Vor allem lernen sie das Beobachten, ohne zu bewerten. Dies ist ein wichtiger Schlüssel zur Selbstakzeptanz und zur Akzeptanz dessen, was das Leben in der Gegenwart – also auch gerade im Moment – mit sich bringt.

Auf diese Weise erfahren Achtsamkeitsmeditierende nach und nach einen deutlichen Perspektivenwechsel. Plötzlich ist nämlich nicht mehr der Vorgesetzte schuld an dem schlechten Betriebsklima und den ständigen Streitereien im Büro. Ich selbst bin aber auch nicht schuld. Es ist, wie es ist, ich muss nur umsich-

tig und klug mit der Situation umgehen. Ich kann nicht die anderen verändern, wohl aber mich selbst.

Die psychischen Prozesse, die unter der erhöhten Aufmerksamkeit und freiwilligen Kontrolle Gedankeninhalte in Gang kommen, fördern das seelische und körperliche Wohlbefinden in hohem Maße. Die positiven Wirkungen des MBSR-Trainings auf Psyche und auch auf das Immunsystem, z. B. zur Verringerung von Angststörungen, Depressionen, Herz-Kreislauf-Krankheiten und Infektanfälligkeit, sind wissenschaftlich mittlerweile durch mehrere Studien belegt.

## Achtsamkeitsübungen für den Alltag: fünf goldene Regeln

› **Regel 1:** Seien Sie ganz bei der Sache!
Verlieren Sie sich nicht in einer Tätigkeit, sondern bewahren Sie sich Ihre Aufmerksamkeit, wenn Sie etwas Bestimmtes tun. Sie geben frische Blumen in die Vase? Füllen Sie nicht nur frisches Wasser ein, schneiden Sie nicht nur die Stängel an, sondern betrachten Sie jede einzelne Blume aufmerksam. Erfreuen Sie sich an den Farben und ihrem wunderschönen Zusammenspiel. Zupfen Sie hier und da ein Blatt zurecht, suchen Sie nach dem schönsten Platz auf dem Tisch.

› **Regel 2:** Lassen Sie Probleme außen vor!
Sie stehen morgens unter der Dusche – und wähnen sich allein. Sind Sie das aber wirklich? Oder befinden sich noch andere in der Kabine, möglicherweise Ihr Partner, Ihr Chef, Ihre Mutter, die ganze Familie? So ein Quatsch, werden Sie jetzt vielleicht denken ... Aber fragen Sie sich wirklich: Wie oft duschen Sie, um zu duschen? Und wie oft, um sich dabei über andere Gedanken zu machen, sich zu sorgen, zu ärgern und vielleicht sogar den Tag zu vergällen. Diese Übung hilft: Legen Sie Ihre Grü-

beleien vor der Duschkabine ab, erfreuen Sie sich an dem wohlig-warmen Wasserstrahl, der auf Ihre Haut trifft, lauschen Sie dem Plätschern, beobachten Sie das Sprühen und Spritzen der Wassertropfen. Sie werden mit einem ganz anderen Gefühl aus der Dusche steigen, mit einer ganz anderen Vitalität und vielleicht auch mit lauter neuen, guten Ideen im Kopf!

> **Regel 3:** Nehmen Sie Ihre Umgebung wahr! Wie oft passiert es Ihnen, dass Sie sich an irgendeinem Ort aufhalten – etwa in einem Straßencafé sitzen, auf dem Wochenmarkt einkaufen gehen, Ihr Kind auf den Spielplatz begleiten – und gar nicht richtig wahrnehmen, was um Sie herum geschieht, wie es um Sie herum aussieht? Vielleicht merken Sie noch nicht einmal genau, wie das Wetter ist, ob die Sonne scheint oder Wolken aufziehen? So wie Ihnen geht es vielen, denn die – uns allen innewohnende – Fähigkeit, die Umgebung zu spüren, zu beobachten und wahrzunehmen, wird durch die vielen Reize, die auf uns einströmen, oft derart geschwächt, dass wir noch nicht einmal eine blasse Ahnung haben von dem, was uns umgibt. Schärfen Sie Ihre Sinne, schauen Sie sich um, achten Sie auf Geräusche, Gerüche, auf Gegenstände, Menschen, Tiere, Pflanzen und nehmen Sie Ihre Eindrücke bewusst in sich auf.

> **Regel 4:** Bleiben Sie neutral! „O je, der Typ mit der gestylten Frisur und der roten Krawatte an der Bar ist bestimmt ein arroganter Pinsel ...“ Schon stecken Sie mitten in der Vorurteilsfalle. Mag ja sein, dass Sie recht haben. Aber was, wenn er sich als ausgesprochen nett herausstellt und Sie ihm in einem Gespräch sehr viel Sympathisches abgewinnen können? Dann haben Sie möglicherweise eine Chance verspielt, nur weil Sie sich mental selbst ein Bein gestellt haben – mit Ihrer vorgefassten Meinung. Versuchen Sie,

das, was sie wahrnehmen, ganz wertfrei zu beurteilen, bleiben Sie offen, registrieren Sie die Geschehnisse, ohne ihnen Gefühle und Gedanken beizumischen, die aus alten Erfahrungen stammen.

> **Regel 5:** Wechseln Sie die Perspektive! Meist sind wir uns unserer Sache ziemlich sicher: Wenn wir auf Konflikte stoßen, ein kritisches Verhalten bei dem anderen bemerken, dann hat das nichts mit uns zu tun. Oder vielleicht doch? Versetzen Sie sich doch einmal in die Position Ihres Gegenübers. Welches Konfliktpotenzial könnte es seinerseits bei Ihnen feststellen, wie würde es Ihr Verhalten empfinden? Und wäre seine Sichtweise nicht sehr gut nachvollziehbar? Wenn Sie diese Übung der Blickrichtungsänderung öfter praktizieren, werden sich Ihnen ganz neue Räume eröffnen – für mehr Erkenntnis und für mehr Verständnis!

## ORDNUNG FÜR DIE SEELE

Schon der berühmte „Wasserdoktor" Pfarrer Sebastian Kneipp (1821–1897) wusste, wie wichtig ein strukturiertes Leben für die seelische Balance ist und entwickelte daraufhin neben seinen Wasseranwendungen, seiner Ernährungs- und Bewegungstherapie auch noch die sogenannte „Ordnungstherapie". In dieser Therapie geht es um die Regulierung des natürlichen Rhythmus von Schlafen und Wachsein, Anspannung und Entspannung, Leistung und Ausruhen. Dieser naturgegebene Wechsel von Aktivität und Passivität unterliegt der Steuerung durch das vegetative Nervensystem (siehe Kapitel 1). Pfarrer Kneipp geht davon aus, dass der Mensch in diesen Rhythmus gestaltend eingreifen kann – im negativen wie im positiven Sinne. Achten auch Sie in Ihrem täglichen Leben auf den natürlichen Rhythmus.

## INTERVIEW NICHTS GESUCHT UND VIEL GEFUNDEN

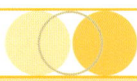

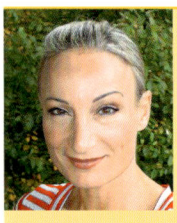

*Angie Sebrich –*
*von der Medienfrau*
*zur Herbergsmutter*

**Wie sah der Alltag in Ihrem „ersten" Leben als Medienfrau aus?**

Ich war Kommunikationschefin beim Musiksender MTV, mein Tag war prall gefüllt mit Reisen, Terminen und Partys. Mein Frühstück bestand aus einem Pott Kaffee und einer Zigarette im Stehen, zwischendurch gab es – wenn überhaupt – eine Butterbrezel, während ich meine E-Mails bearbeitet habe. Zwei Schachteln Zigaretten am Tag waren normal, vor allem wenn der Druck hoch war – damals durfte man im Büro ja noch rauchen ...

**Das hört sich nach viel Stress an ...**

Ich habe mir oft die Nächte um die Ohren gehauen, trotzdem saß ich morgens um neun wieder voller Energie im Büro. Krank war ich nie ernsthaft – und wenn, habe ich trotzdem gearbeitet, ich wollte und konnte meine Projekte nicht alleine lassen. Manchmal hatte ich erhöhten Puls, Herzklopfen, da habe ich dann schon gemerkt, dass es gerade zu viel ist.

**Sie waren dennoch immer von Ihrer Arbeit überzeugt?**

Ich habe die Zeit sehr genossen, das war ein ständiger Adrenalinschub, es war aufregend, ich habe interessante Menschen getroffen, tolle Events, viel Anerkennung für mich und meine Arbeit bekommen. Das Ganze hat mir immer wieder einen Kick gegeben. Erfolg macht ja auch Spaß. Ich hatte nicht den Wunsch, da auszusteigen, ausgebrannt war ich nicht.

**Irgendwann kamen dann aber doch Zweifel?**

Erst als ich frisch verliebt mit meinem heutigen Mann aus dem Urlaub zurückkam, gab es da plötzlich eine innere Stimme; ich bemerkte meinen Wunsch nach mehr Lebensqualität. Wir haben uns ja kaum gesehen, immer diese Hetze. Und wenn ich dann spätabends zu meinen Freunden im Biergarten stieß, gingen die nach einem schönen, ruhigen Feierabend schon nach Hause ins Bett.

**Wie hat Sie Ihre innere Stimme dann weiter geführt?**

Im Urlaub hatten wir ein Pärchen kennengelernt; sie erzählten uns, dass für eine Jugendherberge am Sudelfeld bei Bayrischzell neue Herbergseltern gesucht werden. In Urlaubslaune haben wir über das Leben und die Zukunft philosophiert, aber da hat erst mal nichts „klick" gemacht. Erst als wir wieder zurück waren, kam uns diese Jugendherberge wieder in den Sinn, und wir entschlossen uns, einfach mal hinzufahren.

**Das war der Einstieg für den Ausstieg aus Ihrer bisherigen Existenz?**

Ja, dann ging alles ganz schnell und mittendrin kam die Nachricht, dass ich schwanger bin. Mit Zwillingen. Was so schön geplant war, wurde erst mal so richtig zum Horrortrip: Die Schwangerschaft war schwierig, ich musste immer wieder ins Krankenhaus, durfte nicht aufstehen. Doch ich hatte mein Leben umzukrempeln. Hausauflösung, Umzug, Firmenwagen weggeben, Allrad-Jeep kaufen und alles andere organisierte ich vom Krankenbett aus. Als wir dann am Umzugstag noch einen Unfall unterwegs hatten, in einer unrenovierten Herbergswohnung eintrafen und unsere Möbelwagen im Schnee stecken geblieben waren, war ich richtig verzweifelt. Nach eini-

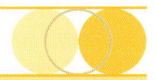

gen Wochen kamen schließlich noch unsere Zwillinge per Notoperation auf die Welt – drei Monate zu früh. Erst nach fünf Monaten im Krankenhaus durften sie nach Hause und etwas wie Normalität stellte sich ein, wenn man das mit zwei kleinen Babys und einem Vollzeitjob so nennen kann …

So habe ich auch heute noch Stress, es gibt viel zu tun. Meine Kinder und meinen Job unter einen Hut zu bekommen, ist immer wieder eine Herausforderung.

**Was hat sich für Sie dann Wesentliches geändert?**

Heute kann ich mit meinem Mann zusammenarbeiten, wir ziehen an einem Strang, und meine Familie ist um mich herum. Meine Zeit teile ich mir selbst ein, der Termindruck ist weg. Dieses selbstbestimmte Leben macht für mich den Unterschied zu früher aus. Ich habe mich etwas mehr „geerdet".

**Ihr Bauchgefühl hat Ihnen also genau den richtigen Weg aufgezeigt und Ihnen Erfüllung gebracht …**

Ganz sicher. Ich habe gelernt, dass man nichts erzwingen darf, sondern dem Leben seinen Lauf lassen muss. – Nichts gesucht und viel gefunden. Wie meinen Weg von der Medienfrau zur Herbergsmutter. Seit acht Jahren mittlerweile führe ich mit meinem Mann die Jugendherberge. Dass dies die richtige Entscheidung war, zeigt sich auch in meiner entspannteren Lebensweise. Heute rauche ich drei bis vier Genuss-Zigaretten am Tag und ich versuche, die Augenblicke mehr zu genießen. Es muss nicht immer höher, schneller, weiter sein – ein Schritt zur Seite ist manchmal viel besser.

## Bringen Sie Rhythmus ins Leben mit Pausen und Auszeiten

› Planen Sie bewusste Pausen zwischen Ihren Tätigkeiten ein, die Sie wirklich zur Entspannung nutzen. Bleiben Sie also nicht am Computer oder am Schreibtisch sitzen, sondern gehen Sie am besten für eine Weile raus an die frische Luft, unternehmen Sie einen kleinen Spaziergang.

› Bauen Sie am Übergang zwischen den einzelnen Lebensbereichen Puffer ein, machen Sie also beispielsweise, wenn Sie nach Hause kommen, erst einmal 15 Minuten die innere Tür zu, entspannen Sie sich, bevor Sie sich den häuslichen Pflichten und Aufgaben widmen. Überlegen Sie sich dafür kleine Rituale, die Sie fest in Ihren Tagesablauf integrieren. Viele schätzen z. B. einen verlängerten Heimweg.

› Gewähren Sie sich auch immer mal wieder eine „Auszeit", ein verlängertes Wochenende, einen Kurzurlaub oder eine Mittagspause im Park. Diese Phasen sind enorm wichtig, um die Batterien wieder aufzuladen, zu sich selbst zu finden, ein wenig Abstand zu gewinnen und den Kopf frei zu bekommen, um z. B. die eigene Lebenssituation zu betrachten. Fragen Sie sich doch einmal ganz in Ruhe: Bin ich glücklich und zufrieden mit meinem Leben? Lebe ich mein Leben oder lebt es eher mich? Bediene ich Erwartungen oder erfülle ich meine Wünsche? Möchte ich etwas ändern? Habe ich bestimmte Träume, Wünsche und Ziele? Bin ich auf dem richtigen Weg? Oder haben sich meine Erwartungen im Leben mittlerweile geändert? In einer solchen Besinnungsphase können Sie dann auch einen Beschluss fassen, beispielsweise sich beruflich neu zu orientieren, vielleicht sogar ein ganz neues Leben anzufangen. So ist es der ehemaligen Medienfrau Angie Sebrich gegangen (siehe Interview auf Seite 162/163).

## ENERGETISCHE PSYCHOLOGIE

Immer öfter liest man darüber oder sieht es im Fernsehen: Das Klopfen. Menschen beklopfen mit den Kuppen ihres Zeige- und/oder Mittelfingers bestimmte Punkte z. B. im Gesicht und an den Händen. Was für viele erst einmal befremdlich oder auch komisch wirkt, scheint eine sehr wirksame Methode – genannt Energetische Psychologie – zu sein, um sich von zweierlei, miteinander zusammenhängendem Ballast zu befreien:

› Stark belastende Gefühle wie z. B. die Angst oder die Trauer über einen Verlust (limbisches System = Gefühlshirn, siehe Kapitel 1) werden durch Klopfen der Akupunkturpunkte (siehe Seite 166-167 in ihrer Ausprägung gemindert oder gar aufgelöst.

› Selbstsabotierende Gedanken, Selbstvorwürfe und dysfunktionale Glaubenssätze wie z. B. „ohne Partner ist das Leben wertlos" (Großhirnrinde, siehe Kapitel 1) werden mit der sogenannten Selbstakzeptanzübung (siehe Seite 166) aufgelöst.

### Wie wirkt Energetische Psychologie?

Die klassische Wirkhypothese der Energetischen Psychologie besagt, dass negative Emotionen ihren Grund in einer Dysbalance oder einem Energiestau in einem Meridian haben. Meridiane sind die aus der TCM (Traditionelle Chinesische Medizin) bekannten Energiebahnen des Körpers. Durch das Klopfen auf Akupunkturpunkte während man an das zu behandelnde Problem denkt, könne das Qi, also die körpereigene Energie, wieder frei fließen. Hierdurch sollen sich die negativen Emotionen auflösen, so die Annahme. Aus moderner neurobiologischer und psychotherapeutischer Sicht scheint eine Kombination verschiedener Wirkfaktoren verantwortlich zu sein wie z. B. die neurofunktionelle „Entstörung" kreisender Erregungen im Gefühlshirn, dem limbischen System (siehe Kapitel 1). Möglicherweise werden auch emotional aktive Botenstoffe im Gehirn durch das Klopfen ausgeschüttet, wie z. B. Serotonin (siehe Kapitel 1) oder das auf Hautreizung reagierende Oxytozin. Auch die Selbstbehandlung, der Klient beklopft sich ja selbst, scheint eine wichtige Wirkkomponente zu sein – im Sinne einer Selbstwirksamkeitserfahrung. Vor allem aber die Selbstakzeptanzübung, also die Verbesserung der Selbstbeziehung, hat vermutlich eine herausragende Bedeutung für die Wirkung. Aber das sind bislang nur Hypothesen. Genaues ist noch nicht bekannt. Wenn Sie die folgende Anleitung zum ersten Mal durchlesen und anschließend durchführen, werden Sie feststellen, dass die Beschreibung der Übungen zunächst sehr komplex anmutet, in der Anwendung im Vergleich zur angepeilten Wirkung aber wieder recht banal – fast wie „Hokuspokus" – erscheint. Also bitte nicht wundern, einfach mal ausprobieren!

### So funktioniert es

1. Denken Sie an das Thema, das Sie am meisten belastet. Notieren Sie, welche negativen Gefühle Sie verspüren, z. B. in Bezug auf Verlust und Trennung: die Angst, verlassen zu werden, die Angst, allein nicht leben zu können, die Angst, nie mehr einen anderen Partner zu finden, die Angst, einsam zu sein.

2. Und jetzt notieren Sie alle destruktiven Glaubenssätze, die damit in Verbindung stehen: z. B. irgendwann werde ich doch immer wieder verlassen, mit mir hält es niemand länger aus, zum Zusammenleben bin ich nicht geschaffen, ohne Partner ist das Leben wertlos, früher oder später werde ich doch wieder betrogen und belogen etc.

3. Schätzen Sie nun ein, wie unangenehm das Thema für Sie ist: Auf einer Skala von 1 (unerheblich) bis 10 (erheblich). Das können Sie nach jedem Durchgang wiederholen, um zu sehen, ob sich etwas verändert hat (Stressmessung).

4. Überkreuzübung
Mit dieser Übung verbinden Sie Ihre Gehirnhälften miteinander und schaffen eine gute Basis für die folgenden Übungen. Achten Sie darauf, dass Sie bequem sitzen und sich wohlfühlen.
Legen Sie zunächst den linken über den rechten Knöchel des ausgestreckten Beines. Führen Sie dann das rechte über das linke Handgelenk

( 1 und 2 ). Falten Sie die Hände und verschränken Sie Ihre Finger ( 3 und 4 ). Winkeln Sie dann die Arme an ( 5 ). Wenn Sie die Endposition ( 6 ) erreicht haben, schließen Sie die Augen und konzentrieren Sie sich auf Ihren Atem. Beim Einatmen legen Sie Ihre Zunge an den Gaumen, beim Ausatmen lassen Sie sie fallen. Stellen Sie sich als Symbol der Ausgeglichenheit eine ausbalancierte Pendelwaage vor oder sprechen Sie innerlich das Wort „Balance" aus. Diese Übung dauert idealerweise zwischen 30 Sekunden und zwei Minuten.

5. Fingerberührübung
Diese dient der Zentrierung und der Fokussierung, Sie sollen sich innerlich im Lot fühlen.

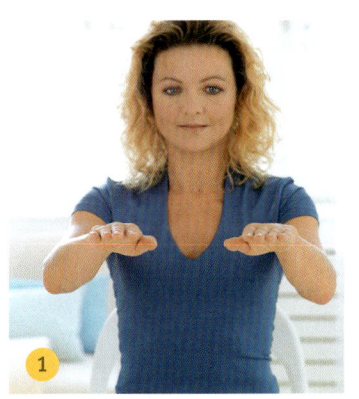
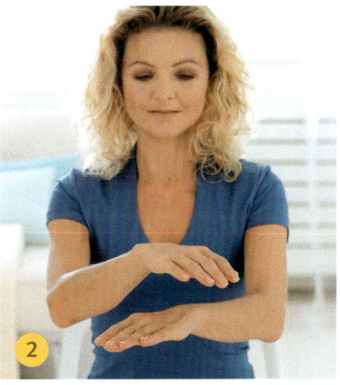
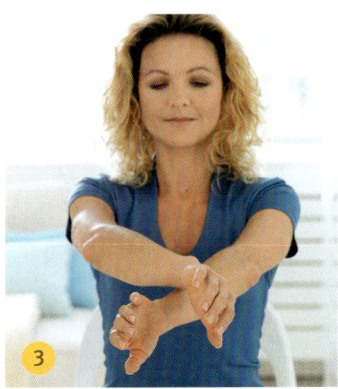
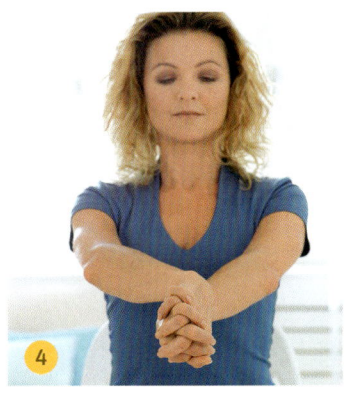
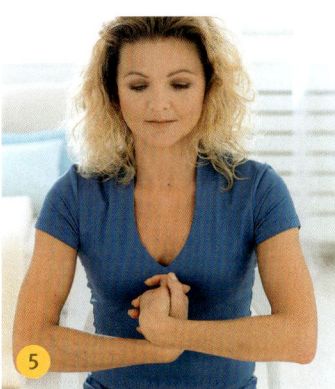
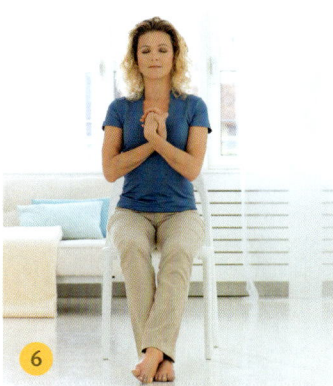

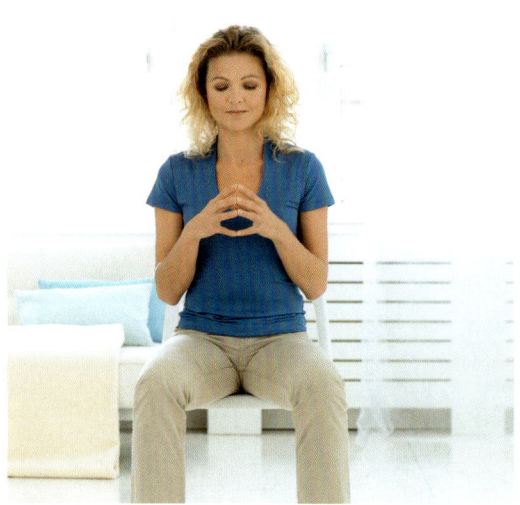

*Die Fingerberührübung hilft Ihnen, sich innerlich zu sammeln und auszubalancieren.*

Legen Sie dazu Ihre Arme am Körper an und drücken Sie die Fingerspitzen beider Hände jeweils leicht gegeneinander. Die Augen können Sie schließen oder offen lassen, beim Einatmen legen Sie wieder Ihre Zunge an den Gaumen, beim Ausatmen die Zunge wieder lösen. Auch diese Übung dauert zwischen 30 Sekunden und zwei Minuten.

6. Selbstakzeptanzübung
Mit der Selbstakzeptanzübung befreien Sie sich von einschränkenden Glaubenssätzen, Selbstentwertung und Selbstvorwürfen. Sich selbst zu vergeben, stärkt das Selbstwertgefühl, macht leichter und großzügiger – auch gegen Dritte. Dazu reiben Sie (diesmal nicht klopfen, denn es handelt sich um einen körperlichen Reflex-, nicht um einen Akupunkturpunkt) kreisförmig den Selbstakzeptanzpunkt. Dieser liegt auf der linken Seite zwischen Schlüsselbein und Brust und ist ein wenig schmerzempfindlicher als das Umfeld. Dazu sagen Sie drei-

mal laut Ihren Satz, der sich nach folgendem Schema aufbaut: „Auch wenn ich … (hier fügen Sie negatives Verhalten oder Selbstverständnis bzw. negative Gedanken oder Gefühle ein, z. B. … allein nicht leben kann, Angst vor Spinnen habe, zu viel esse.), liebe und akzeptiere ich mich so, wie ich bin." Jetzt könnten Sie z. B. noch einmal den Stress messen (Punkt 1-3), um wieder mit dem Problem in Kontakt zu kommen und zu schauen, was sich verändert hat.

7. Klopfen der Akupunkturpunkte
Und nun denken Sie wieder an Ihr Problem oder vielleicht sprechen Sie es sogar laut aus: „Meine Trauer, dass meine Freundin mich verlassen hat …" und beginnen Ihre insgesamt 16 Akupunkturpunkte mit dem Zeige- und/oder Mittelfinger zu beklopfen. Stark genug, dass Sie etwas merken, doch es soll angenehm

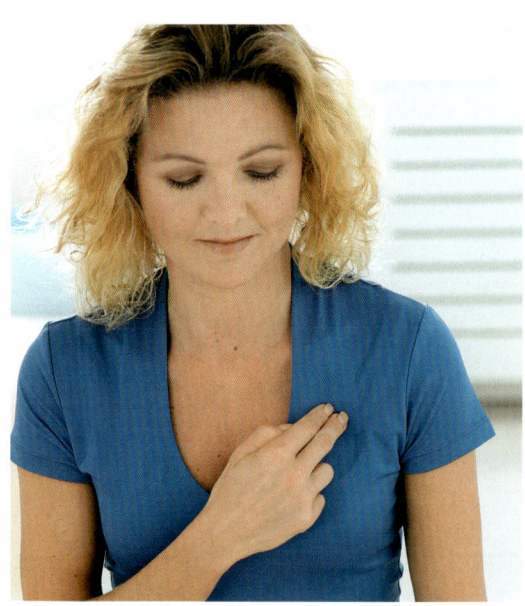

*Die Selbstakzeptanzübung befreit von hindernden Gedanken und steigert den Selbstwert.*

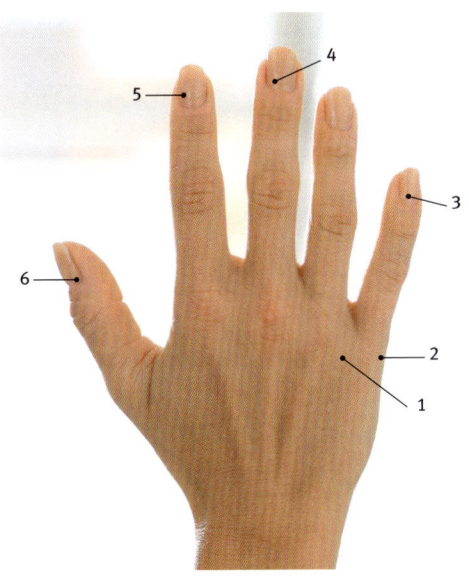

*Die sechs Klopfpunkte der Hand; Nr. 1 ist auch bei der Entspannung (S. 168/169) wichtig.*

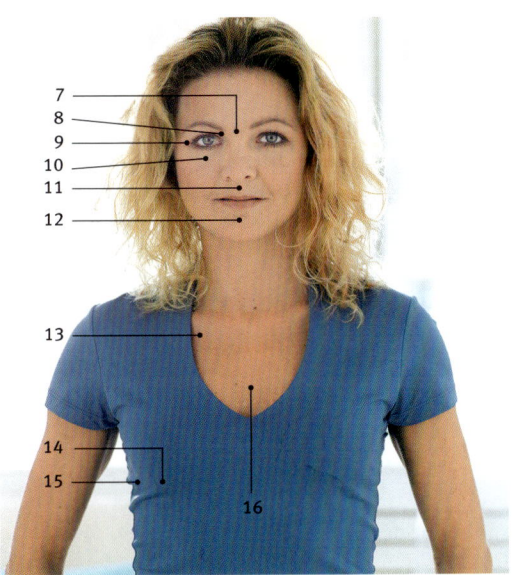

*Zehn der insgesamt 16 Akupunkturklopfpunkte befinden sich an Kopf und Oberkörper.*

sein. Pro Punkt 5- bis 20-mal, in einer Taktung von ca. zweimal Klopfen pro Sekunde. Eine Körperseite reicht und die Reihenfolge ist unwichtig. Achten Sie aber darauf, welche Punkte eine besonders starke Entlastung oder ein positives Gefühl hervorrufen. Das lässt darauf schließen, dass Ihr Problem besonders auf diesem Meridian verankert ist. An diesen Punkten lieber länger verweilen, an anderen dann eher kürzer klopfen.

1. Auf dem Handrücken in der Rille zwischen kleinem Finger und Ringfinger (Integrationspunkt)
2. An der Handkante, wo sich bei der Faust eine Falte bildet
3. An der Nagelfalz des kleinen Fingers
4. An der Nagelfalz des Mittelfingers
5. An der Nagelfalz des Zeigefingers
6. An der Nagelfalz des Daumens

Neben den sechs Akupunkturpunkten an der Hand beklopfen Sie auch die zehn Punkte am Kopf und am Oberkörper.

7. Zwischen den Augenbrauen
8. An der Augenbraue im Innenwinkel
9. Am Außenrand des Auges
10. Unter dem Auge, auf dem Jochbogen
11. Unter der Nase
12. Zwischen der Unterlippe und dem Kinn
13. Circa zwei Fingerbreiten unterhalb des Schlüsselbeins
14. Zwischen Rippenbogen und Brust
15. Unter dem Arm, eine Handbreit unter der Achsel (kann man auch mit der flachen Hand beklopfen)
16. Im oberen Drittel des Brustbeins
Nach einem Durchgang, in dem Sie alle 16 Punkte beklopft haben, empfiehlt sich eine kurze Pause zur Entspannung.

8. Zwischenentspannung

Dies ist eine kleine Regenerationspause, in der Sie unterschiedliche neuronale Areale wieder aktivieren und kleine Verkrampfungen wieder lockern können. Während der gesamten Augenübung beklopfen Sie den Integrationspunkt auf dem Handrücken zwischen dem Ringfinger und dem kleinen Finger (siehe Seite 167 und das letzte Foto der Abschlussentspannung). Außerdem sollten Sie dabei möglichst hörbar eine kleine Melodie summen, dann zählen Sie, z. B. von 10 rückwärts bis 0, oder lösen eine einfache Rechenaufgabe, danach wieder summen. Jetzt messen Sie am besten noch einmal den Stresspegel, indem Sie an das Problem denken (Punkt 1-3). Wenn er noch mindestens drei beträgt, klopfen Sie noch einmal die 16 Akupunkturpunkte (7. Übung), während Sie wieder an Ihr Problem denken. Dann noch einmal entspannen und den Stresslevel messen. Wenn Ihr Stresspegel jetzt kleiner als drei ist, können Sie die Abschlussentspannungsübung machen, ansonsten noch einmal die 16 Punkte beklopfen.

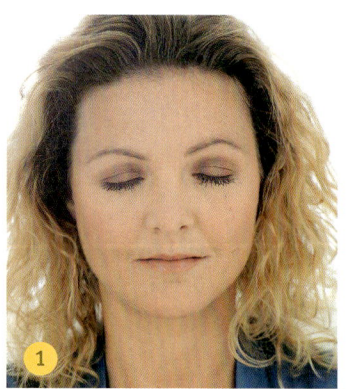

*Step 1: Augen schließen*

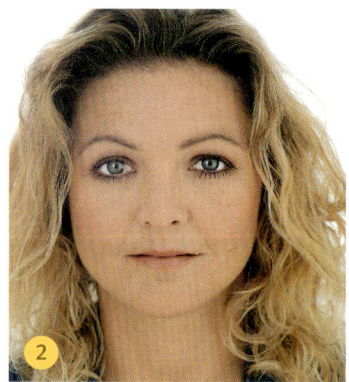

*Step 2: Augen öffnen*

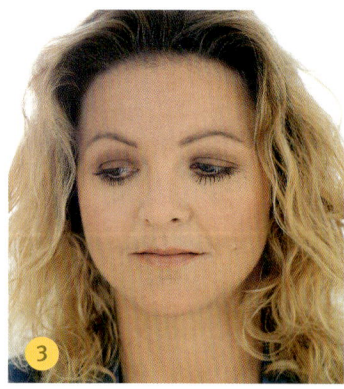

*Step 3: Nach unten rechts schauen*

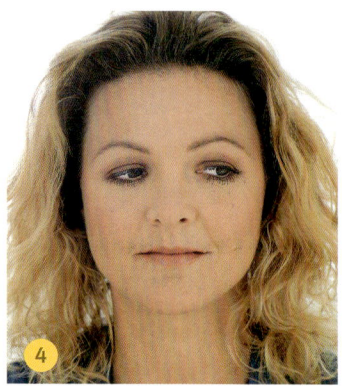

*Step 4: Nach unten links schauen*

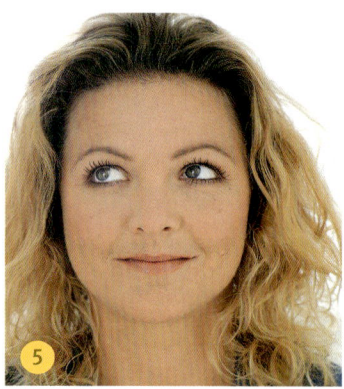

*Step 5: Augen rechtsherum und*

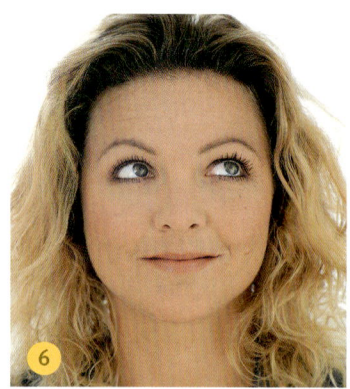

*Step 6:  linksherum kreisen*

9. Abschlussentspannung

Die Abschlussentspannung ist dann dran, wenn Sie die 16 Akupunkturpunkte beklopft haben, Sie Ihren Stresslevel gemessen haben und dieser kleiner als drei ist. Sie soll einen entspannenden Abschluss der gesamten Übung bilden und beginnt wie auch die Zwischenentspannung damit, dass Sie die Augen schließen und dann die Augen wieder öffnen (Step 1 und 2). Blicken Sie zur Decke und senken Sie dann den Blick im Zeitraum von ca. 5 Sekunden zum Boden (Step 3). Danach richten Sie den Blick wieder nach oben, indem Sie versuchen, ihre eigenen Augenbrauen anzupeilen (Step 4). Halten Sie diesen Blick ca. 5 Sekunden lang und wundern Sie sich nicht, wenn Sie dabei Ihre Augäpfel spüren. Schließen Sie dann die Augen wieder und atmen Sie tief ein. Jetzt atmen Sie ganz genussvoll aus, am besten mit einem schönen Ton, wie bei einem Seufzer (Step 5). Wie bei der Zwischenentspannung klopfen Sie während der gesamten Übung den Integrationspunkt auf dem Handrücken (siehe letztes Foto und Seite 167).

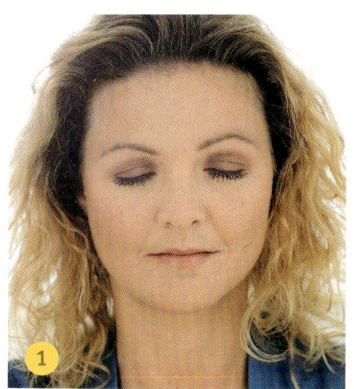

Step 1: Augen schließen

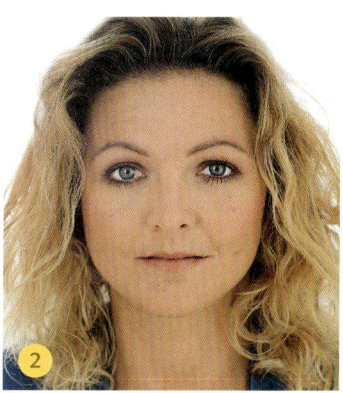

Step 2: Augen öffnen

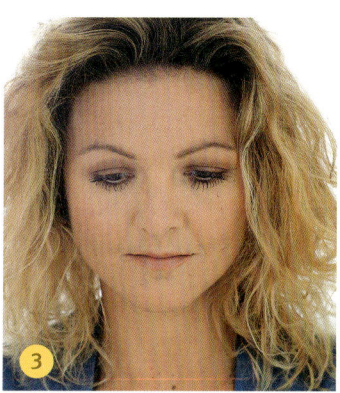

Step 3: Blick langsam nach unten führen, auf den Boden schauen

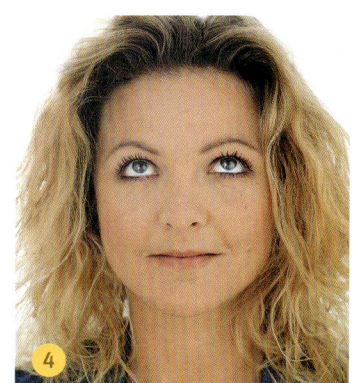

Step 4: Blick nach oben

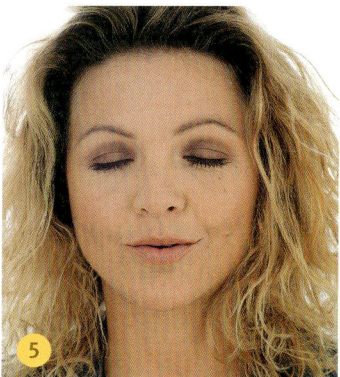

Step 5: Augen wieder schließen, ein- und genussvoll ausatmen

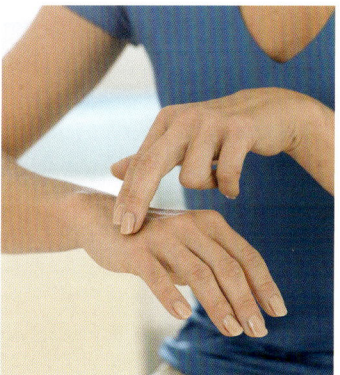

Während der gesamten Übung den Integrationspunkt klopfen

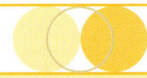

## Klopfakupunktur im Überblick

› An die belastende Situation und das dabei vorherrschende Gefühl denken
› Den Stressfaktor (1-10) bestimmen
› Überkreuzübung (Vorbereitung auf die folgenden Schritte)
› Fingerberührübung (zur Zentrierung und Fokussierung)
› Selbstakzeptanzübung (Befreiung von negativen einschränkenden Glaubenssätzen, Selbstentwertungen und -vorwürfen)
› 16 Akupunkturpunkte klopfen (Auflösung stark belastender Gefühle oder Probleme)
› Zwischenentspannung
› Den Stressfaktor (1-10) messen
› Abschlussentspannung (wenn der Stressfaktor kleiner als 3 ist, sonst noch einmal die 16 Akupunkturpunkte klopfen)

### Hindernisse

Das Klopfen funktioniert nur, wenn nicht einer oder gleich mehrere der fünf großen Erfolgssaboteure „zuschlagen", die Dr. Michael Bohne, Facharzt für Psychatrie und Psychotherapie, (siehe Interview gegenüber) die „Big Five" nennt:

1. Sich selbst Vorwürfe machen (z. B. „Hätte ich einen besseren Schulabschluss gemacht, hätte ich studieren können und stünde jetzt besser da").
Hier setzen Sie mit der Selbstakzeptanzübung (siehe Seite 166) an: „Auch wenn ich mir immer noch vorwerfe, dass ich keinen besseren Schulabschluss gemacht habe und deshalb nicht studieren konnte, liebe und akzeptiere ich mich so, wie ich bin."

2. Anderen Vorwürfe und sich selbst damit zum Opfer machen („Wenn meine Eltern mir eine bessere Schulausbildung ermöglicht hätten, statt ihr Geld in ihren großen Wohnwagen zu stecken, hätte ich heute einen Job, der mir Freude bringt und besser bezahlt wäre"). Auch hier setzt die Selbstakzeptanzübung an: „Auch wenn ich meinen Eltern immer noch den Vorwurf mache, dass sie ihr Geld eher für ihre Hobbys als für meine Ausbildung ausgegeben haben, liebe und akzeptiere ich mich so, wie ich bin."

3. In einer Erwartungshaltung verharren (z. B. „Wenn ich erstmal mein Eigenheim abbezahlt habe, bin ich endlich glücklich") und damit die Verantwortung abgeben und sich wieder zum Opfer machen. Selbstakzeptanzübung: „Auch wenn ich immer noch die Erwartung habe, dass ich erst dann glücklich bin, wenn ich mein Eigenheim abbezahlt habe, liebe und akzeptiere ich mich so, wie ich bin."

4. Innerlich „schrumpfen", sich wie ein kleines Kind fühlen und verhalten und sich so seiner Ressourcen als erfahrener und erwachsener Mensch berauben; überlegen Sie, woher Sie dieses Gefühl aus der Vergangenheit kennen – z. B. „neu in der Klasse". Denken Sie an die entsprechende belastende Situation, holen Sie das Gefühl der Ohnmacht von damals in die Gegenwart und beklopfen Sie dabei die 16 Akupunkturpunkte (siehe Seite 166/167).

5. In unbewusster Loyalität zu einer nahestehenden Person, die (auch) nicht glücklich oder erfolgreich sein konnte, wollte oder durfte, verharren; so blockiert man sich selbst, erlaubt sich sozusagen nicht, dass es einem gut geht. Auch hier arbeiten Sie wieder mit dem Selbstakzeptanzpunkt: „Auch wenn es meinen Vater verletzen sollte, dass ich erfolgreicher werde als er, liebe und akzeptiere ich mich so, wie ich bin."

## INTERVIEW  DAS KLOPFEN IST IMMER DABEI

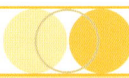

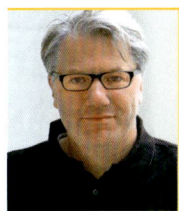

*Dr. med. Michael Bohne, Leiter des Fortbildungsinstituts für Prozessorientierte Energetische Psychologie in Hannover*

**Wie sind Sie zum Klopfen gekommen?**

Ich habe 2001 einen Workshop bei dem amerikanischen Psychologen Fred Gallo besucht und war von den Ergebnissen, die ich nach Anwendung des Klopfens in meiner Praxis gesehen hatte, so überzeugt, dass ich einen Fortbildungskurs bei ihm belegte. Seitdem habe ich über 400 Ärzte, Psychotherapeuten und Coaches ausgebildet.

**Welche eigenen Erfahrungen haben Sie damit gemacht?**

Sehr gute, z. B. bei Lampenfieber vor wichtigen Auftritten. Vor allem aber die Selbstakzeptanzübung hat dazu geführt, dass ich einen milderen und fürsorglicheren Umgang mit mir pflege, gerade wenn Dinge mal nicht so gut laufen oder ich Fehler mache.

**In welchen Fällen wirkt das Klopfen am besten?**

Bei stark belastenden Gefühlen wirkt das Klopfen meist sehr schnell und nachhaltig. Wenn ein Mensch z. B. mit einer emotional belastenden Erinnerung oder einer Angst vor etwas Kommendem dieses Thema fokussiert und dann die Klopfübungen macht, wird sich vermutlich von dem Stress eine ganze Menge, wenn nicht alles auflösen lassen. Das Großartige daran ist, dass die Menschen das Klopfen ja immer „dabeihaben". Sollten sie in Stress geraten, z. B. vor einem wichtigen Auftritt, können sie selbst klopfen und sich somit selbst beruhigen – also ein emotionales Selbstmanagement durchführen. Aber auch bei Flugangst, Spinnen- oder Kleintierphobie sowie Prüfungsängsten ist die Energetische Psychologie eine gute Selbsthilfetechnik. Dieses enorme Selbsthilfepotenzial ist das faszinierende an der Klopftechnik.

Ich nutze das Klopfen auch im Coaching von Menschen, die unter störendem Lampenfieber, bzw. Auftrittsängsten leiden. In der Hand eines erfahrenen Experten ist es auch eine hochwirksame Zusatztechnik, z. B. im Rahmen einer Traumatherapie.

**Wie ist der wissenschaftliche Hintergrund?**

Wirklich gute Wirksamkeitsstudien gibt es derzeit zur Energetischen Psychologie noch nicht. Die bisherigen Studien bestätigen jedoch die Anwendungserfahrungen Hunderter, ja Tausender von Therapeuten: Das Klopfen wirkt, wir wissen nur noch nicht genau, wie. Deshalb ist es wichtig, keine Heilsversprechungen zu machen, da Probleme so ausgeprägt und komplex sein können, dass das einfache Klopfen alleine überhaupt nicht weiter führt.

**Worauf sollte man achten, wenn man sich einen Klopftherapeuten sucht?**

Ein Therapeut, der Energetische Psychologie anwendet, sollte unbedingt von jemandem ausgebildet worden sein, der auch andere Psychotherapiemethoden und -techniken beherrscht und der klinisch viel Erfahrung hat. Ferner sollten Patienten vorsichtig bei Heilsversprechern sein sowie bei Therapeuten, die mittels Muskeltest unbewusste Blockaden aufspüren wollen. Ich habe mit der Prozessorientierten Energetischen Psychologie (PEP) einen Ansatz beschrieben, der ohne Esoterik, ohne Muskeltest und ohne Hokuspokus auskommt und sich gut in die bekannten psychotherapeutischen und beraterischen Methoden und Settings integrieren lässt.

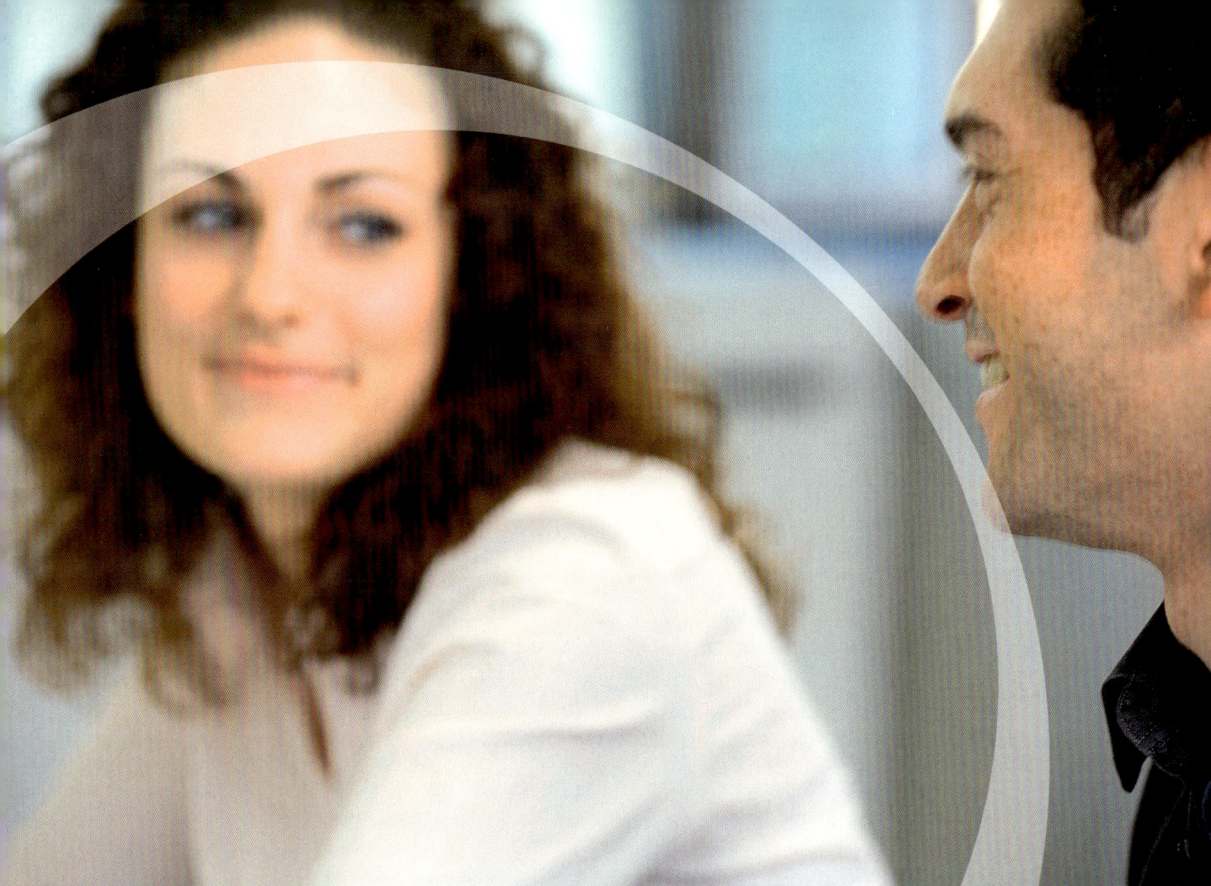

# Für ein harmonisches Miteinander

WENN SIE SICH SELBST ändern, dann ändern sich auch Ihre zwischenmenschlichen Beziehungen. In dieser Hinsicht gibt es einerseits allgemeine Regeln; Grundlegendes dazu haben Sie schon in Kapitel 4 bei einzelnen Schritten zum Selbst-Coaching erfahren, v.a. die Schritte 2-5 und Schritt 11 sind hier wichtig. Aber auch in Bezug auf das Miteinander sind für ausgeprägte PNI-Typen spezielle Dinge zu beachten. Ob Sie stärker auf andere zugehen und mehr

Kontakte pflegen sollten oder eher „Nein" sagen und Grenzen ziehen müssten, um harmonische Beziehungen zu unterhalten und sich selbst dabei gut zu fühlen, erfahren Sie in diesem Kapitel. Und natürlich auch, wie Sie Ihre Ziele erreichen können. Die Tipps für alle Typen sind in diesem Zusammenhang ebenfalls sehr hilfreich – und letztlich so simpel, wir haben nur Vieles im Lauf der Zeit einfach vergessen.

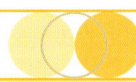

## ● TIPPS FÜR DEN GEBREMSTEN TYP – SICH FÜR ANDERE ENGAGIEREN

Von Ihrem Wesen her haben Sie die Neigung, sich „abzuschotten" und Ihre sorgenvollen Gedanken um sich selbst, sozusagen „um den eigenen Nabel" kreisen zu lassen. Öffnen Sie nun Ihren Blick für andere, richten Sie Ihre Aufmerksamkeit auf Ihre Umwelt: „Was brauchen die Menschen in meiner Nähe jetzt besonders?" Diese Frage wird Ihrem Typ ungemein guttun! Sie werden das schöne Gefühl in sich aufkeimen spüren, für andere da zu sein, sich in sie hineinzuversetzen, ihre Bedürfnisse wahrzunehmen. Das gibt Ihnen große Kraft und wirkt wie eine Initialzündung, um die Mauern, die Sie um sich herum aufgebaut haben, zu durchbrechen und Kontakt und Kommunikation mit dem Außen zu bekommen. Sie werden große Freude daran haben, sich für andere zu engagieren, ihnen Hilfe und Entlastung anzubieten. Und das positive Feedback, das Sie dadurch erfahren, wird Sie weiter beflügeln. Erleben Sie, wie sich nach und nach ein Kreis liebenswerter Menschen um Sie herum bildet, für die Sie da sein können und die für Sie da sind. Übernehmen Sie Verantwortung und erfahren Sie, wie viel Freude es bereitet, in einem Team zu arbeiten, gemeinsame Aufgaben und Ziele zu verfolgen, sich wechselseitig zu unterstützen und zu stärken. Feiern Sie die Erfolge, die Sie zusammen erreicht haben, und gehen Sie weiter auf Ihrem positiven Weg mit dem Bewusstsein: Alleine bin ich stark, aber gemeinsam sind wir stärker! Und gehen Sie raus in die Welt: Sie haben den Hang, sich eher zu schonen und in die eigenen vier Wände oder den Familienkreis zurückzuziehen. Doch so entsteht ein Teufelskreis: Je mehr Sie sich zurückziehen, desto energieloser und trauriger werden Sie. Das kennen Sie doch

auch – Sie haben sich mühsam aufgerafft, um einer Abendeinladung zu folgen und dann dort so viel Freude gehabt, dass Sie eher mit mehr Kraft nach Hause gekommen sind.

## ✳ TIPPS FÜR DEN ÜBERAKTIVEN TYP – VERANTWORTUNG ABGEBEN

Ihre große Aufgabe im Umgang mit anderen besteht darin, Ihre Grenzen zu wahren – jene Grenzen, die Sie gegenüber den Menschen Ihres Umfelds bis dato nur minimal oder gar nicht gezogen hatten. Lernen Sie dazu auch, das Wörtchen „Nein" öfter auszusprechen – Sie müssen nicht für alles und jeden geradestehen, alles auf Ihre Schultern laden! Suchen Sie, statt noch eine Aufgabe zu übernehmen, noch eine zusätzliche Pflicht zu erfüllen, Hilfe und Entlastung durch die anderen, nutzen Sie die Chancen, bestimmte Dinge zu delegieren, in die Hand anderer zu legen. Das ist schwierig für Sie? Denken Sie an Christians Situation: Seine Kollegen erklärten ihm beim

Feedback, dass er nicht loslassen könne und sie darüber enttäuscht seien, denn sie würden ihm gerne helfen und Arbeit abnehmen. Daraufhin beschloss er, seine Strategie des kräftezehrenden Einzelkampfes aufzugeben und den anderen auch etwas zuzutrauen. Machen Sie es wie er, geben Sie Verantwortung ab und beobachten Sie, was passiert. Sie werden überrascht sein, denn auf einmal merken Sie, wie gut die Dinge funktionieren, ohne dass Sie sich ständig stressen und überlasten müssen! Im Übrigen ist diese Vorgehensweise nicht nur im Beruf, sondern auch in Ihrem privaten und familiären Umfeld hervorragend geeignet. Lassen Sie Ihren Partner am Wochenende doch mal kochen, vertrauen Sie darauf, dass Ihre Kinder ihre schulischen Dinge auch ohne Ihre Unterstützung auf die Reihe kriegen (und wenn nicht, müssen die Kids eben lernen, für schlechte Zensuren und Tadel vonseiten der Lehrer selbst geradezustehen), geben Sie die Bügelwäsche in die Wäscherei, organisieren Sie sich eine Hilfe für den Haushalt. Und noch

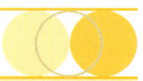

**TIPP**

### Ziehen Sie Bilanz

Bilanzieren Sie doch einmal Ihre jeweiligen Freundschaften, profitiert die eine oder andere Person deutlich mehr von Ihnen als umgekehrt? Bringen Sie mehr Energie in den Erhalt dieser Freundschaft als der andere? Sind Sie es, der immer wieder anruft, meldet sich der andere nur, wenn er Sie braucht? Geht es in den Gesprächen auch mal um Sie oder sind Sie der private Seelentröster? Wenn Ihre Bilanz unausgeglichen ausfällt, überprüfen Sie Ihre eigene Motivation, diese Freundschaft aufrechtzuerhalten. Streichelt es Ihr Ego, der Retter und Helfer in der Not zu sein? Hat derjenige einen gesellschaftlichen Stellenwert, der Ihnen attraktiv erscheint? Oder können Sie sich schlicht nicht wehren, wenn Sie mal wieder eingespannt werden? Sortieren Sie aus, bieten Sie sich weniger an, seien Sie sich selbst wichtig.

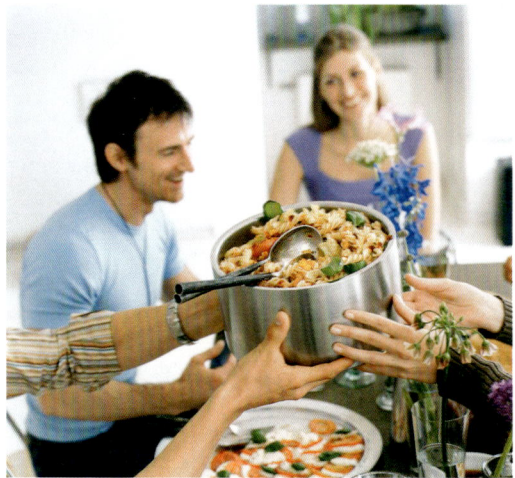

*Nicht nur beim Essen, auch bei den Freunden gilt: Qualität geht vor Quantität.*

ein Punkt: Auch wenn es toll ist, einen großen Bekannten- und Freundeskreis zu haben, die vielen Menschen um Sie herum fordern auch viel Aufmerksamkeit und damit viel Kraft von Ihnen. Vielleicht dünnen Sie Ihren Freundeskreis ein wenig aus und halten sich an die Devise: „klein, aber fein"?
Es ist wie bei einem Mobile: Wenn Sie Ihre Einstellung oder Ihr Verhalten nur ein wenig verändern, verändert sich das gesamte System. Wenn Sie Ihren Einsatz einfach mal reduzieren oder auch mal andere um Hilfe bitten, wird sich Ihr Leben verändern: Zu Ihren Gunsten, weil Sie dann nur das geben, was auch gesund

und machbar für Sie ist und weil Sie vor allem mehr Unterstützung und Zuwendung erhalten als bisher. Doch es gibt auch scheinbar negative Folgen: Es wird einige Menschen enttäuschen oder sogar verärgern, dass Sie nicht mehr in der gewohnten Form zur Verfügung stehen. Sie könnten sogar Vorwürfe ernten. Hier ist der richtige Zeitpunkt, loszulassen. Wer es Ihnen aus egoistischen Motiven heraus nicht gönnt, dass Sie endlich für sich und Ihre Gesundheit sorgen, kann nicht Ihr Freund sein.

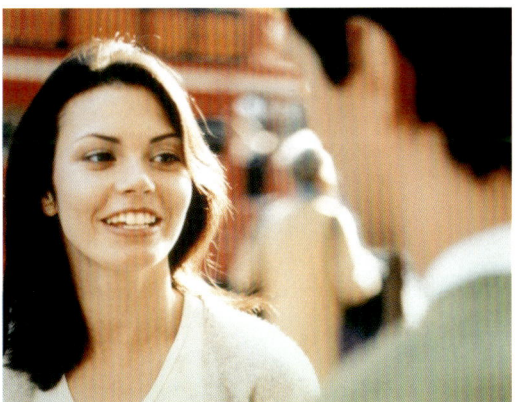

*Ein freundlicher Umgang mit Fremden und Bekannten ist eine von vielen Tugenden.*

## TIPPS FÜR ALLE TYPEN – SOFT SKILLS

Generell sind die sogenannten „Soft Skills" für uns alle grundlegende Eigenschaften, die wir im Umgang mit anderen, also für unsere soziale und emotionale Kompetenz benötigen. Es handelt sich um „weiche" Eigenschaften (englisch „soft" = „weich") oder auch „Fähigkeiten des Herzens", die den „harten Fähigkeiten des Kopfes" wie etwa dem Schreiben, Lesen, Sprechen und Denken gegenüberstehen. Zu den Soft Skills gehören Hilfsbereitschaft, Empathie, Teamgeist, Fairness, Toleranz, Höflichkeit, Respekt und viele andere Tugenden, die das Leben miteinander netter, warmherziger, freundlicher und achtsamer gestalten. Es ist ganz einfach, diese Fähigkeiten in den Alltag zu integrieren und zu einer festen „Umgangsform" werden zu lassen. Sie brauchen sich nur ihrer bewusst zu werden und Sie gezielt einzusetzen. Fangen Sie im Kleinen an: Sie fragen einen Passanten nach dem Weg; Sie bekommen in der Straßenbahn einen Platz angeboten – benutzen Sie in solchen Situationen regelmäßig das Zauberwort „Dankeschön". Begrüßen Sie Ihren Kollegen, wenn Sie morgens ins Büro kommen, mit einem freundlichen „Guten Morgen", finden Sie Zeit für ein paar nette Worte, zeigen Sie Interesse an seiner Person und treten Sie ihm offen gegenüber. Freuen Sie sich über die Erfolge Ihrer Mitmenschen, anerkennen und loben Sie ihre Leistungen.

Lassen Sie die Menschen in Ihrem Umfeld auch an dem teilhaben, was Sie selbst beschäftigt, erklären Sie Ihre Anliegen und Ihre Gefühle. Seien Sie in Gesprächen aufgeschlossen, hören Sie zu, wenn der andere etwas sagt, respektieren Sie andere Meinungen und üben Sie Toleranz. Wenn Sie eine solche Form der Kommunikation pflegen, können Sie sich der Sympathie Ihrer Mitmenschen sicher sein, und Sie werden wahre Wunder an Freundlichkeit, Liebenswürdigkeit und Hilfsbereitschaft erleben! Gehen Sie mit gutem Beispiel voran, denn natürlich kommt die positive Energie, die Sie ausstrahlen, wieder zu Ihnen zurück, und das um ein Vielfaches! Und wenn jemand in seinem grimmigen Verhalten beharrt: Versuchen Sie ihn nicht zu erziehen, lassen Sie ihn erleben, dass es auch anders geht. Sie sind in jedem Fall der Gewinner!

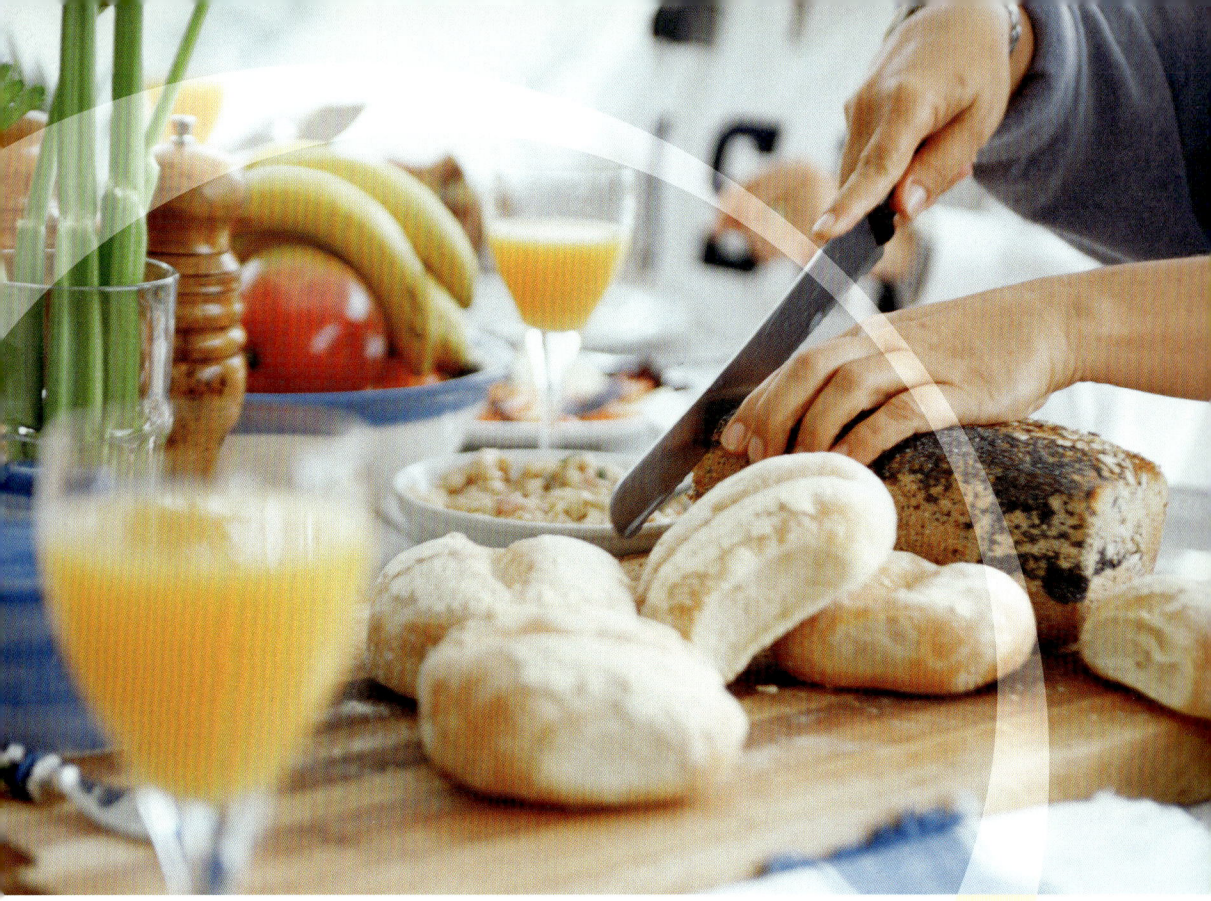

# Gleichgewicht im Alltag

AUF DEN FOLGENDEN SEITEN erfahren Sie, was Ihnen hilft, sich Tag für Tag Wohlbefinden und Ausgeglichenheit zu bewahren. Sie erhalten – je nach Typ – zunächst wichtige Hinweise für den Bereich Bewegung, denn körperliche Aktivität kann Körper, Geist und Seele deutlich beeinflussen und somit zu einem umfassenden Wohlbefinden beitragen. Wichtig in puncto Gesundheit ist darüber hinaus eine ausgewogene Ernährung. Je nach PNI-Typ kann diese aber etwas unterschiedlich ausfallen. Worauf Sie jeweils achten sollten, sagen Ihnen die entsprechenden Abschnitte. Ihr Verhalten im Alltag trägt ebenso zu Ihrem Befinden bei. Schauen Sie also auch, was Sie im Tagesablauf berücksichtigen sollten. Schließlich und endlich geht es in diesem Kapitel auch um die seelisch-spirituelle Komponente im Leben, die wir – bei aller Hektik – nicht vernachlässigen dürfen!

## TIPPS FÜR DEN GEBREMSTEN TYP

Die Zauberworte für Ihren Typ lauten Aktivität, Kontakte, Struktur und Lebensdynamik. Beherzigen Sie die folgenden Ratschläge zu Sport, Ernährung, Alltag und innerer Erfüllung – das wird Ihr Wohlbefinden deutlich steigern.

### TRAINIEREN? – GERNE IM TEAM!

Ihnen tut im Prinzip alles gut, was Schwung in Ihr Leben bringt, Sie ansporrt und in Ihnen eine Dynamik aufbaut. Keine Angst: Sie müssen jetzt nicht gleich zum Extremsportler mutieren und sich maximal verausgaben. Aber Sie sind der Typ, der sich einen Ruck geben muss und der eine Herausforderung braucht. Das funktioniert am besten in einer Gemeinschaft mit Gleichgesinnten. Für Sie sind deshalb Team-, bzw. Gruppensportarten besonders geeignet, z. B. Aerobic, Volleyball, Fußball oder Badminton. Sie werden von den anderen mitgerissen, und es ist immer jemand da, der Sie erneut motiviert. Außerdem ist es eine schöne Erfahrung für Sie, im Team eine Spielstrategie aufzubauen, gemeinsam auf einen Sieg hinzuarbeiten und sich mit Ihren Sportsfreunden gemeinsam zu freuen, wenn Sie gewonnen haben!

Eine sehr gute Wirkung auf Ihre psychische und körperliche Verfassung hat der sogenannte Outdoor-Sport, den Sie zusammen mit anderen machen. Rufen Sie Freunde und Bekannte an, verabreden Sie sich am Wochenende zu einer gemeinsamen Fahrradtour oder einer Bergwanderung.

Kampf- und Verteidigungssportarten wie Judo, Taekwondo, Karate und Boxen sind hervorragend geeignet, Körper und Geist gleichermaßen zu trainieren und Aggressionen zu kanalisieren. Vor dem Hintergrund, dass Sie als gebremster Typ das Risiko einer Aggressionshemmung haben, eignen sich diese Sportarten ebenfalls sehr gut für Sie.

Auch Tanzen, Jazzgymnastik oder ähnliche Aktivitäten, die mit Musik und Rhythmus verbunden sind, passen gut zu Ihrem Typ. Sie sind besonders schwungvoll, heben die Stimmung, machen gute Laune und beleben Ihren Geist.

### BALLASTSTOFFREICHE ERNÄHRUNG

Für Sie eignet sich besonders eine Kost, die Ihren Stoffwechsel anregt, Ihre Verdauung fördert und alle Zellen wieder mit neuer Energie versorgt. Dabei geht es vor allem darum, die Tätigkeit von Darm und Leber zu aktivieren. Ihr Immunsystem muss ebenfalls angeregt werden, damit es seine Aufgaben optimal durchführen und Sie vor Entzündungen schützen kann.

› Um den Darm wieder richtig in Schwung zu bekommen und Probleme wie Verstopfung zu verhüten, eignet sich besonders eine Ernährung, die reich an Ballaststoffen ist und die die Darmtätigkeit anregt. Diese Stoffe finden sich in hoher Konzentration in den Fasern von frischem Obst und Gemüse sowie in Vollkornprodukten. Essen Sie also regelmäßig Rohkost mit reichlich Salat und Gemüse sowie Obst, das durch die vielen Vitamine und sekundären Pflanzenwirkstoffe auch Ihre Abwehrkräfte stimuliert. Geben Sie morgens beim Frühstück einer Schüssel Müsli den Vorzug vor Weißbrot oder Brötchen. Mischen Sie unter den Joghurt oder das Müsli Weizenkleie oder Leinsamen, die durch ihren hohen Ballaststoffanteil die Verdauung ebenfalls auf natürliche Weise anregen. Trinken Sie reichlich, z. B. Heilkräutertees oder auch Gemüsesäfte und Sauerkrautsaft, der durch seine milchsaure Gärung einen großen Nutzen für die Darmgesundheit hat. Wenn Ihre Darmflora durch häufige Therapien mit Antibiotika angeschlagen ist, helfen spezielle Joghurtsorten mit Pre- und Probiotika, die Darmflora wiederaufzubauen.

› Verzichten Sie nach Möglichkeit auf Zucker (achten Sie bitte auch auf versteckten Zucker, z. B. in Ketchup oder Konservenkost), da eine zuckerreiche Ernährung den Stoffwechsel übersäuert, unnötig belastet und das Risiko von Pilzinfektionen im Darm (und auch in der Vagina) erhöht. Hefepilze verwenden Zuckermoleküle nämlich, um sich auf der Schleimhaut zu vermehren.

› Zur Aktivierung Ihres Leberstoffwechsels bewährt sich eine leichte, cholesterinarme Kost mit Gemüsesorten wie Artischocken oder Möhren. Außerdem gut: Leinöl, frische Blattsalate mit Bitterstoffen, die den Gallenfluss fördern, z. B. Löwenzahn, Endivie und Chicoree. Verwenden Sie zum Würzen und Verfeinern Ihrer Speisen öfter Wildkräuter, da diese ebenfalls die Tätigkeit von Leber und Gallenblase unterstützen und zudem dem Immunsystem viele wertvolle Mineralstoffe und Spurenelemente liefern.

## FIT IM ALLTAG DURCH STRUKTUR

In der Gestaltung Ihres täglichen Lebens ist es für Sie besonders wichtig, eine gute Struktur aufzubauen und sich einen Plan über die Aufgaben zu machen, die Sie an diesem Tag erledigen möchten. Ihr Credo: Carpe diem! Dieses Wort stammt von dem römischen Dichter Horaz (65 – 8 v. Chr.) und heißt wörtlich übersetzt: „Pflücke den Tag." Gemeint ist mit dieser blumigen Metapher, die Tage effizient für seine Ziele und Aufgaben, aber auch für Harmonie sowie körperliches und seelisches Wohl zu nutzen. Pflücken Sie Ihren Tag, indem Sie beispielsweise öfter einmal früher auf-

stehen als gewohnt. Gehen Sie noch vor dem Frühstück raus zu einem kleinen Spaziergang oder einer kurzen Jogging-Runde.

Duschen Sie am Morgen heiß und kalt im Wechsel, dann sind Sie richtig fit, um voller Energie Ihr Tagwerk zu beginnen. Versuchen Sie konzentriert und vor allem planvoll zu arbeiten, legen Sie – wenn Sie spüren, dass die Aufmerksamkeit nachlässt – bewusst Pausen ein. Versuchen Sie doch einmal ganz bewusst, jede Stunde drei Minuten Pause zu machen. In den größeren Pausen (z. B. am Mittag) gehen Sie am besten nach draußen oder absolvieren ein Mini-Gymnastikprogramm am offenen Fenster. Eine gute Hilfe für Sie ist auch, öfter Termine zu vereinbaren, die Ihnen ermöglichen, außer Haus zu gehen und mit anderen Menschen in Kontakt zu kommen.

## ERFÜLLUNG DURCH ENGAGEMENT

Um Ihrem Leben eine besondere Erfüllung zu geben und in Ihnen das schöne Gefühl wachsen zu lassen, in Einklang mit sich und der Welt zu sein, eignen sich Themen und Aktivitäten, die Sie in guten Kontakt mit dem Außen bringen.

› Was kann ich für einen geliebten Menschen tun? Wer braucht meine Hilfe?

› Wo kann ich mich engagieren und meine Kraft einbringen?

Stellen Sie sich diese Fragen und lassen Sie in Ihrem Inneren Bilder auftauchen, wo und wie Sie sich gerne für andere nützlich machen würden: Vielleicht möchten Sie politische Arbeit leisten? Sich einer Hilfsorganisation anschließen? Etwas Gutes für die Natur tun, für Tiere, bedürftige Menschen? Betätigungsfelder gibt es in reicher Zahl. Wie viel Freude eine karitative Tätigkeit machen, wie viel Tiefe und Reichtum sie dem eigenen Leben geben kann, erfahren Sie in dem folgenden Interview:

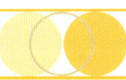

## INTERVIEW  GEMEINSAM ETWAS SINNVOLLES SCHAFFEN

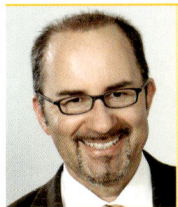

*Richard-Alexander Hoertlackner, Berater und Supervisor für CSR-Projekte, Organisationsberater, Coach und Trainer*

**Sie entwickeln Konzepte, in denen Mitarbeiter von Unternehmen für eine bestimmte Zeitspanne ein sogenanntes Charity-Projekt übernehmen. Was versteht man darunter?**
Offiziell nennt man diese Art von Engagement innerhalb eines Unternehmens CSR, das bedeutet Corporate Social Responsibility. Das Unternehmen, das seinen Mitarbeitern im Rahmen der Personalentwicklung diese Maßnahme anbietet, versteht sich als aktives Mitglied eines Gemeinwesens, es zeigt gesellschaftliches Engagement als „Unternehmensbürger".

**Wie kommen solche Projekte zustande?**
Nicht alle sozialen Einrichtungen eignen sich für eine langfristige, von gegenseitigem Nutzen geprägte Zusammenarbeit. Am Anfang muss also zunächst in ausführlichen Vorgesprächen mit der Einrichtung geklärt werden, was erwartet wird und was das Unternehmen anbieten kann. Die Projektgruppe erarbeitet dann z. B. für einen sozialen Verein ein „Produkt", das auf die Dauer von zwölf Monaten angelegt ist. Die Projektteilnehmer organisieren sich dann zeitlich und organisatorisch vollkommen eigenverantwortlich in Absprache mit der sozialen Einrichtung.
Kern der Sache ist: Die Mitglieder der Projektgruppe stellen ihr Know-how dem Verein oder der Einrichtung zur Verfügung. Sie fungieren ähnlich wie Unternehmensberater und lassen ihr Wissen in die unterschiedlichsten Bereiche einfließen: z. B. Beratung in Computer-Fragen, Unterstützung bei

der Organisation von Abläufen, Büroarbeit, Coaching; Organisation von Hausaufgabenbetreuung oder Freizeitmaßnahmen für Kinder und Jugendliche, Erstellung eines Finanzierungs- und Fundraising-Konzeptes, Organisation eines Festes oder Jubiläums, einer Tagung o. Ä. Dabei stehen den Projektgruppen keinerlei Mittel zur Verfügung. Die erbrachten Leistungen bestehen allein im Knowhow der Teilnehmer. Auch für Projektsitzungen und Bewirtung der Vereinsverantwortlichen in den Räumen der Unternehmen gibt es kein Budget.

**Welchen Nutzen können Mitarbeiter von Unternehmen aus CSR-Projekten ziehen?**
Vor allem Erweiterung der sozialen Kompetenz, der Kommunikationsfähigkeit und zwar durch die notwendige Auseinandersetzung mit den Projektkollegen und den Verantwortlichen des Vereins. Auch die Konfliktfähigkeit wird geschult: Innerhalb der Projektgruppe entsteht eine Gruppendynamik, es müssen Ziele-, Werte- und persönliche Konflikte gelöst werden. Außerdem sind häufig Maßnahmen und Ideen notwendig, die von „Business"-Denkschemata abweichen und neue, ungewöhnliche Wege verlangen. Ein Projektteilnehmer sagte einmal: „Man kann nicht alles mit Excel-Tabellen lösen"!
Ein noch spannenderer Gewinn kann jedoch der Perspektivenwechsel sein: Man lernt neue Lebens-, Arbeits- und Organisationsmodelle durch die Arbeit mit den Vereinen kennen; durch den Kontakt mit den Klienten der sozialen Vereine oder Einrichtungen begegnen die Unternehmensmitarbeiter Menschen und damit Lebensentwürfen, die sich deutlich von eigenen Erfahrungen unterscheiden – z. B. Armut, Existenzängste, Verlust der Heimat, Arbeitslosigkeit. Das macht

*Fortsetzung auf Seite 180*

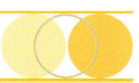

demütig und erweitert den Horizont. Viele Teilnehmer haben nach langer Zeit mal wieder Kontakt zum richtigen Leben und – ebenfalls ein wichtiger Aspekt – sehen eine direkte Auswirkung ihrer Arbeit. Das ist im Berufsalltag der Teilnehmer meist nicht der Fall, da die tägliche Arbeit oft doch sehr abstrakt und vom Endergebnis abgekoppelt ist. Gemeinsam etwas Sinnvolles zu schaffen, sein Werk vor sich zu sehen, macht einfach sehr glücklich.

**Können Sie von speziellen Erlebnissen innerhalb der Projekte berichten?**

Aufseiten der Projektteilnehmer sind Erstaunen, Verblüffung und Überraschung oft recht groß, wenn sie mitbekommen, für wie wenig Geld Menschen ihrer Arbeit nachgehen und dies auch noch mit Begeisterung; auch wie kreativ Menschen in den sozialen Einrichtungen sind – und damit auch motiviert – macht Eindruck. Offenbar hat Freude an der Arbeit und Motivation nichts mit der Höhe des Gehalts zu tun. Es war dann auch zu beobachten, dass sich bei den Projektteilnehmern eine regelrechte Liebe zum Tun entwickelt hat. Und das hat für weniger graue, unemotionale Gesichter gesorgt.

Eine schöne Erfahrung waren auch Begegnungen mit sogenannten „Außenseitern". So zeigten sich zum Beispiel Hauptschüler, mit denen gemeinsam ein Bewerbungstraining entwickelt wurde, von heute auf morgen hoch motiviert, „nur" weil sich plötzlich qualifizierte Leute mit ihnen beschäftigt hatten. Da freut man sich dann einfach sehr über die Wirkung des eigenen Einsatzes.

## ☀ TIPPS FÜR DEN ÜBERAKTIVEN TYP

Bei Ihnen besteht die Gefahr, dass Sie sich leicht übernehmen und sich zu viel zumuten. Die folgenden Ratschläge helfen Ihnen dabei, es etwas langsamer angehen zu lassen. Sie werden sehen – es geht auch ruhiger.

### TRAINING AUF SANFTE WEISE

Da Sie ja schon in Ihrem alltäglichen Leben einen hohen Leistungsanspruch haben und dazu neigen, sich zu überlasten, sollten Sie das im Sport nicht auch noch tun. Möglicherweise haben Sie bisher ja den Hang, sich bei körperlichen Aktivitäten viel zu viel zuzumuten, und Sie sind der Typ, der nach Feierabend noch zehn Kilometer joggt oder beim Schifahren noch einmal die schwarze Piste herunterrast, um die Liftkarte optimal auszunutzen? Dann schalten Sie jetzt doch einmal einen Gang zurück und gönnen Sie sich etwas mehr Ruhe, Lässigkeit und Leichtigkeit. Hervorragende Sportarten für Sie sind solche, die Ihren Körper auf sanfte Weise trainieren, dabei aber einen hohen Entspannungseffekt haben, z. B. Taijiquan, Bodystyling (eine gemäßigtere Form von Aerobic) oder Wassergymnastik. Ruhiger Sport, den Sie in der Natur ausüben können, wirkt sich ausgezeichnet auf Ihre Seele und Ihren Geist aus. Dazu gehören beispielsweise Wandern, Walken, Trailrunning (Querfeldein-Gehen), Mountainbiken, Golfen, Schilanglauf, Rudern, Segeln oder Surfen – nur vermeiden Sie auch hier bitte jeden übertriebenen Ehrgeiz. Auch Reiten ist ein Sport mit einem hohen Entspannungsfaktor. Vor-

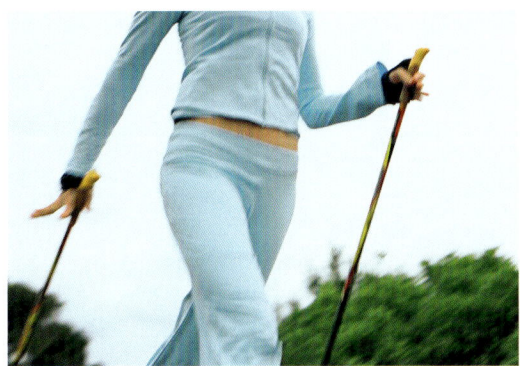

*Nordic-Walking ist eine der ruhigeren Sportarten und geeignet für den überaktiven Typ.*

aussetzung ist jedoch konsequenter Reitunterricht.

Wichtig ist, dass Sie stets darauf achten, sich nicht selbst unter (Leistungs-)Druck zu setzen und nicht zu kämpferisch an die Sache heranzugehen. Denken Sie daran: Sie müssen niemandem etwas beweisen und keine Goldmedaille gewinnen. Es reicht völlig, wenn Sie Spaß haben und sich wohlfühlen!

### SCHONEND ZUBEREITETE SPEISEN

Bei Ihnen geht es vor allem darum, alle allergisierenden Nahrungsmittel zu meiden, die Ihr überschießendes Immunsystem zusätzlich anfeuern und weitere Fehlreaktionen hervorrufen. Am besten Sie ernähren sich „testgerecht" nach einem individuellen IgE/IgG-Test auf Nahrungsmittel. Dann kennen Sie Nahrungsmittel, die Ihr Immunsystem sensibilisieren und können diese vermeiden. Es handelt sich dabei sehr häufig um bestimmte Milchprodukte, Weizen, Hefen und Sojaprodukte. Für Sie ist es außerdem ganz besonders wichtig, auf eine naturbelassene, schonend zubereitete Kost zu achten, die keine Zusatzstoffe (Konservierungsstoffe, Farbstoffe etc.) enthält.

Am besten kaufen Sie Produkte aus biologischem Anbau sowie Fleisch vom Biometzger. Empfehlenswert sind für Sie alle Gemüse- und Obstsorten, die Sie gut vertragen, saure Milchprodukte, wie Joghurt, Kefir, Buttermilch, sowie Vollkornbrot, Seefisch und wenig mageres Fleisch, z. B. Hähnchenbrust.

Wenn Sie auf bestimmte Stoffe in der Nahrung allergisch reagieren, müssen Sie die entsprechenden Lebensmittel weglassen. Die Erfahrung zeigt, dass Menschen mit überschießendem Immunsystem die Lebensmittel gekocht oft besser vertragen als roh. Seien Sie sparsam mit Salz und scharfen Gewürzen, geben Sie Ihren Speisen mit milden, frischen Küchenkräutern wie Dill, Schnittlauch oder Basilikum ein feines Aroma. Verwenden Sie in Ihrer Küche hochwertige Öle mit einem hohen Anteil ungesättigter Fettsäuren und Vitamin E, also z. B. Oliven- oder Distelöl. Darin enthaltene ungesättigte Fettsäuren wie z. B. Linolsäure stellen einen wichtigen Schutz vor Entgleisungen des Immunsystems dar. Tiefseefisch wie Lachs oder Hering enthält neben wertvollem Eiweiß und zahlreichen Spurenelementen auch die wichtigen Omega-3-Fettsäuren, die den Organismus vor entzündlichen Prozessen wie z. B. chronisch rheumatischen Beschwerden bewahren können. Schränken Sie auch Ihren Kaffeekonsum ein.

### TIPP

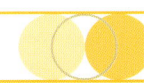

Probieren Sie doch einmal, statt Kaffee grünen Tee zu trinken. Das asiatische Volksgetränk hat einen hohen Nutzen für die Gesundheit und ist besonders gut für Ihr Immunsystem.

## ENTSCHLEUNIGUNG IM ALLTAG

Für Ihren Typ ist von herausragender Bedeutung, Ihren Alltag ökonomisch zu gestalten und ihn nicht völlig mit Terminen und Aufgaben zu überfrachten. Dabei geht es auch darum, ein Bewusstsein für das Wesentliche zu entwickeln und die Aufgaben nach ihrer Priorität zu ordnen. Halsen Sie sich öfter etwas auf, das sich bei genauerem Hinsehen als nicht sehr sinnvoll erweist? Müssen Handtücher, Bettwäsche und Unterhosen wirklich immer perfekt gebügelt sein? Oder muss das Auto jeden Samstag einer Intensivreinigung von innen und außen unterzogen werden? Bedenken Sie, wie kostbar Ihre eigene Lebensenergie ist, und setzen Sie diese sparsam ein. Entschleunigen Sie Ihren Alltag, werfen Sie Ballast ab und finden Sie Zeit für Muße, Ruhe und Entspannung. Gönnen Sie sich öfter, länger zu schlafen, machen Sie es sich richtig gemütlich, frühstücken Sie ausgiebig. Bauen Sie am Übergang zwischen den Lebensbereichen zeitliche Puffer ein, machen Sie also, wenn Sie nach Hause kommen, erst einmal die Tür zu und entspannen Sie sich. Wenn Sie abends nicht gut abschalten können, greifen Sie nicht zu Alkohol und lassen Sie den Fernseher aus. Entwickeln Sie lieber Einschlafrituale, z. B. ein Abendspaziergang oder ruhige Musik hören.

## ZU SICH SELBST FINDEN DURCH RÜCKZUG

Ihnen tut im spirituellen Bereich alles gut, was Sie intensiv in Verbindung mit sich selbst bringt, Sie zu den tiefen Schichten Ihrer Seele führt und Ihnen das Gefühl von Ruhe, Geborgenheit und Ausgeglichenheit vermittelt. Vielleicht spüren Sie das Verlangen, sich einmal ganz in sich zurückzuziehen und nur für sich da zu sein? Vielleicht möchten Sie einmal ein paar Tage in einem Kloster verbringen, meditieren, beten, ganz in der Stille sein? Geben Sie

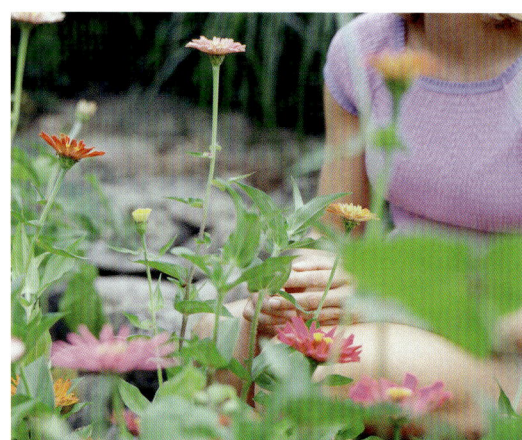

*Es muss nicht das Kloster sein, auch Gartenarbeit sorgt für guten Kontakt mit sich selbst.*

doch diesem Bedürfnis nach und suchen Sie sich aus den vielen Angeboten, die es heute zu den Themen Gebet, Meditation, Rückzug gibt, das Passende für sich aus. Aber auch in Ihrem Alltag können Sie sich zahlreiche spirituelle Räume erschließen, um in Kontakt mit Ihrem höheren Selbst zu kommen und Ihre Balance zu finden, beispielsweise durch Lesen, Gärtnern, Musik hören oder indem Sie einer kreativen Tätigkeit nachgehen wie etwa Malen oder Musizieren.

## TIPPS FÜR ALLE TYPEN

Nicht zu viel und nicht zu wenig – lautet das Motto für ein gesundes Leben. Die folgenden Tipps helfen Ihnen, Körper, Geist und Seele in Balance zu bringen und das rechte Maß für ein gesundes, ausgeglichenes Leben zu finden.

### LEBENSGEFÜHL STATT HOCHLEISTUNGSSPORT

Egal, ob Sie schwimmen, biken, skaten, laufen oder tanzen: Im Grunde sind alle Sportarten geeignet, Ihre körperliche Fitness, Ihr Wohlbefinden und Ihr Immunsystem zu verbessern. Voraussetzung ist jedoch, dass Sie die sportliche Aktivität an Ihre persönlichen Bedürfnisse und Fähigkeiten anpassen. Wer ohne Rücksicht auf seine eigenen Grenzen und seine geistig-seelische Befindlichkeit losspurtet, wird langfristig nur Frust statt Lust ernten. Wahre Fitness folgt einem Gesamtkonzept und richtig fit wird nur derjenige, der Körper, Seele und Geist gleichermaßen „trainiert". Sogenannte „Endorphin-Junkies", die geradezu süchtig nach der Hormonausschüttung durch Hochleistung sind, tun sich auf Dauer nichts Gutes an, auch wenn sie sich phasenweise sehr wohlfühlen.

Natürlich sind auch beim ganzheitlich ausgerichteten Fitness-Training etwas Disziplin und Willensstärke nötig. Auch eine Stoppuhr oder einen Pulsmesser zu verwenden, um die eigene Kondition zu checken, ist nicht verkehrt. Trotzdem sollte es Ihnen weniger um Leistung als um Lebensgefühl gehen. Sport muss Ihnen Spaß machen, Ihnen Kraft und Ausgleich für den Alltag geben, Ihnen helfen, zu Ihrer Mitte zu kommen. Sport soll Sie in Topform bringen – und zwar im Körper und im Kopf!

## PFLANZLICHE KOST IST TRUMPF!

Nach modernen ernährungswissenschaftlichen Empfehlungen sollte der Schwerpunkt der Nahrung auf pflanzlicher Kost liegen. Kaufen Sie Ihr Obst und Gemüse stets frisch ein und wählen Sie Produkte aus biologischem Anbau, die Sie immer häufiger auch schon in den Supermarktregalen finden. Machen Sie es wie unsere Großmütter und bringen Sie das auf den Tisch, was die Region zur jeweiligen Jahreszeit bietet. Also z. B. Kopfsalat oder Erdbeeren nicht im Winter, sondern erst im späten Frühjahr, Tomaten und Karotten im Sommer,

Kohl- und Krautsorten im Spätherbst. Stellen Sie Obst und Gemüse nach dem Ampelprinzip zusammen (rot, gelb, grün), so können Sie die Vielfalt der wertvollen Inhaltsstoffe optimal nutzen. Nehmen Sie täglich gesäuerte Milchprodukte wie Joghurt und Quark zu sich, bevorzugen Sie bei Getreideprodukten solche aus vollem Korn, also z. B. ungeschälten Reis oder Vollkornbrot. Essen Sie Fleisch nur ein- bis maximal zweimal in der Woche und greifen Sie zu mageren Sorten wie Rinderlende oder Geflügel, statt zu fettem Schweinefleisch. Seefisch darf zweimal in der Woche auf Ihrem Speiseplan stehen. Seien Sie zurückhaltend beim Verzehr von Wurstwaren und verzichten Sie nach Möglichkeit auch auf Konservenkost.

## WICHTIG: EIN REGELMÄSSIGER TAGESRHYTHMUS

Ein gutes Zeitmanagement und eine Strukturierung des Tagesablaufs sind grundsätzlich empfehlenswert und helfen Ihnen, Lebensqualität und Lebensfreude zu erhalten. Erfahrungsgemäß spielt der Aspekt der „Regelmäßigkeit" eine wichtige Rolle.

Wir benötigen für unser körperliches und seelisches Wohl eine gewisse Ordnung und einen gewissen Rhythmus. So empfehlen Ernährungswissenschaftler, möglichst zu festen Zeiten zu essen, da dies unserem Stoffwechsel und der Verdauung guttut. Schlafexperten raten zu festen Zeiten fürs Aufstehen und Schlafengehen, die auch am Wochenende und im Urlaub weitgehend eingehalten werden sollten. Beherzigen Sie folgende Tipps – Ihrem Wohlbefinden zuliebe:

> Gönnen Sie sich am Morgen ein gesundes Frühstück mit langsam verbrennenden Kohlehydraten und Energieträgern, z. B. Müsli, Vollkornbrot mit Quark, Joghurt mit frischem

Obst, das Ihnen ausreichend Energie für den Vormittag gibt, aber nicht Ihren Insulinspiegel sofort hochschnellen lässt, mit dem negativen Effekt, dass Sie sehr bald schon wieder ein Hungergefühl haben.

> Teilen Sie sich tagsüber Ihre Zeit so ein, dass Sie Ihre Aufgaben gut bewältigen können, aber auch noch ausreichend Spielraum für Freizeitaktivitäten bleibt.

> Lassen Sie den Tag ruhig ausklingen, essen Sie abends nur noch leicht und gehen Sie nicht zu spät ins Bett, damit Sie am nächsten Morgen gut ausgeschlafen sind.

## GLAUBE, LIEBE, HOFFNUNG

Ohne Werte wie Liebe, Mitgefühl, Dankbarkeit und ohne spirituelle Erfahrungen wie Glaube und Hoffnung wäre unser Leben trostlos und hätte keinen rechten Sinn. Jeder Mensch glaubt. Zwar glauben nicht alle an dasselbe, aber alle Menschen verbindet dieses Bedürfnis, sich sicher zu sein und vertrauen zu können. Wir alle brauchen den Glauben und die Hoffung, sie sind „Nahrung für den Geist", sie geben unserem Leben Tiefe und helfen uns, in Harmonie mit uns selbst, unseren Mitmenschen und dem ganzen Kosmos zu sein – so wie es das chinesische Zeichen von Yin und Yang wunderbar symbolisiert. Glaube kann Ihnen helfen, Antworten auf existenzielle Fragen zu finden. Zu diesen gehört z. B. die Frage nach dem Sinn des Lebens und danach, was nach dem Tod passiert. Glaube ermöglicht Ihnen eine Rückbesinnung, Beschäftigung mit der eigenen Existenz, dem eigenen Dasein, dem eigenen Schicksal. Zum Glauben gehört die Hoffnung, die Überzeugung, dass ein Wunsch in Erfüllung gehen wird. Hoffnung hat viel mit Optimismus zu tun, mit der Vermutung, dass sich das Positive am Ende durchsetzen wird. Ein Mensch, der Glaube

und Hoffnung hat, bejaht das Leben, er sieht seine Zukunft positiv und kann auf diesem festen Fundament tatkräftig und selbstbewusst durchs Leben gehen.

Bei dem großen spirituellen Thema des Glaubens spielt es keine Rolle, ob Sie einer bestimmten Religion angehören. Sie müssen nicht Christ oder Moslem, Buddhist oder Hindu sein, um diese wunderbare Kraft in sich zu spüren und mit großen Gefühlen wie Liebe, Zuversicht, Vertrauen beschenkt zu werden. Wichtig ist, dass Sie sich auf das Wunder dieses Lebens einlassen, dass Sie Freude empfinden an Ihrem Dasein, am Zusammensein mit Ihrer Familie, Ihren Freunden und anderen liebevollen Menschen – in der zweifelsfreien Gewissheit, dass alles gut und richtig ist und Sie Ihre Erfüllung finden werden!

Um sich Spiritualität in den Alltag zu holen, eignet sich jede Form von Meditation (siehe Seite 47-49 und 157-161).

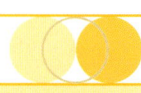

## INFO

### Glaube und Krankheit

Der amerikanische Mediziner und Publizist Dale A. Matthews zitiert in seinen Veröffentlichungen verschiedene wissenschaftliche Untersuchungen, die belegen, dass der Glaube an Jesus bei vielen Patienten erstaunliche Auswirkungen hat:

> positive Wirkung auf das Immunsystem,

> niedrigere Krebsrate,

> Blutdruck und Cholesterinspiegel sind niedriger,

> längere Lebenserwartung,

> Christen treiben oft mehr Sport, rauchen weniger und trinken weniger Alkohol.

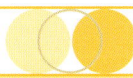

## INTERVIEW GOTT UND UNTERNEHMENSKULTUR

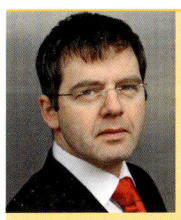

*Andreas Rickerl,
evangelischer Pfarrer in
München und selbststän-
diger Berater für ethische
Unternehmensführung*

**Warum erinnern sich Menschen gerade in Kri-
senzeiten plötzlich wieder an Gott und finden
zum Glauben zurück?**

Weil in Krisen deutlich wird, wie nahe alles bei-
einanderliegt: Gesundheit und Krankheit, Leben
und Tod, Glück und Trauer, Freude und Verzweiflung – und wie wenig wir selbst in der Hand haben. Vielleicht spüren wir gerade in Krisenzeiten,
dass wir letztlich alleine doch nur ganz wenig
ausrichten können, dass nicht wir die Fäden in
der Hand haben, sondern eine höhere Macht.
Wir Christen glauben, dass Gott diese Macht ist,
der wir uns verdanken. Gott, der mitgeht, durch
Wüsten bis ins gelobte Land, der seit Jahrtausenden mit den Menschen unterwegs ist. Der, so
beschreibt es die Bibel, das Leid der Menschen
hört und sieht, der sich klar auf die Seite derer
stellt, die leiden und unterdrückt werden. Der
Partei ergreift für die, die nicht allein weiterwissen
und der neben der Ehebrecherin steht und sie
nicht verurteilt.

**Man sagt ja, der Glaube soll Berge versetzen
und auch das positive Denken hat ja mit dem
Glauben an das Gute zu tun ...**

Christlicher Glaube und positives Denken, wie es
an vielen Stellen entfaltet wird, sind meines Er-
achtens zwei verschiedene Dinge – auch wenn
der Glaube vielleicht bei einem Menschen dazu
führt, dass er eine positive Lebenseinstellung hat.
Der Glaube ist oft unscheinbar, alltäglich und
stummer Begleiter unseres Daseins.

Drei Dinge möchte ich hier hervorheben:
1) Verbundenheit im Gebet
Wenn Menschen füreinander beten, drücken sie
ihr Mitgefühl und oft auch ihr Mit-Leiden aus. Mir
hilft es sehr, wenn ich weiß, dass jemand für
mich betet und mit guten Wünschen in Gedanken
bei mir ist. Zum Beispiel eingeschlossen zu sein
im Abendgebet eines lieben Menschen, vielleicht
mit den Worten: „Gott, hab ein Auge auf ihn,
bitte", oder „Gott, es ist schön, dass es ihn gibt",
oder so ähnlich, das gefällt mir. Von anderen
Menschen weiß ich, dass es ihnen da ebenso
geht. Miteinander verbunden sein im Gebet, im
guten Geist Gottes, ist eine schöne Erfahrung.
Das kann auch heilen: eine seelische Verletzung,
eine körperliche Krankheit.

2. Glaube und Partnerschaft
Wer an die Liebe glaubt, wer die Hoffnung nicht
aufgibt, dass es Liebe zwischen den Menschen
gibt, der findet auch in Krisen seiner Partnerschaft einen Anhaltspunkt, um die eigene Position zu klären. Im Glauben an Gott und die Liebe
kann man z. B. auf eine außereheliche Affäre –
so reizvoll sie zunächst erscheinen mag – verzichten. Denn neben einer Ehe würde man sich
gegenseitig nicht das Maß an Liebe schenken
können, das der andere verdient hat. Man könnte
nicht lieben wie Gott, der sich ganz schenkt und
nichts zurückhält.

3. Glaube und Selbstwert
Der Glaube fordert mich, stellt Ansprüche, setzt
mich und meine Lebensführung hohen Maßstäben aus. Gleichzeitig spricht er mir die bedin-
gungslose Liebe Gottes zu, auch wenn ich diesen
Ansprüchen nicht gerecht werde. Mein Selbstwert
wird auch dadurch bestimmt, dass ich mich von
Gott als geliebt wahrnehme.

*Fortsetzung auf Seite 186*

## INTERVIEW (Fortsetzung)

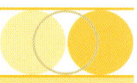

**Sie beraten auch Unternehmen in Sachen Ethik – was können Unternehmer und Manager von Gott und der Bibel lernen?**

Unternehmer und Manager können sehr viel aus der Bibel lernen.

› Ein lebendiger Glaube wird beispielsweise in das Thema „Einsamkeit", das Prominente und eben auch Unternehmer auf einer ganz tiefen persönlichen Ebene anrührt, ermutigende Bewegung bringen.

› Für Unternehmer, die weitreichende Entscheidungen treffen, ist auch das Thema „Gottvertrauen" spannend: sich bei allen Unwägbarkeiten und der großen Verantwortung, die man als Unternehmer hat, darauf verlassen, dass – selbst dann, wenn vielleicht ein wichtiger Auftrag ausbleibt, eine weitreichende strategische Entscheidung sich später als falsch herausstellt, das Unternehmen plötzlich und unerwartet in eine Krise gerät – man nicht allein gelassen ist, sondern sich immer in Gottes guter Begleitung aufgehoben weiß.

Auch Entscheidungen, die kurzfristig hohe Investitionen erforderlich machen und ein Risiko darstellen, sich aber langfristig positiv und nachhaltig auf die Gesundheit des Unternehmens auswirken sollen, sind im Vertrauen auf Gott viel leichter gegen Widerstände durchzusetzen.

› Ein dritter wichtiger Punkt für Unternehmer ist das Thema „Nächstenliebe". Wenn ich mich an der Haltung, die Jesus Christus vorlebt, orientiere, also versuche, die Menschen zu lieben wie mich selbst, dann kann dies den Umgang mit Angestellten, Auftraggebern, Lieferanten etc. enorm bereichern. Und auch wenn wir dem Anspruch nicht immer ganz gerecht werden und Konflikte nicht aus der Welt schaffen können, so können wir doch daran wachsen und auf der Basis der Nächstenliebe Arbeitsatmosphäre und Unternehmenskultur verbessern.

## DIE HEILENDE KRAFT DER KLÄNGE

Musik hat eine große Macht: Sie steigert Intelligenz und Kreativität, sie prägt unsere Gefühle, sie gibt uns Kraft und Mut. Und sie kann sogar Krankheiten heilen – ganz ohne Nebenwirkungen! Also Mozart gegen Migräne, Louis Armstrong zum Relaxen, Madonna für mentale Power? Ja, Experten sind sich einig: Musik ist Medizin. Sie belebt die Sinne, beschwingt die Seele, stärkt den Geist. Töne, Klänge und Rhythmen dringen tief in den Menschen ein, berühren ihn in seinem Innersten, wecken seine verborgensten Gefühle. Musik löst Ängste und Verspannungen, sie lindert den Schmerz der Seele und den des Körpers und sie kann sogar Migräne, Depressionen oder Tinnitus besiegen. Doch woher kommt diese ungeheure Energie? Warum werden wir von Rhythmen mitgerissen, von Klängen in Schwingung versetzt, von Melodien verzaubert? Warum macht Musik uns fröhlich oder traurig, ausgelassen oder gedankenverloren? Wissenschaftler haben herausgefunden, dass wir Menschen seit je, seit unserer Existenz auf der Erde, Musik machen. Sie ist quasi in unseren Genen verankert und gehört einfach zu unserem Leben und zum Wohlfühlen dazu. Bereits unsere Ahnen und Urahnen der Steinzeit haben – wenn auch mit sehr simplen Instrumenten – musikalisch experimentiert, was archäologische Funde beweisen. Es wurden Überreste aus prähistorischer Zeit ausgegraben, die auf Musikinstrumente wie Flöten schließen lassen. So ist das älteste bekannte Instrument eine Flöte aus Schwanenknochen, die in der Nähe von Blaubeuren im Allgäu in einer Höhle gefunden wurde. Damit spielten die Urmenschen – mit nur ein paar Tönen – einfache Melodien, wahrscheinlich in der Art von Kinderliedern. Die sanften Klänge, die jeder gerne hört, sind eine Art gemeinsame Sprache, welche die Menschen schon seit Urzeiten miteinander verbindet. Musik drückt Gefühle aus, manchmal sogar viel präziser und verständlicher als Worte. So wurde und wird sie bis heute als Kommunikationsmittel genutzt und so besitzt sie zweifelsohne eine große Kraft, die uns allen innewohnt.

Aber der enorme Einfluss von Tönen und Klängen hängt auch mit den Erfahrungen zusammen, die wir im Mutterleib und in den ersten zwei Jahren unseres Lebens sammeln, so die einhellige Expertenmeinung. Der Herzschlag der Mutter – ungefähr 26 bis 28 Millionen Mal hören wir ihn unbewusst während der neun Schwangerschaftsmonate –, das Flie-

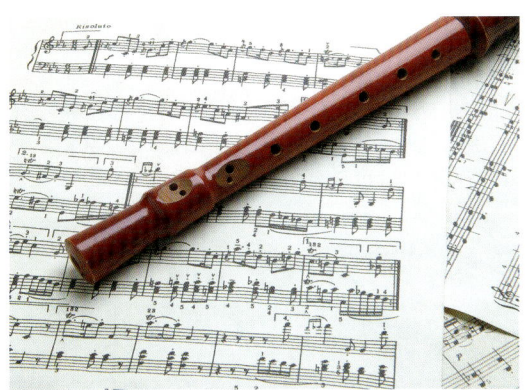

*Die Flöte gehört neben Trommeln zu den ältesten Musikinstrumenten der Menschheit.*

ßen des Blutes, das Rumoren des Darmes, die Stimme des Vaters, die sonor durch die Bauchdecke schallt: All diese Töne und Geräusche prägen unser Leben, gestalten unsere tiefsten Empfindungen. Auch nach der Geburt werden wir unaufhörlich von Musik begleitet: Mit sanften Melodien wiegt die Mutter uns in den Schlaf, durch trällernde Lockrufe – die erwiesenermaßen 1,5 Oktaven höher liegen als die normale Sprechstimme – weckt der Vater unsere Aufmerksamkeit, mit einem fröhlich-schwingenden „Fein!" werden wir gelobt, ein lang gezogenes „Neeeiiiiinnn!" sagt uns, was wir nicht tun dürfen. Diese akustischen Signale, die wir als Ungeborene und später als Säuglinge empfangen, sind regelrechte Hirnnahrung. Sie halten die lebensnotwendige Gehirnaktivität in Gang und formen unsere gesamte Gefühlswelt. Nach den ersten zwei Jahren verlieren wir diese musikalische Welt des Erlebens jedoch zunehmend. Je älter wir werden, desto mehr lernen wir, uns anzupassen; wir dürfen nicht mehr laut sein, nicht mehr heftig weinen oder lachen, nicht mehr ungezwungen singen und tanzen; wir drücken uns mehr und mehr mit Worten aus als mit Klängen; wir kontrollieren unsere Emotionen. Wenn wir erwachsen sind, bleibt Musik dann die einzige Möglichkeit, wieder Zugang zu unseren ursprünglichen, tief verwurzelten Gefühlen aus unserer Kindheit zu bekommen. Wer eine CD kauft oder ein Konzert besucht, holt unbewusst eine in der Persönlichkeit sehr tief sitzende Erinnerung hervor: an den Schutz und die Geborgenheit der Gebärmutter sowie an die ungetrübten Emotionen der ersten Lebensjahre.

## Magie der Musik

Dass nicht nur die Seele, sondern auch der Körper auf Töne und Rhythmen reagiert, können Musikmediziner – Ärzte, die sich mit der Wirkung akustischer Signale auf unseren Organismus befassen – heute genau messen. Blutdruck, Puls, Atmung, Gehirnströme, Hormone werden von Schallwellen beeinflusst. Wissenschaftliche Untersuchungen belegen, dass die Pegel der Stresshormone Adrenalin und Cortisol mit beruhigender Musik um bis zu 20 Prozent sinken. Sexualhormone, Immunzellen oder Endorphine, die körpereigenen Glücksstoffe, dagegen lassen sich mit – zumeist harmonischen – Melodien tüchtig ankurbeln. Verblüffend: Musik kann sogar das schlimme „Schmerzgedächtnis" (siehe Seite 89/90) löschen, indem sie die Funktionen der Nervenzellen und -bahnen im Gehirn wieder harmonisiert.

Musik hören und selbst Musizieren fördert nach neueren Studien auch stark die Vernetzung der Nervenzellen im Gehirn. Der Umgang mit Musik regt die verschiedensten Gehirnregionen an und sorgt für ein vermehrtes Wachstum von Neuronen und Synapsen. Für die Melodieerkennung und -verarbeitung wird beispielsweise die rechte Gehirnhälfte mehr aktiviert, für den Rhythmus die linke.

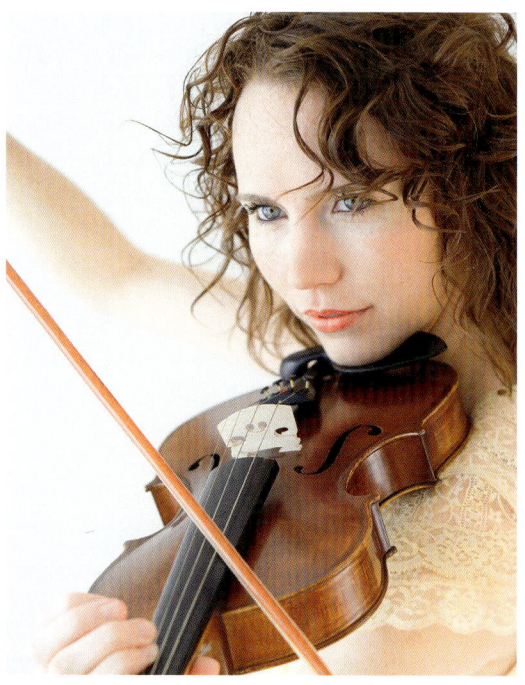

*Wer selbst musiziert, kann andere erfreuen – und die eigenen Gehirnleistungen fördern.*

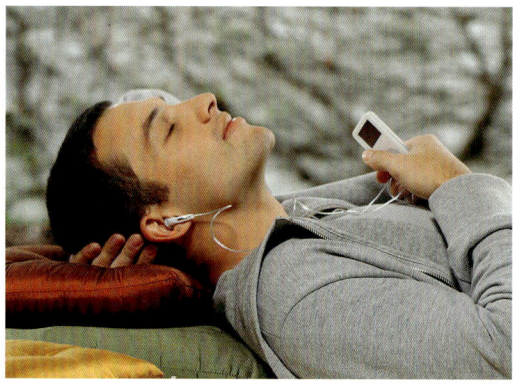

*Das Hören von Musik wirkt sich wohltuend auf Körperfunktionen, Geist und Seele aus.*

Bei Musikern ist deshalb die Verbindung zwischen beiden Gehirnhälften, das „Corpus callosum", auch „der Balken" genannt, breiter und dichter ausgebildet als bei Nicht-Musikern (siehe Seite 23). Außerdem wurde nachgewiesen, dass an der Verarbeitung von Musik im Gehirn ganz automatisch nahezu der gesamte Kortex (Hirnrinde) beider Hemisphären (Hirnhälften) beteiligt ist. Spielen Sie ein Instrument, etwa Klavier oder Geige, dann müssen sich beide Hände über die Hirnbrücke hinweg koordinieren. Und auch die weiteren gleichzeitig ablaufenden Aktivitäten, etwa das Hören, lassen bei einem musizierenden Menschen durch regelmäßiges Üben einen Regelkreis entstehen, der nahezu das gesamte Gehirn beansprucht. Die beteiligten Neuronen verknüpfen sich so intensiv miteinander, wie es sonst nie geschieht. Musikalische Aktivitäten zählen zu den komplexesten Leistungen, die wir vollbringen können. Um die Eindrücke zu verarbeiten, die allein beim Hören von Musik entstehen, brauchen wir ungefähr 100 Milliarden Nervenzellen.

### Schlaue Köpfe

Neueste Studien belegen, dass aktives Musizieren – vor allem in jungen Jahren – sogar die Sprachbegabung, die Kommunikationsfähigkeit und die soziale Kompetenz steigern kann. Es wurden beispielsweise zehn- und elfjährige Teenager untersucht, die ein Instrument spielen oder in einem Chor singen. Diese Gruppe wurde mit Kindern verglichen, die zwar alle aus etwa gleichen sozialen Verhältnissen stammten und deren Eltern ein ähnliches Bildungsniveau hatten, die aber nicht aktiv musizierten. Die Messung der Gehirnströme (EEG) zeigte eindeutig, dass die musizierenden Kinder vielseitiger mit der Sprache umgehen konnten, sie beherrschten die Grammatikregeln besser und hatten eine perfektere Aussprache. Außerdem wiesen die kleinen Musiker und Musikerinnen einen höheren Intelligenzquotienten (IQ) auf.

Damit ist neurophysiologisch bewiesen, was man bereits beobachten und erahnen konnte: Musik fördert die Intelligenz von Kindern sowie auch von Erwachsenen und beeinflusst deren soziale Kompetenz positiv. Warum ist das so? Wenn die Kleinen oder Großen zusammen musizieren, lernen sie, sich gegenseitig zu beachten und aufeinander Rücksicht zu nehmen. Sie müssen im Takt bleiben und den anderen eventuell unterstützen, wenn er Fehler macht. Macht Musik uns etwa zu besseren Menschen? Vielleicht geben die weisen Worte von Isaac Stern (1920–2001) hierauf eine Ant-

wort. Als einer der bedeutendsten Violinisten des 20. Jahrhunderts hat er einmal gesagt: „Musik zivilisiert. Musik macht wachsam. Musik weckt die Fantasie. Sie tröstet dich, wenn du traurig bist, sie bringt dich zum Lachen, wenn du dir Sorgen machst, und sie macht den Kopf klar, wenn alles drunter und drüber geht. Wer Musik macht, lernt nicht zu hassen. Wer Musik macht, lernt zu hören, zuzuhören und zu denken." Stern ist einer, der es wissen muss – aus Erfahrung.

### Was Töne und Takte bewirken können

> Immunpower: Kräftige Trommelschläge vertreiben Schnupfenviren. US-Untersuchungen ergaben, dass Testpersonen, die spielerisch mit Bongo-Trommeln übten, danach deutlich mehr Abwehrzellen im Blut hatten als vorher.
> Operieren mit Musik: Zahlreiche Studien belegen, dass Patienten, die vor und während einer Operation Musik hören, entspannter sind und weniger Narkosemittel brauchen – bis zu 50 Prozent.
> Sanfte Geburtshilfe: Auch im Kreißsaal sorgen sanfte Töne für eine leichtere Entbindung. Werdende Mütter benötigen weniger

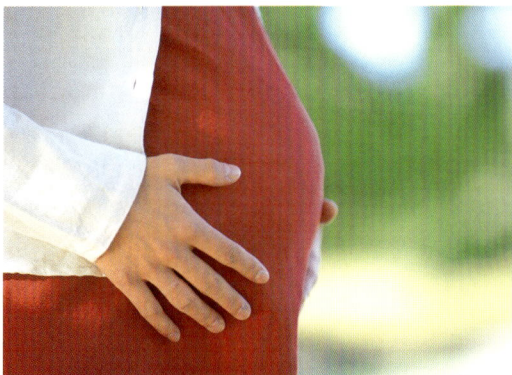

*Musik wirkt sich positiv auf die werdende Mutter und auch auf das Ungeborene aus.*

Schmerzmittel und können die anstrengende Geburt besser genießen.

> Starthilfe für Frühchen: US-Wissenschaftler spielten Frühgeborenen eine Mischung aus Frauenstimmen, Geräuschen aus dem Mutterleib und Musik vor. Die Frühchen entwickelten sich schneller, atmeten besser und konnten drei Tage früher aus dem Brustkasten, als andere Frühgeborene.

> Intelligenzentwicklung: Umfassende Forschungen beweisen, Musik fördert die körperliche und geistige Entwicklung von Kindern – und das schon im Mutterleib. Im späteren Leben sind die Kids, die von früh an mit Musik aufwachsen, intelligenter, ausgeglichener, musikalischer und kreativer. Das bestätigen auch die Untersuchungen des kanadischen Psychologen Glenn Schellenberg von der Universität Toronto. In einer Studie im Jahr 2004 konnte er zeigen, dass bei Kindern, die Klavier- oder Gesangsunterricht nahmen, eine größere Steigerung des IQ zu verzeichnen war, als bei Kindern mit Schauspielunterricht.

> Glücksgefühle: Kanadische Forscher haben vor Kurzem herausgefunden, dass Musik hören und Musik machen auch bei Erwachsenen zu den beglückendsten Aktivitäten gehören. Durch Musik wird in unserem Gehirn die Ausschüttung von körpereigenen Glücksstoffen, sogenannten Endorphinen, gefördert. Und zwar in einer Menge, wie es sonst nur ein gutes Glas Wein oder Sex – die schönste Nebensache der Welt – vermag...

> Klingender Pflanzendünger: Musik soll sogar Pflanzen besser wachsen lassen. Erdbeeren, die einen Spezialdünger bekamen und dazu mit Tönen aus dem amerikanischen Gerät „Sonic Bloom" beschallt wurden, waren 20 Prozent größer und schmeckten süßer. Ihre Lieblingstöne: Vogelgezwitscher, Vivaldis „Vier Jahreszeiten" und Bachs Violinkonzert für E-Dur.

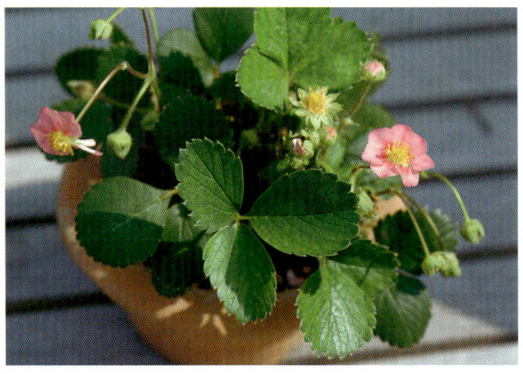

*Auch Pflanzen lieben Musik – Erdbeeren z. B. sollen mit Musik sogar besser gedeihen.*

## Musiktherapie statt Medikamente?

Schon das einfache Hören von Lieblingsklängen und -melodien kann Körper und Seele wieder in die Balance bringen, Stress abbauen und die innere Ruhe herstellen. Für die Therapie von ernsteren Krankheiten und Beschwerden ist jedoch eine professionelle Behandlung durch einen geschulten Musiktherapeuten nötig. Die Musiktherapie ist eine Art künstlerische Psychotherapie und statt der Sprache werden Melodien und Rhythmen als Ausdrucksmittel benutzt. In der Therapie kann der Patient entweder „passiv" Musik seiner Wahl hören oder sich „aktiv" musikalisch betätigen, indem er auf einem Instrument frei improvisiert. Im Therapieraum findet er dazu eine große Auswahl verschiedenster Musikinstrumente, von einfachen Triangeln oder Rasseln, über Trommeln, Flöten, Mandolinen und Gitarren, bis zu Geigen, Harfen oder einem Flügel. Der Therapeut ermuntert den Patienten, sich ein Instrument auszusuchen und ganz intuitiv auf ihm zu spielen: einzelne Töne, kleine Melodien, komplexe Improvisationen; mit Rhythmus oder ohne – ganz egal. Auch ist nicht wichtig, dass er richtig spielt.

Es kommt nur darauf an, dass er während der Improvisation in sich hinein hört und die Empfindungen und Stimmungen wahrnimmt, die in ihm entstehen. In einem anschließenden Therapiegespräch – entweder einzeln oder in der Gruppe – werden diese Gefühle dann analysiert und aufgearbeitet.

### Klingende Vorbeugung

Wenn Sie das Hören oder Spielen von Musik zum festen Bestandteil Ihres Alltags werden

lassen, können Sie viel für Ihr Wohlbefinden tun, sich eine unerschöpfliche Kraftquelle erschließen, die Sie sogar vor ernsthafteren Krankheiten und Problemen zu bewahren vermag. Ganz wichtig aber: Wählen Sie nur die Musik aus, die Ihnen gefällt und guttut. Wer lieber Bon Jovi hört statt Beethoven, sollte das tun, wenn er sich dabei besser fühlt. Jeder Mensch hat nämlich „seine" Musik, die mit den ganz persönlichen Emotionen besetzt ist. Und nur diese zählt.

Doch auch sonst können Sie sich musikalisch aktiv betätigen, beispielsweise durch Tanzen, Trommeln und Singen. Dazu brauchen Sie nur ganz einfache Mittel: ein paar Rasseln oder Töpfe, Ihre eigenen Beine und Ihre eigene Stimme. Probieren Sie es doch einfach mal aus, werden Sie experimentierfreudig, und vor allem: Verlieren Sie die Scheu! Sie brauchen niemandem etwas zu beweisen und müssen ja auch nicht gleich als Solist in einem Symphonieorchester auftreten. Hauptsache: Musik macht Ihnen Spaß und gibt Ihnen Energie!

---

### TIPP

#### Wie Sie die Kraft der Klänge am besten nutzen

› Gestalten Sie das Musikhören oder -spielen möglichst als Ritual: Das erhöht Ihre Aufmerksamkeit und Bewusstseinsschärfe. Sich einfach nur nebenher berieseln zu lassen, hat nämlich keine große Wirkung auf Ihre Empfindungen.

› Bereiten Sie sich bewusst vor: Ziehen Sie sich in einen Raum zurück, den Sie gut kennen und in dem Sie sich wohlfühlen. Achten Sie darauf, dass Sie nicht gestört werden; schalten Sie Telefon und Türklingel ab.

› Fühlen Sie in sich hinein: Schließen Sie die Augen, spüren Sie Ihren inneren Stimmen nach. Was bewegt Sie? Welche Gedanken gehen durch Ihren Kopf? Welche Bilder tauchen auf?

› Haben Sie Mut zur aktiven Musik: Prima, wenn Sie ein Instrument zu Hause haben, auf dem Sie gerne spielen. Vielleicht nehmen Sie auch Unterricht – Klavier, Gitarre, Saxophon ...? Oder werden Sie Mitglied in einem Chor! Es ist nie zu spät!

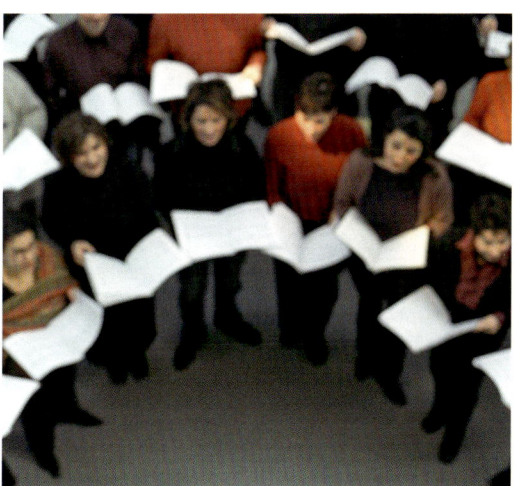

*Glücklich und klug – Singen aktiviert Glücksbotenstoffe und fördert die Denkleistung.*

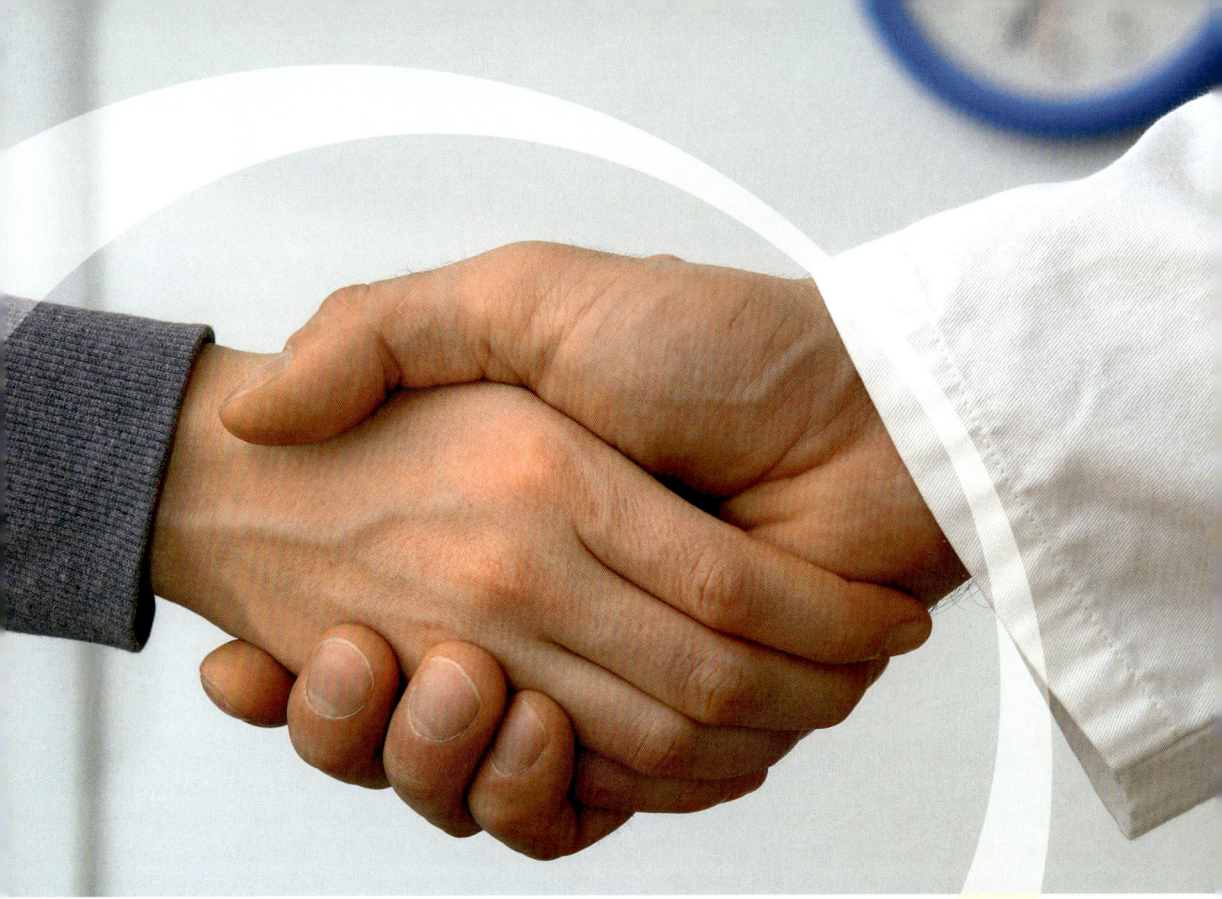

# Wenn professionelle Hilfe nötig ist

SIE HABEN IN DIESEM BUCH erfahren, welche komplexen Zusammenhänge jeden von uns einzigartig machen. So können Sie sich, Ihr Umfeld und Ihre Gesundheit jetzt selbst besser einschätzen, eine Art Selbstdiagnose erstellen. Und Sie haben Methoden und Verfahren kennengelernt, um gesünder und glücklicher mit sich und anderen zu leben. Doch der Radius der Selbsterkenntnis und der Selbstbehandlung ist natürlich begrenzt. Denn wir stehen uns selbst viel zu nah, um uns objektiv betrachten zu können. Und manche von uns haben nie gelernt, sich selbst wahrzunehmen, auf sich zu achten. So schleppen sich viele Menschen jahrelang mit körperlichen Einschränkungen, Schmerzen, schädlichen Gewohnheiten, Kummer und Ängsten herum. Denn Zipperlein und Marotten haben sich meist schleichend eingestellt, sodass sie uns gar nicht mehr bewusst sind.

An körperliche Einschränkungen kann man sich mit der Zeit gewöhnen. Da wurde es für eine Patientin z. B. zur regelmäßigen Gewohnheit, eine halbe Stunde nach einer größeren Mahlzeit einen Blähbauch und Durchfall zu bekommen. Das war schon so sehr Teil ihres Alltags, dass sie es ihrem Arzt gegenüber nicht einmal mehr erwähnte. Erst ihre Tochter hat sie darauf hingewiesen, das doch mal mit dem Arzt zu besprechen. Dieser entdeckte eine schwere Nahrungsmittelunverträglichkeit und die Umstellung der Ernährung ließ die Beschwerden vollständig verschwinden. Wir Menschen sind in der Lage, manchmal recht fantasievolle, doch unbewusste „Überbrückungen" und „Kompensationen" zu basteln, wenn uns etwas Schmerzen oder Unbehagen bereitet: Da wird dann eben der Fahrersitz ganz weit nach vorn gerückt, wenn die Sehkraft nachlässt oder der Kopf nach links gedreht, weil nur das rechte Ohr noch gut hört. Und wenn der Rücken schmerzt, wird eine „Schonhaltung" eingenommen, die nach einiger Zeit wieder ganz andere Schmerzen verursacht. So verzögern wir die Erkenntnis, dass etwas mit uns nicht stimmt, während es für das Umfeld lange schon sichtbar ist.

Auch was das eigene Verhalten und die Gewohnheiten angeht, haben wir unsere ganz spezielle Sicht der Dinge, und die Welt erscheint uns meist anders, als andere sie wahrnehmen. Gerade wer länger schon allein lebt oder kaum Widerspruch von anderen erfährt, dem fehlt ein Regulativ – ein zweites Steinchen, an dem man sich reiben und die Kanten abschleifen, sich also entwickeln kann. So wird man leicht ein wenig schrullig, es schleichen sich Marotten ein, die weder für sich selbst noch für das Umfeld positiv sind. Auch wenn Sie gute Erfolge durch Ihre bisherigen Schritte

und durch dieses Buch erzielen, gönnen Sie sich regelmäßig einen Blick, ein Wort und eine Untersuchung von Fachleuten. Holen Sie sich Hilfe, auch wenn Sie das Gefühl haben, es selbst zu schaffen. Warum sich allein quälen oder mühen, wenn es gemeinsam viel einfacher und schneller geht?
Nehmen Sie diese Erkenntnis als Chance und suchen Sie sich therapeutische Hilfe!

*Es gibt in der Welt einen einzigen Weg, auf welchem niemand gehen kann außer dir. Wohin er führt? Frage nicht, gehe ihn!*

Friedrich Nietzsche (1844–1900)

## PROFESSIONELLE HILFE VOM ARZT

Auch wenn der Trend der persönlichen Gesundheitsfürsorge in unserem immer teurer werdenden Gesundheitssystem vielfach in Richtung Kostensparen und Selbstbehandlung geht, so sollten dennoch regelmäßige ärztliche Vorsorgeuntersuchungen nicht vergessen werden. Jede Prophylaxe ist preiswerter und harmloser als die Behandlung einer manifesten Erkrankung. Insbesondere, wenn Beschwerden, Symptome, Zustände und körperliche Veränderungen nicht spontan und anhaltend verschwinden, sondern immer wieder auftreten oder bestehen bleiben, ist Hilfe vom Arzt angezeigt. Denn viele Symptome sind ein mehr oder weniger starkes Alarmzeichen des Körpers, dem es nachzugehen gilt – oder würden Sie einfach weiterschlafen, wenn das rote Warnlicht Ihrer Hausalarmanlage blinkt oder dieses sogar abdecken, damit sein Blitzen Sie nicht weiter stört?

### FRÜHERKENNUNG

Oftmals finden sich relativ harmlose und frühzeitig gut behandelbare Ursachen wie etwa ein kleiner Polyp im Darm, eine bakteriell bedingte Reizung der Magenschleimhaut, eine Nahrungsmittelunverträglichkeit, eine chronische Entzündung der Nebenhöhlen oder ein eitriger Zahn, der an der Wurzel einen Herd bildet. Und gerade auch im Immunsystem, unserer subtilen Truppe der Abwehrzellen und -moleküle, finden sich oft schon frühzeitig Hinweise auf eine Immunstörung – die möglicherweise erst viel später zu einer manifesten Gesundheitsstörung führt. Es macht darüber hinaus einen großen Unterschied, ob Sie an einem ernsten „Burn-out-Syndrom" oder dem durch Viren ausgelösten „Chronischen Erschöpfungssyndrom" leiden oder ob Sie sich in einem Zustand des „Overload-Syndroms" befinden (siehe Seite 80–85).

### DIAGNOSTIK

Neueste Laborverfahren erlauben heute einen tiefen Einblick in unser Immunsystem; die einzelnen Immunstoffe, Zytokine, Immunglobuline etc. und jede einzelne Abwehrzelle sind messbar geworden. Mit speziellen Bluttests wie z. B. der Durchflusszytometrie, bei der die einzelnen Untergruppen der Immunzellen gemessen werden, lässt sich der „Immunstatus" des Patienten bestimmen. Auf der gegenüberliegenden Seite finden Sie eine Übersicht über wichtige Untersuchungen und deren Nutzen.

Mit einem ausführlichen Patientengespräch (Anamnese), in dem der Arzt die körperlichen Beschwerden und Symptome des Patienten erfragt, ergänzt durch eine körperliche Untersuchung, Laborwerte, ggf. bildgebende Verfahren (Sonografie, Röntgen, Kernspinuntersuchung) lässt sich herausarbeiten, ob eine gezielte ärztliche Therapie, eine begleitende, sanfte Behandlung zur Anregung der Selbstheilungskräfte, eine Änderung der Lebensweise, eine Psychotherapie und/oder ein Coaching notwendig sind.

## BEGLEITUNG DURCH EINEN COACH

Kennen Sie das von sich? Manchmal ist man erstaunt über die Reaktionen anderer Menschen, fragt sich, warum einem etwas Bestimmtes immer wieder passiert, obwohl man es überhaupt nicht will und scheinbar alles tut, um es zu vermeiden. Manchmal fragt man sich, warum für einen selbst unmöglich ist, was anderen offenbar mühelos gelingt oder zufliegt. Oder sein Leben oder seine Beziehungen entwickeln sich in eine Richtung, die man überhaupt nicht möchte. Da können schnell Gedanken aufkommen wie z. B. „Ich bin nicht gut genug, die Welt ist ungerecht, ich habe es wohl nicht verdient, das Leben ist hart". Solche Gedanken sind zwar menschlich, aber nicht eben hilfreich, denn so verfestigt sich das, was man eigentlich vermeiden oder loswerden will.

Sicher gibt es Schicksalsschläge, denen niemand entgehen kann, doch die gute Nachricht lautet: Wir können einen nicht unerheblichen Einfluss auf unser Leben nehmen. Wir können unsere unbewussten Verhaltens- und Entscheidungsmuster, die unbewussten Einladungen an unsere Umwelt ändern, z. B. mit einem professionellen Coaching.

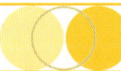

## UNTERSUCHUNGSMETHODEN ZUR MESSUNG DER KÖRPERABWEHR

| Was wird gemessen? | Was ist der Nutzen? |
| --- | --- |
| **Zellulärer Immunstatus:** Messung der einzelnen Immunzellen (Lymphozyten-Subklassen) mit dem Verfahren der Durchflusszytometrie; auch Lymphozyten-Typisierung genannt | Hierbei wird die genaue Anzahl und die Verteilung der einzelnen Immunzellen im Blut gemessen, um die genaue Immunlage – das Immunprofil – zu erkennen. |
| **Immunglobuline:** Messung der wichtigen Immuneiweiße wie Immunglobulin-A (IgA), IgG, IgM, IgE | Ein Mangel oder ein Überschuss der einzelnen Immuneiweiße gibt Auskunft über das Stadium einer Infektion oder Entzündung, die Abwehrleistung der Schleimhäute oder das Vorliegen einer Allergie. |
| **Botenstoffe (Zytokine):** Messung von z. B. Interleukin-6, Interleukin-1, Tumor-Nekrose-Faktor | Gibt Auskunft über den Zustand der Abwehrzellen sowie über deren Fähigkeit, sich gegenseitig zu „verständigen" und zu aktivieren. |
| **Entzündungswerte:** Messung der Blutkörperchensenkungsgeschwindigkeit BKS, des C-reaktiven Proteins CRP, Neopterin, zirkulierende Immunkomplexe, Komplementfaktoren | Zeigt an, ob im Körper bakterielle, virale, autoimmune oder z. B. Tumor-Entzündungen ablaufen und dadurch das Abwehrsystem akut aktiviert ist. |
| **Auto-Antikörper:** Messung von Antikörpern gegen körpereigenes Gewebe (z. B. c-ANCA, ANA, ENA, p-ANCA, TPO-AK, TG-AK) | Zeigt an, ob und wo das Immunsystem entgleist ist und deshalb den eigenen Körper attackiert: z. B. an Schilddrüse, Darm, Gelenken, Nieren, Haut. |
| **Hormone:** Messung von immunregulatorischen Hormonen, z. B. Cortisol, Adrenalin, Noradrenalin, Dopamin, Serotonin, Histamin | Gibt Auskunft, ob zu hohe oder zu niedrige Hormonspiegel für Störungen des Immunsystems verantwortlich sind. |
| **Mineralstoffe und Spurenelemente:** Besonders wichtig für das Immunsystem sind Selen, Zink, Kupfer, Lithium, Eisen. | Entdeckt Mangelzustände, die ausgeglichen werden müssen |
| **Vitamine:** Für das Immunsystem besonders wichtig sind die B-Vitamine, Folsäure, Vitamin C, Vitamin E, Vitamin D. | Entdeckt Mangelzustände, die ausgeglichen werden müssen. |
| **Darmflora:** Bestimmung der Besiedelung des wichtigen Immunorgans „Darm" | Zeigt an, ob pathologische Keime, Parasiten oder Pilze den Darm besiedeln und das Immunsystem beeinträchtigen. |
| **Antikörper gegen Nahrungsmittel:** Nahrungsmittel-Sensibilisierung | Bestimmt, auf welche Nahrungsmittel das Immunsystem mit einer gesteigerten Abwehr reagiert und dadurch möglicherweise Entzündungsreaktionen wie Blähungen, Durchfall, Gelenkschmerzen und Müdigkeit auslöst. |

Ein Coaching ist eher auf die Zukunft ausgerichtet, es geht um neue Wege, um Lösungen. Dazu wird auch manchmal in der Vergangenheit recherchiert, woher ein bestimmtes Verhalten stammt. Das ist wichtig, um sich damit zu versöhnen, aber auch, um Zusammenhänge zu erkennen. Denn was uns heute vielleicht stark beeinträchtigt und belastet, war zu einer anderen Zeit unter Umständen ein (lebens-)wichtiges Verhalten. Und so kann man es dann beruhigt dort zurücklassen und sich heute bewusst für etwas anderes entscheiden.

## DER COACH ALS SPIEGEL

Mit sich und seinem Leben ist es manchmal wie beim Autofahren – es gibt im Spiegel einen toten Winkel, da kann man einfach nicht hinschauen (siehe Seite 128). Und dafür gibt es einen Coach, der einem den Spiegel hinhält. Er darf auch sagen, was er sieht und hört oder wofür er etwas jeweils hält – ebenso, was er fühlt und denkt. Doch auf keinen Fall sollte ein Coach den Weg vorgeben oder gar ins Lenkrad greifen. Auch wenn sich die Klienten das immer wieder wünschen, einen festen Fahrplan und Ablauf für ein Coaching gibt es nicht. Es gibt ein paar wenige Eckpfeiler, wie etwa das Kennenlernen, die Auftragsklärung und den Teil, in dem Vereinbarungen getroffen werden. Doch dann beginnt der individuelle Teil, denn es geht ja um die Person und die Bedürfnisse des „Coachee". Und da ist höchste Flexibilität gefragt. Deshalb sollten Sie vorsichtig sein, wenn feste und vor allem umfangreiche Pakete im Voraus gebucht werden müssen. Doch auch dafür gibt es Ausnahmen, beispielsweise wenn tatsächlich ein inhaltlicher Fahrplan vorhanden ist, wie bei einem Bewerbungscoaching. Ansonsten bedient sich ein Coach je nach Bedarf und Anlass aus seinem persönlichen Methodenkoffer.

Bei jedem Coach ist dieser sehr individuell zusammengestellt – das hängt mit dessen Persönlichkeit, seiner Ausbildung, seinen persönlichen Vorlieben und seiner Erfahrung zusammen. Um nur ein paar wenige Methoden zu nennen: Gespräche, Feedback, Fragetechnik, Analysen, Skulpturarbeit (diese haben Sie bereits auf Seite 125-141 kennengelernt) und Hausaufgaben. Es handelt sich beim Coaching keineswegs um eine Geheimwissenschaft, aber alle Verfahren aufzuzählen und zu erklären, würde ein paar weitere Bücher benötigen (die es natürlich längst gibt). Und mehr brauchen Sie als Coachee auch nicht zu wissen. Denn Sie

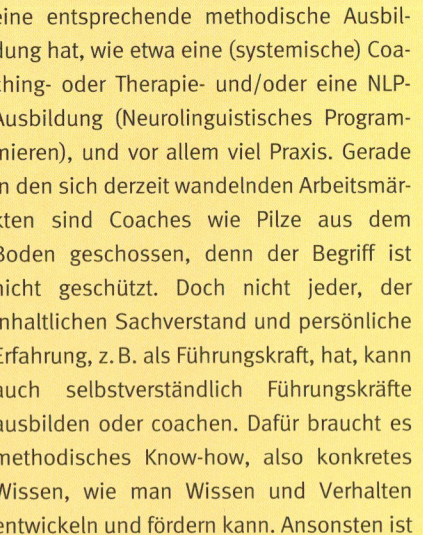

### TIPP

Achten Sie darauf, dass Ihr Coach auch eine entsprechende methodische Ausbildung hat, wie etwa eine (systemische) Coaching- oder Therapie- und/oder eine NLP-Ausbildung (Neurolinguistisches Programmieren), und vor allem viel Praxis. Gerade in den sich derzeit wandelnden Arbeitsmärkten sind Coaches wie Pilze aus dem Boden geschossen, denn der Begriff ist nicht geschützt. Doch nicht jeder, der inhaltlichen Sachverstand und persönliche Erfahrung, z. B. als Führungskraft, hat, kann auch selbstverständlich Führungskräfte ausbilden oder coachen. Dafür braucht es methodisches Know-how, also konkretes Wissen, wie man Wissen und Verhalten entwickeln und fördern kann. Ansonsten ist es ein „Mentoring" (eine erfahrene Person fungiert als Ratgeber) und das können Sie im Zweifelsfall kostenlos im Bekanntenkreis erhalten.

sollen sich ja auf sich und Ihre Lern- und Veränderungsprozesse konzentrieren können. Lassen Sie den Coach seinen Job machen. Sie brauchen ja auch nicht zu wissen, wie die Creme gemischt wird, die Ihre Haut pflegt. Hauptsache, sie hilft!

### SO FINDEN SIE IHREN COACH

Fragen Sie im Bekanntenkreis oder z. B. in der Personalentwicklungsabteilung Ihres Arbeitgebers nach Empfehlungen. Recherchieren Sie im Internet – das hat den Vorteil, dass Sie sich anhand der Homepage Ihres Coaches schon ein Bild von ihm oder ihr machen können. Und dann einfach anrufen! Stellen Sie Ihre Fragen, und wenn Ihr Bauch Ihnen grünes Licht gibt, vereinbaren Sie einen Termin. Selbst nach dem ersten Termin oder auch später können Sie sich immer wieder auch dagegen entscheiden, wenn Sie sich nicht wohlfühlen.

Allerdings könnten Sie dort, wo es unbequem ist, auch gerade richtig sein. Denn Sie wollen ja auch echtes Feedback und eine echte Entwicklung und kein nettes Kaffeekränzchen.

## WANN EINE THERAPIE RATSAM IST

Auch in einem Coaching kann es zu Unsicherheiten, Traurigkeit, Wut oder Tränen kommen. Das ist sogar wichtig, denn dann sind Sie auf der richtigen Spur. Und auch die Ratlosigkeit vergeht nicht gleich nach der ersten Coaching-Stunde. Doch für ein Coaching sollten Sie insgesamt psychisch stabil sein. Denn nur auf einem intakten Fundament lässt sich gut aufbauen.

Wenn Sie z. B. unter ausgeprägten Ängsten oder Zwängen oder an traumatischen Erlebnissen leiden, starke Depressionen haben, immer wieder in tiefe Löcher fallen, sogar dar-

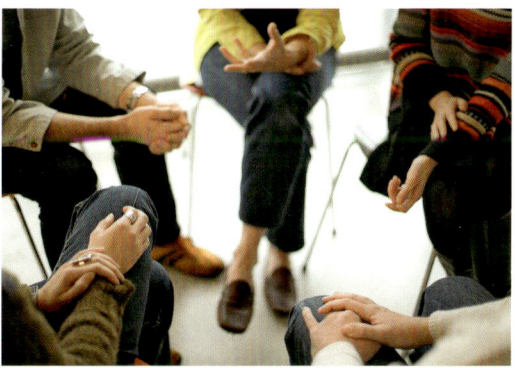

*Psychotherapie kann in Einzel- und/oder Gruppentherapie (oben) ausgeführt werden.*

an denken, ihrem Leben ein Ende zu setzen: Suchen Sie sich unverzüglich einen ärztlichen Therapeuten! Um einen zu finden, kann Ihr Hausarzt, Ihre Krankenkasse, Ihr Freundeskreis oder www.therapie.de helfen. Oder schauen Sie ins Telefon- oder Branchenbuch und unter Notfallrufnummern. Außerdem gibt es therapeutische Ambulanzen in jeder größeren Stadt.

### EIN ZEICHEN VON STÄRKE

Zögern Sie nicht, sich Hilfe zu holen. Auch wenn es im deutschsprachigen Raum noch immer ein Tabuthema ist: So wie Ihr Körper braucht auch Ihre Seele manchmal professionelle Hilfe. Und sich diese Hilfe zu holen, stellt keinen Makel dar. Es ist kein Ausdruck von Schwäche oder Unfähigkeit und schon gar kein Zeichen dafür, dass Sie „verrückt" sind! Ganz im Gegenteil, Sie zeigen Stärke: Sie sind um sich besorgt und Sie sind sich Ihrer Verantwortung für sich selbst bewusst. Sie erkennen Ihre Probleme, möchten daran arbeiten und sie mit der Hilfe und Erfahrung eines professionellen Begleiters überwinden – und darauf können Sie stolz sein!

## THERAPIEFORMEN

> Die Verhaltenstherapie arbeitet direkt am neurotischen Verhalten, wozu auch Gefühle, das Denken und körperliche Prozesse gezählt werden. Die Patienten lernen ihre störenden Verhaltensmuster durch bewusst herbeigeführte neue Erfahrungen „positiv zu überschreiben". Die Verhaltenstherapie kann besonders bei Verhaltensstörungen im Umgang mit sich selbst, in der Kommunikation mit anderen Menschen, bei Ängsten und Depressionen relativ schnelle Hilfe bieten. Eine Verhaltenstherapie umfasst meist 20-50 Stunden, also einen Zeitraum von ca. zwölf Monaten.

> Familientherapie sieht eine Familie/Partnerschaft und wichtige Bezugspersonen als Gesamtsystem, dessen Komponenten sich gegenseitig beeinflussen. Ähnlich wie bei einem Mobile. Deshalb nimmt an einer Familientherapie die engere, in Einzelfällen auch die erweiterte Familie, z. B. Großeltern, teil. Durch Skulpturarbeit (siehe Seite 127-128) und gezielte Interventionen wie z. B. Metaphern und zirkuläres Fragen erhält die Familie Aufschluss über die Dynamik, die Probleme verursacht, und lernt diese zu lösen. Auch Einzelpersonen können eine Familientherapie machen. In diesem Fall werden für die fehlenden Familienmitglieder Substituten verwendet. Die Familientherapie bietet sich besonders bei Beziehungsstörungen an. Sie kann schon nach einer Sitzung spürbare Erleichterung bringen, meist sind weniger als zehn Sitzungen ausreichend.

> Die Gesprächstherapie basiert darauf, dass Menschen sich von Geburt an ein Bild von ihrem Selbst erst erwerben müssen. Durch Erfahrungen meist im Kontakt mit den Eltern erhält das Kind eine Reaktion auf sein Verhalten und damit ein Bild von „richtig" und „falsch". Störungen können entstehen, wenn z. B. Wutausbrüche des Kindes derart sanktioniert werden, dass Wut fortan, also auch noch beim Erwachsenen, abgelehnt und unterdrückt wird. Und wenn dann doch Wut auftritt, lehnt sich die Person selbst ab. In der Gesprächstherapie lernen die Patienten, sich zu verstehen und ihre Gefühle anzunehmen. Eine Gesprächstherapie bietet sich besonders bei Persönlichkeitsstörungen sowie Psychosen an und umfasst meist 50-80 Stunden, also einen Zeitraum von ca. 18 Monaten.

## MANUELLE THERAPIEVERFAHREN

Der Begriff Manualtherapie leitet sich von dem lateinischen Wort „manus" = „Hand" ab. Diese Heilmethode weist sowohl im östlichen als auch im westlichen Kulturkreis eine sehr lange Geschichte auf und zählt zu den ältesten Behandlungsverfahren überhaupt. Abbildungen auf über 4000 Jahre alten archäologischen Funden zeigen Anwendungen, die eindeutig auf Massagetechniken hinweisen. Die Entwicklung manueller Techniken zur Verbesserung des Befindens und zur Linderung von Beschwerden hat wahrscheinlich im Osten Afrikas und in Asien (Ägypten, Persien, China) ihren Ursprung genommen. Auch in der indischen Ayurveda-Lehre nahmen Massageanwendungen schon sehr früh einen festen Platz im Behandlungsspektrum ein. Über Hippokrates wurden die manuellen Therapietechniken in die europäische Heilkunst eingeführt. Allerdings fristeten bei uns diese Heilmethoden aufgrund der körperfeindlichen Einstellung über längere Zeit ein Schattendasein. Erst im 20. Jahrhundert gewannen Manualtherapien in der Schulmedizin, besonders aber in ganzheitlich orientierten Heilweisen, wieder an Stellenwert. Dank neuer wissenschaftlicher

Untersuchungen über die Wirksamkeit kommt der Manualtherapie heute eine immer größere Bedeutung zu. Diese Therapiemethode hat den Ruf, besonders schonend und nebenwirkungsarm zu sein. Trotzdem vermag sie viele chronische Beschwerden zu lindern und das Wohlbefinden der Patienten deutlich zu verbessern oder sogar ganz wiederherzustellen. Dies gilt vor allem für Befindlichkeitsstörungen wie das Overload-Syndrom, aber auch andere Beschwerden, die sich aufgrund einer Dysbalance im Körper-Geist-Seele-System eingestellt haben. Mittlerweile gibt es eine große Palette verschiedener Techniken. Zu einem Teil basieren sie auf jahrhundertealten Traditionen wie z. B. das japanische Shiatsu oder die Thai-Massage. Moderne Methoden wurden vor allem in den USA entwickelt, etwa die Chiropraktik oder die Osteopathie. Alle Verfahren setzen am Skelett- und Muskelsystem (oder auch an speziellen Energiepunkten auf der Haut) an, gehen jedoch weit über die Behandlung von Beschwerden des Bewegungsapparates hinaus.

### WIE WIRKEN MASSAGEN?

Die östlichen Lehren gehen von der Vorstellung aus, dass im Körper eine Energie (Prana oder Qi) kreist, deren Fluss durch Krankheiten blockiert wird. Massagen lösen diese Blockaden und bringen die Energie wieder zum Fließen. Dem westlichen Ansatz liegt dagegen eine eher mechanistische Vorstellung zugrunde, die sich im Wesentlichen auf die Funktionsverbesserung von Muskeln, Sehnen und Knochen konzentriert. Die zunehmende ganzheitliche Sichtweise führt zu einer immer stärkeren Verschmelzung östlichen und westlichen Medizinwissens. Gezielte Massageanwendungen haben vielfältige positive Effekte im Organismus:

> **S**ie regen im behandelten Areal die Durchblutung an.
> Sie entspannen die Muskulatur.
> Sie lösen Verkrampfungen.
> Sie lindern Schmerzen.
> Sie senken Blutdruck und Pulsfrequenz.
> Sie wirken psychisch ausgleichend und beruhigend.
> Sie verbessern den Zellstoffwechsel.
> Sie fördern die Wundheilung.
> Sie entschlacken Haut und Bindegewebe.
> Sie regen die Libido an.
> Sie lösen Ängste und lindern depressive Verstimmungen.

Ziel aller Anwendungen ist es also, über spezielle Grifftechniken Fehlstellungen zu korrigieren, Blockaden zu lösen und dem Körper von außen Impulse zu geben, damit er sich selbst wieder zu regulieren und zu regenerieren vermag. Im Folgenden stellen wir Ihnen drei Manualverfahren vor, die sich bei uns zunehmender Beliebtheit erfreuen und von deren Effektivität mittlerweile auch viele Schulmediziner überzeugt sind: Shiatsu, Osteopathie und Thai-Massage.

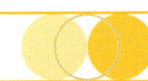

### INFO

Die große Zahl der heute angewandten Massagetechniken basiert im Wesentlichen auf zwei Behandlungsmodellen:
Bei der klassischen Methode werden Haut und Muskulatur in einem umschriebenen Bereich massiert.
Bei der Reflexzonenmassage werden mit der äußerlichen Behandlung über Reflexbögen erkrankte Organe im Inneren behandelt.

## SHIATSU – DIE JAPANISCHE DRUCKPUNKTMASSAGE

Shiatsu heißt wörtlich übersetzt „Fingerdruck". Es handelt sich dabei um eine spezielle Form der Körpertherapie, die in der asiatischen Medizin eine jahrtausendealte Tradition besitzt. Besonders in Japan fand Shiatsu große Verbreitung und wird auch heute noch als bewährte Behandlung bei vielen Krankheiten und Beschwerden eingesetzt.

Shiatsu ist der Akupunktur sehr ähnlich. Bei beiden Techniken werden die unsichtbaren Energieleitbahnen, die Meridiane, aktiviert. Das geschieht über spezielle Druck- bzw. Energiepunkte, die sogenannten Tsubos. Im Gegensatz zur Akupunktur werden bei Shiatsu aber keine Nadeln oder sonstigen Instrumente verwendet. Die Druckpunktmassage erfolgt ausschließlich über Hand, Ellenbogen oder auch Knie. Durch Shiatsu wird die Lebensenergie Qi wieder in Fluss gebracht, sodass sie ungehindert in alle Körperregionen fließen kann. Shiatsu ist eine hervorragende Methode, um den Körper von vielfältigen Störungen zu befreien, das seelische Gleichgewicht wiederherzustellen und auch die mentalen Kräfte zu aktivieren.

Ein geübter Shiatsu-Therapeut aktiviert ungefähr 100 Schlüsselpunkte. Dazu wendet er spezielle Drucktechniken in ganz individueller Auswahl und Intensität an. Er kann Shiatsu mit den Fingern, den Handflächen, Handgelenken, aber auch Ellenbogen und Knien durchführen. (Shiatsu eignet sich mit einiger Übung auch zur Selbstbehandlung, Partnermassage und zur Behandlung von Kindern, dann natürlich entsprechend vorsichtig und sanft.) Die Tsubos werden zwischen 15 und 30 Sekunden lang durch Drücken, Reiben, Kneten gereizt, und das mehrmals hintereinander in kurzen Abständen.

Die Wirkungen sind vielfältig: Shiatsu lockert die Muskeln, löst Verspannungen und lindert Schmerzen. Blutkreislauf und Lymphzirkulation werden angeregt, der Stoffwechsel aktiviert. Shiatsu trägt zur allgemeinen Vitalisierung bei, auch psychische und geistige Spannungszustände wie Müdigkeit, Konzentrationsschwäche, Ängste, Nervosität und Erschöpfung lassen sich mit der Körperbehandlung therapieren. Zahlreiche Studien haben gezeigt, dass Shiatsu die Immunabwehr anzuregen vermag und die körperliche Leistungsfähigkeit verbessert. Sehr gute Erfolge erzielt die Körpertherapie bei nervlich bedingten Problemen wie Schlafstörungen oder depressiven Verstimmungen.

## OSTEOPATHIE – WECHSELWIRKUNG ZWISCHEN WIRBELSÄULE, MUSKELN, BÄNDERN UND ORGANEN

Unser Körper funktioniert durch die Fähigkeit, sich zu bewegen. Dabei geht es jedoch um weit mehr, als nur das Zusammenspiel von Muskeln und Gelenken. Feinste Rhythmen unseres Herzens, die Ausdehnung unserer Lungen und die Mobilität des Darmes – all das ist Bewegung. Sogar unsere Gehirnflüssigkeit befindet sich fortwährend im Fluss. Gerät dieses komplexe System aus dem Gleichgewicht, kann es zu Leistungsminderung und gesundheitlichen Problemen kommen. Und genau hier setzt eine osteopathische Behandlung an. Von Wirbelsäulen- und Gelenkerkrankungen, Unfallfolgen, rheumatischen Beschwerden über Hals-, Nasen-, Ohrenerkrankungen, Allergien und Systemerkrankungen bis hin zu Verdauungsstörungen, Herzbeschwerden und Bluthochdruck: Der Osteopath erspürt mithilfe seiner Hände, in welchen Bereichen das Körpersystem aus der Balance geraten ist und stellt das Gleichgewicht wieder her.

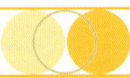

## INTERVIEW OSTEOPATHIE: BEWEGUNG IST LEBEN

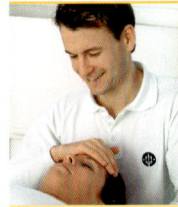

*Stefan Rieth, Physiothera-
peut, Sportwissenschaftler
und Fitnesstrainer, führt ein
Zentrum für Komplemen-
tärmedizin in München*

**Für welche Personen und Krankheitsbilder
bietet sich die Osteopathie besonders an?**

Osteopathen behandeln nicht nur Probleme des
Bewegungsapparates (Gelenke, Muskeln, Sehnen
etc.), sondern auch innere Beschwerden, beispielsweise Kopfschmerzen, Atemprobleme, Verdauungsstörungen oder gynäkologische Beschwerden. Neugeborene, Säuglinge und Kinder
sprechen besonders gut auf die sanfte osteopathische Behandlung an.

**Gibt es spektakuläre Fälle, in denen Osteo-
pathie für Heilung gesorgt hat?**

Die Erfolge bei Säuglingen, bei denen Verdau-
ungsbeschwerden, Magenprobleme, Spucken
oder Darmkrämpfe nach ein bis zwei Behandlungen fast völlig verschwunden waren, sind
natürlich immer eine ganz besondere Erfahrung
für den Therapeuten.

Aber auch meine erwachsenen Patienten, die
nicht als typisch osteopathische Patienten gelten
würden, z.B. solche mit schweren neurologischen
und traumatologischen Vorgeschichten, haben
durch die osteopathische Behandlung extrem
profitiert. So spielt einer meiner Patienten beispielsweise ein Jahr nach einem dreimonatigen
Koma wieder Golf.

**Was fasziniert Sie bei Ihrer Arbeit am meisten?**

Die Erfolge der Osteopathie haben mich schon
immer in ihren Bann gezogen, bis ich durch Zufäl-
le und Fügungen zu meinen ersten osteopathischen Gehversuchen kam. Heute ist vor allem die
Art und Weise, osteopathisch zu denken und
dann zu behandeln bei mir in Fleisch und Blut
übergegangen und macht die Arbeit mit Patienten
befriedigender und erfüllender als je zuvor.

Am allermeisten Spaß macht die Arbeit mit poten-
ziellen Skeptikern oder sogenannten „Koryphäen-
Knackern", also Patienten, denen nichts je gehol-
fen hat oder die schon von Pontius zu Pilatus gelaufen sind. Kleine Veränderungen am Gesamt-
system, von uns als Osteopathen nur initiiert oder
angestoßen, aber vom Patienten mitgetragen, haben nach einiger Zeit auch bei diesen Menschen
immense Auswirkungen.

**Wie schnell zeigen sich erste Erfolge der
Therapie?**

Bei Patienten mit akuten Erkrankungen ohne
eine Vorgeschichte sind Erfolge innerhalb von
Minuten bis Stunden nach der Behandlung möglich. Bei chronischen Beschwerden sind es meist
drei bis vier Behandlungen. Sollte sich im Laufe
dieser Sequenz keine deutliche Besserung der
Symptome einstellen, wird der Osteopath den
Patienten zu einem Facharzt zurückverweisen
oder andere Therapiemethoden empfehlen.

**Wie geht eine osteopathische Therapie von-
statten, und wie lange dauert eine einzelne
Behandlung?**

Die Behandlung beginnt mit einer ausführlichen
Anamnese, dem Patientengespräch. Der Osteopath befragt dabei den Patienten einerseits über
die akuten Beschwerden, andererseits aber auch
über die gesamte medizinische Vorgeschichte,
auch oder gerade über Bereiche, die dem Patienten abwegig oder ohne Zusammenhang zu den
Beschwerden erscheinen mögen. Anschließend
untersuchen wir den Patienten osteopathisch,
also mit unseren Händen. Wir lassen ihn Bewe-

*Fortsetzung auf Seite 202*

gungen durchführen, wir bewegen ihn und seine Gelenke, testen mit allgemeinen orthopädischen und neurologischen oder aber speziellen osteopathisch-viszeralen (die Organe betreffende) oder kranialen (das Gehirn betreffende) Methoden. Unser erstes Ziel ist es, die Beschwerden verursachende Struktur (z. B. Nerv, Gelenk, Muskel, Band etc.) genau zu identifizieren.

Informationen wie Röntgenbilder fließen, sofern vorhanden, in die Diagnose mit ein. Erst dann entscheiden wir, ob wir den Patienten behandeln können. Wenn ja, erarbeiten wir eine Arbeitshypothese, mit deren Hilfe wir ergründen können, warum die gefundene Struktur Beschwerden verursacht und wie wir den Patienten folglich entlasten können.

**Ist die Behandlung schmerzhaft? Gibt es Nachwirkungen?**

Bei der anfänglichen Untersuchung ist es zur Sicherheit des Therapeuten und des Patienten sowie zur Diagnosefindung notwendig, die Beschwerden verursachende Struktur einmal provozieren zu können. Das kann natürlich Schmerzen hervorrufen. Die restliche Behandlung wird sich in aller Regel aber im schmerzfreien Bereich abspielen. Nachwirkungen im Sinne einer Erstverschlimmerung (z. B. von Kopfschmerzen) sind möglich, aber nicht obligatorisch.

Ein verantwortungsvoller Osteopath informiert seinen Patienten am Ende der Behandlung, welche Veränderungen er anhand seiner Arbeitshypothese erwartet und wie mit den positiven wie negativen Nachwirkungen umzugehen ist. So empfiehlt er eventuell Übungen für zu Hause, befürwortet eine vorübergehende Vermeidung einer bestimmten Sportart oder Tätigkeit oder verpflichtet Sie zur Ernährungskorrektur und Verbesserung des Flüssigkeitshaushalts.

## Beseitigung von Blockaden

Osteopathie ist eine eigenständige medizinische Disziplin, in der die manuelle diagnostische und therapeutische Vorgehensweise bei funktionellen Störungen im Mittelpunkt steht, also möglichst bevor Störungen einen Krankheitswert erreichen, wie dies etwa beim Overload-Syndrom der Fall ist. Ziel der Osteopathie ist die Wiederherstellung der körperlichen Funktionsfähigkeit durch die manuelle Beseitigung von Blockaden bzw. Bewegungsverlusten, egal, welchen Gewebes. Dabei fußt die osteopathische Therapie auf drei Säulen, die alle gleichwertig sind und je nach Patient und nicht nach Vorliebe des Therapeuten zum Einsatz kommen; es geht um

> den Bewegungsapparat,
> die Organe sowie
> den Schädel und das Kreuzbein.

Der amerikanische Arzt Andrew Taylor Still (1828–1917) hat das Konzept der Osteopathie entworfen und 1892 mit der Ausbildung von Therapeuten begonnen. Nachfolgende Generationen von Therapeuten haben die Behandlungsmethode stetig weiterentwickelt. Die am besten belegte Wirkungsweise der Osteopathie ist die neurologische Wechselwirkung von Wirbelsegmenten, Muskeln, Bändern und Organen. Hinzu kommt im Laufe der letzten Jahre die immer höher bewertete Bedeutung der Zirkulation aller Flüssigkeiten im Körper, seien es arterielles und venöses Blut, Lymphflüssigkeit, Liquor cerebrospinalis (Gehirn- und Rückenmarksflüssigkeit) oder interstitielle Flüssigkeit (Flüssigkeit in den Zellzwischenräumen).

### Wissenschaft, Philosophie und Kunst

Osteopathie setzt ganzheitlich an und ist zugleich Wissenschaft, Philosophie und Kunst: Es braucht tief greifendes Wissen der schulmedizinischen Wissenschaften Anatomie, Biomechanik, Physiologie, Pathologie und Neurologie. Dieser schulmedizinische Hintergrund wird durch Denkmodelle und Konzepte der osteopathischen Philosophie ergänzt; diese begreifen den Körper als Funktionseinheit, in der sich Störungen gegenseitig bedingen. Sowohl für den Laien als auch für den nicht eingeweihten Kollegen aus einer der medizinischen Nachbardisziplinen scheint diese Philosophie wie auch das Ertasten oder Erspüren von Restriktionen und Bewegungseinschränkungen eher wie Hokuspokus, doch wie jede Kunst (oder jeder Hochleistungssport) benötigt die Osteopathie einfach nur sehr viel praktische Übung.

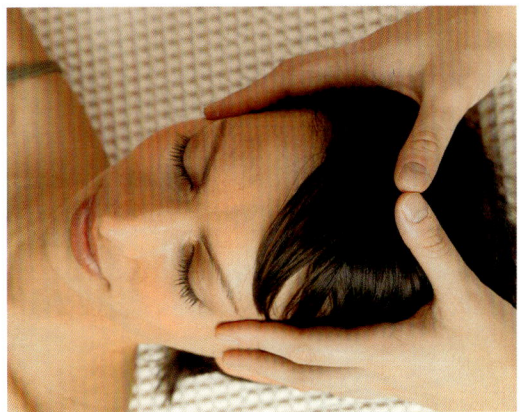

*Die Berührung mit den Händen dient bei der Osteopathie der Diagnose und der Therapie.*

### So findet man einen guten Osteopathen

Osteopath ist in Deutschland (noch) kein anerkannter Berufsstand. Es gibt zwar den Titel des D. O. (Doctor oder Diploma of Osteopathy) nach fünf Jahren Ausbildung, man kann sogar einen Bachelor in Osteopathie nach sechs Jahren erwerben, aber diese Titel sind leider kein Qualitätssiegel. Um Osteopathie in Deutschland auf einer gesetzlich sicheren Basis zu betreiben, muss man Arzt oder Heilpraktiker sein. Auch Physiotherapeuten praktizieren in Osteopathie. Erfragen Sie zunächst gezielt den Ausbildungsgang des Osteopathen.

Achten Sie dann darauf, dass der Osteopath die notwendigen Schritte der Behandlung (wie sie im Interview Seite 201/202 beschrieben werden) mit Ihnen gemeinsam durchführt und sie erklärt; stellen Sie getrost Rückfragen. Ein kompetenter Osteopath wird andere schulmedizinische Diagnosemöglichkeiten mit einbeziehen, wird Ihnen Ihr Röntgenbild erklären und Ihnen Ihre Beschwerden verständlich machen können.

### THAI-MASSAGE BRINGT DIE ENERGIE ZUM FLIESSEN

Diese Massage wird in Thailand „Nuad Phaen Boran" (uralte heilsame Berührung) genannt. Die Anwendung besteht aus unterschiedlichen Streckpositionen und Dehnbewegungen, die auf Yoga zurückzuführen sind. Diese werden vom Therapeuten am Patienten durchgeführt. Außerdem enthalten sind Gelenkmobilisationen und Druckpunktmassagen. Dabei werden über den sanften Druck von Handballen, Daumen, Ellenbogen, Knien und Füßen zehn ausgewählte Energielinien (siehe Seite 204) bearbeitet und damit angeregt, die nach ayurvedischer Lehre den Körper als energetisches Netz durchziehen.

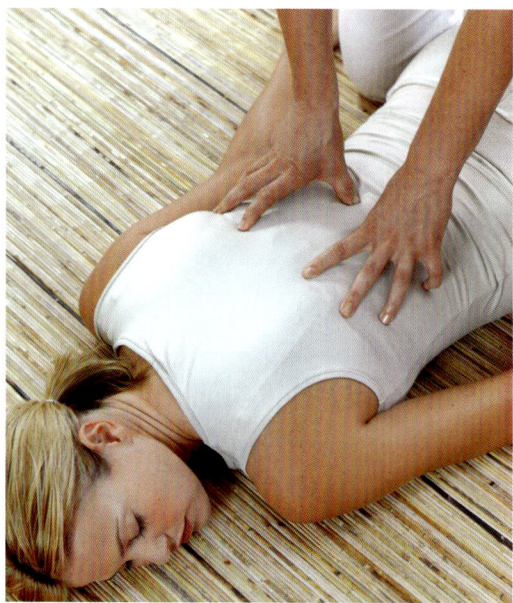

*Druckpunktmassagen entlang der Energielinien sind Bestandteil der Thai-Massage.*

### Geschichte und Lehre

Die Thai-Massage geht auf den nordindischen Arzt Jivakar Kumar Bhaccha, einen Zeitgenossen Buddhas zurück, der noch heute in Thailand als „Vater der Medizin" verehrt wird. Vor über 500 Jahren gelangten die indischen Massagepraktiken nach Thailand und wurden dort von Heilkundigen und Mönchen am Königshof weiterentwickelt. Auch ein chinesischer Einfluss auf die thailändische Massage ist als sicher anzusehen. 1832 ließ König Rama III. die jahrhundertealten Texte im Kloster Wat Po in Bangkok in Stein hauen. In diesem Kloster befindet sich noch heute die anerkannteste Schule für die traditionelle Thai-Massage. Nach traditionell asiatischer Lehre ist das Fundament der Thai-Massage das ayurvedische System der 72 000 Energielinien (nadis), von denen in der Thai-Massage zehn (sip sen)

bearbeitet werden. Über diese Energielinien, auf denen die sogenannten Marmapunkte (Energiepunkte) liegen, wird der Mensch nach ayurvedischer Lehre mit Prana (Lebensenergie) versorgt.

### Die Wirkung der Thai-Massage

Prana kann dem Körper über die Atmung zugeführt werden. In den Dehnpositionen der Thai-Massage verbraucht die Muskulatur Sauerstoff und der Mensch wird angeregt, tiefer zu atmen. Intensive Druckmassagen bewirken ebenfalls eine verstärkte Atmung. Ein tiefer Atem fördert Entspannung und Regeneration (vermehrtes Prana). Die Thai-Massage bietet sich besonders bei Beschwerden wie z. B. Kopfschmerzen, Übelkeit, Verstopfung, Durchfall, Schlafstörungen, Knie- und Rückenschmerzen an.

Aus schulmedizinischer Sicht wird bei den Druckpunktmassagen die Blutzirkulation angeregt, in der Dehnung kann die Muskulatur entspannen, die Yoga-Positionen beeinflussen das skelettomuskuläre System und wirken sich positiv auf die Körperhaltung aus. Drehungen, Beugungen und Streckungen der Wirbelsäule können durch Zug des Therapeuten intensiviert werden und fördern so die körperliche Beweglichkeit. Positionen, in denen die Beine angehoben werden, fördern die Durchblutung und den Lymphfluss. Die Rotation der Gelenke trägt zur Produktion von Gelenkflüssigkeit und damit zu körperlicher Geschmeidigkeit bei. In der Tiefenentspannung wird der Parasympathicus (siehe Seite 27) aktiviert, sodass die inneren Organe vermehrt durchblutet und der Stoffwechsel angeregt wird. Achtsame Berührung durch den Therapeuten kann körperliches Wohlbefinden auslösen und Hebetechniken können zu einem Gefühl der Geborgenheit führen.

# Zwei Wegweiser zur ganzheitlichen „Körper-Geist-Seele-Therapie"

ANHAND VON ZWEI typischen Patienten-
geschichten – der Geschichte von Gabriele
und der von Alexandra – veranschaulichen
wir Ihnen hier, wie eine ganzheitliche „Kör-
per-Geist-Seele-Therapie" Schritt für Schritt
abläuft und welche die wichtigsten Stationen
auf dem PNI-Behandlungspfad sind. Doch
zunächst noch einmal eine kurze Zusam-
menfassung über die Wesensmerkmale des
gebremsten und des überaktiven Immuntyps:

› Menschen vom gebremsten Typ fühlen sich
oft ungerecht behandelt. Sie neigen nämlich
häufiger dazu, sich persönlich zu überschätzen
und haben meist große, meist unausgespro-
chene Erwartungen an ihr Umfeld. Es klafft
also eine Lücke zwischen dem, was sie selbst
empfinden, und dem, was ihnen von der
Umwelt gespiegelt wird. Diese Lücke bereitet
ihnen große Probleme. Sie sind überzeugt,
nicht genug geliebt und anerkannt zu werden
und sehen sich als Opfer ihres Umfelds, das so
schlecht mit ihnen umgeht.

› Menschen vom überaktiven Typ sind oft
ausgesprochen erfolgreich, scheinbar auch
richtige „Überflieger". Dabei verfallen sie aber
keinesfalls in Selbstverliebtheit oder präsentie-
ren sich mit wichtigtuerischem Gehabe. Im
Gegenteil: Diese Menschen haben oft kein
gutes Gefühl für ihre eigene Leistung und
ihren eigenen Wert. Deshalb zeigen sie meist

doppelten Einsatz, kämpfen um Anerkennung
und Liebe. Dabei laufen sie Gefahr, sich völlig
zu überlasten und ausgenutzt zu werden.

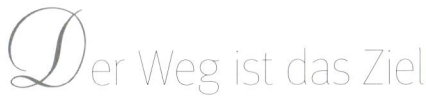

Der Weg ist das Ziel.

Taoistische Weisheit

## ● WEGWEISER FÜR DEN GEBREMSTEN IMMUNTYP

Gabriele ist 34 Jahre alt und eine von drei Per-
sonalreferenten in der „Human Ressources"-
Abteilung einer großen IT-Firma.

### STATION 1: DIE SYMPTOME

Gabrieles Hauptbeschwerden, also quasi ihre
„Leitsymptome", sind eine große Müdigkeit,
Erschöpfung und Kraftlosigkeit. Unter der
Belastung ihres täglichen Jobs gerät die junge
Frau immer wieder in Panik und hat große
Sorge, ob sie alles schaffen und bewältigen
kann. Sie schläft schlecht, nimmt immer mehr
an Gewicht zu und auf ihrer Haut haben sich
vor allem im Gesicht, an Dekolleté und Rücken Unreinheiten und kleine Pickel gebildet
wie in der Pubertät. Darüber hinaus ist

Gabriele ständig von Blähungen und Bauchschmerzen geplagt und sie leidet unter häufigen Infekten der Atemwege, Blasenentzündungen, wiederkehrenden Darm- und Vaginalpilzen und seit Kurzem sogar über Warzen an den Händen.

## STATION 2: DAS ÄRZTLICHE GESPRÄCH

Die geschilderten Symptome lassen jeden Arzt aufmerksam werden. Denn es können sich hinter diesen Beschwerden durchaus sehr ernste und bedrohliche Erkrankungen verstecken. Bei Gabriele wird im Gespräch deutlich, dass sie selbst den Zusammenhang zwischen der Zunahme ihrer Beschwerden und dem Stress in ihrem Beruf schon vor längerer Zeit erkannt, aber bisher immer ein Stück weit verdrängt hat. Auch ist ihr die Ernsthaftigkeit ihrer aktuellen Lage durchaus bewusst, sie weiß, dass die zahlreichen Beschwerden keine Bagatellerkrankungen sind, die von selbst wieder heilen wie ein harmloser Schnupfen. Dafür waren die Beschwerden in der letzten Zeit viel zu häufig aufgetreten, sie kehrten immer rascher wieder und schränkten über Wochen ihr Wohlbefinden und ihre Leistungsfähigkeit ein. Gabriele hatte schon als Kind oft Halsinfekte gehabt und deshalb häufig Antibiotika bekommen. Das wurde in der Pubertät und nach der Entfernung der Mandeln besser. Als sie mit 17 Jahren von ihrem ersten Freund verlassen wurde, bekam sie erstmals eine Blasenentzündung. Damals merkte sie bereits, dass es einen Zusammenhang von Infekten und persönlichem Kummer sowie Stresssituationen gibt. Auch Streitigkeiten mit ihrer Mutter beantwortete ihr Körper häufig mit Blaseninfekten. Mittlerweile hat sich ein sehr gutes, freundschaftliches Mutter-Tochter-Verhältnis entwickelt. Jetzt ist es eher einmal ein Streit mit dem Ehemann, der ihr auf die Blase schlägt.

## STATION 3: DIE UNTERSUCHUNG

Zum Ausschluss schwerer Stoffwechselerkrankungen, z. B. der Schilddrüse, einer Virus- und sogar HIV-Infektion oder einer Krebserkrankung werden gezielte Laboruntersuchungen veranlasst. Es werden insbesondere die Schilddrüsenhormone untersucht, da eine Unterfunktion der Schilddrüse mit Erschöpfungszuständen verbunden wäre. Auch eine Blutarmut aufgrund von Eisenmangel (durch starke Monatsblutungen oder eine einseitig vegetarische Ernährung) kann im Blutbild ausgeschlossen werden. Bei unklaren Erschöpfungszuständen muss immer auch nach einer versteckten Herzmuskelentzündung gesucht werden. Untersuchungen beim Frauenarzt und einem Kardiologen (Herzspezialisten) sind aber bereits ohne Befund gewesen. Eine Darmspiegelung, zum Ausschluss eines bösartigen Tumors, ergab erfreulicher Weise ebenfalls keine Auffälligkeiten.

Mit immunlogischen Spezialuntersuchungen wird eine Erkrankung des Lymphsystems ausgeschlossen. Allerdings findet sich bei der Bestimmung der Lymphozytenuntergruppen ein stark supprimiertes (gebremstes) Immunsystem. In einem speziellen Atemtest wird darüber hinaus eine Unverträglichkeit für Fructose (Fruchtzucker) diagnostiziert und bei der Hormonkontrolle ein Mangel an Serotonin (dem „Glücksbotenstoff") festgestellt.

Alle veranlassten Untersuchungen können bei Gabriele glücklicherweise eine schwere Erkrankung ausschließen.

## STATION 4: DIE DIAGNOSE

Bei Gabriele konnten schließlich folgende Diagnosen gestellt werden: Schwäche des Abwehrsystems (Immunschwäche), Serotoninmangel, Fructoseintoleranz, Verdacht auf Overload-Syndrom.

## STATION 5: DIE THERAPIE

Im Rahmen einer diätetischen Beratung erhält Gabriele die Empfehlung, Nahrungsmittel mit Fruchtzucker (vor allem Obst) zunächst zu meiden. Besonders die süßen Obstsorten wie Birnen und Bananen enthalten viel Fructose. Darüber hinaus wird ihr eine kurzzeitige Einnahme von 5 HTP (5 Hydroxytryptophan) zur Steigerung des Serotoninspiegels verordnet. Ein sogenanntes Probiotikum, welches „gute" Milchsäure-Darmbakterien enthält, soll zum Aufbau einer stabilen Darmflora, die möglicherweise durch die häufigen Antibiotikatherapien geschädigt wurde, beitragen und damit auch zu einem gut funktionierenden Immunsystem. Der Darm ist eines unserer immunaktivsten Organe mit einer sehr großen Oberfläche und muss ein gut ausbalanciertes Milieu der ihn besiedelnden Darmbakterien aufweisen.

Zur gezielten Immunstärkung gegen die häufigen Atemwegsinfekte dienen sogenannte Immunmodulatoren, die dem Immunsystem Informationen zur Abwehrsteigerung gegen Bakterien geben. Bei Gabriele ist die Einnahme solcher Mittel eindeutig indiziert. Später könnten noch spezielle Immunmittel gegen Harnwegsinfekte erwogen werden, wenn die Therapie nicht zum gewünschten Erfolg der Infektbewältigung führen sollte. Ein Thymuspräparat steigert ebenfalls, als sogenannter unspezifischer Immunmodulator, das Abwehrsystem und wird zweimal pro Woche intramuskulär verabreicht.

Gabriele wird zudem empfohlen, ein immunaktivierendes Sportprogramm zu beginnen und in das tägliche Leben zu integrieren. Ideal für sie wäre, in einer Gruppe zu tanzen, also vielleicht Jazzdance oder Ähnliches. Diese Form der Bewegung könnte ihrem Typ sehr gut entsprechen, sie begeistern und zu „ihrer" Sportart werden, die sie gerne und motiviert über einen längeren Zeitraum ausführt.

Um die seelisch-sozialen Probleme abzuklären, erhält Gabriele den Tipp, gemeinsam mit einem Coach, Strategien für eine bessere Work-Life-Balance – also ein harmonischeres Verhältnis zwischen Beruf und Freizeit bzw. Privatleben – zu entwickeln, sodass sie sich in beiden Bereichen wohlfühlt.

## STATION 6: DAS COACHING-GESPRÄCH

Im Gespräch ergibt sich Folgendes: Gabriele weiß bereits, dass der Job ihr Problem ist. Sie würde gern etwas anderes machen, hat jedoch keine Idee, was es sein könnte. Sie wäre als Kind gern Tänzerin geworden, doch dafür war sie dann doch nicht talentiert genug. Ihren bisherigen Berufsweg hat sie nicht geplant, die Dinge haben sich eher ergeben. Jedoch mit viel Einsatz und einer guten Auffassungsgabe hatte sich Gabriele eine an ihrer Ausbildung gemessen relativ gut bezahlte Position in der Firma erarbeitet. Der Preis ist jedoch, dass sie einen enorm hohen Arbeitseinsatz zeigen muss, unter einem großen Erfolgsdruck steht und von ihrer Chefin immer wieder Sonderaufgaben zugeteilt bekommt, die sie zusätzlich zu den laufenden Arbeiten erfüllen muss. Sie erhält zwar regelmäßig Lob von ihrer Chefin und Anerkennung von ihren Kollegen, doch die Verantwortung trägt sie nur inoffiziell, einen entsprechenden Titel und ein angemessenes Gehalt erhält sie nicht. Sie ist die Schnittstelle zwischen den Führungskräften und den Mitarbeitern. Der Unmut über die Streichung von Zulagen, Überstundenregelungen etc. entlädt sich bei ihr, obwohl Gabriele nur ausführendes Organ ist. Alles in allem ist Gabriele sehr unzufrieden und fühlt sich ungerecht behandelt. Sie duldet das alles, beklagt sich im Freundeskreis, doch aktiv für Abhilfe hat sie bisher nicht gesorgt. Sie arbeitet eigentlich sehr gern, doch nicht mehr in diesem Job, in dieser Branche und in dieser Firma. Aber was könnte sie stattdessen tun? Sie würde gerne eine neue Stelle antreten, am besten übergangslos, denn finanzielle Einschränkungen will sie nicht in Kauf nehmen.

### STATION 7: DAS KERNPROBLEM

Gabriele möchte sich gerne auf die Suche nach einer Aufgabe machen, die ihr wirklich entspricht, doch im Augenblick nutzt sie ihre verbliebene Zeit und Kraft außerhalb des Jobs fürs schlichte „Überleben": Abends kommt sie heim, isst vor dem Fernseher, gönnt sich ein Glas Wein mit ihrem Mann und fällt todmüde ins Bett. Am Wochenende schläft sie sich aus, kümmert sich um Wäsche und Haushalt, kauft mit ihrem Mann ein und versucht, sich wieder für die nächste Woche zu regenerieren – dann fängt alles wieder von vorne an.

### STATION 8: DIE COACHING-STRATEGIE

Gabriele muss den Kopf frei bekommen und ihren Körper und ihre Seele wieder regenerieren. Doch Urlaub und Krankschreibung reichen dafür nicht. Andererseits hat sie ein hohes Sicherheitsbedürfnis und scheut sich, die bisherige Sicherheit einer festen Anstellung aufzugeben. Auch finanzielle Einschränkungen kann sie sich zunächst nicht vorstellen. Die größte Herausforderung besteht für Gabriele einerseits im „Loslassen": Freiheit und Sicherheit gibt es meist nicht im Doppelpack – nur eines von beiden kann sie haben. An dieser Stelle hat sie den größten inneren Kampf zu kämpfen, der sich auch nach außen hin in Form zahlreicher Krankheiten und Beschwerden offenbart. Andererseits muss sie an anderer Stelle „anpacken": raus aus der Lethargie und sich aktiv um ihre Zukunft

kümmern, erst einmal abschätzen, was sie kann und was sie will – auch das ist nicht einfach. Gedanken über sich selbst und ihre Wünsche und Talente hat sie sich bisher einfach nie gemacht.

### Erste Schritte und Hürden

Erst als der Druck durch die gesundheitlichen Einschränkungen und ihre Niedergeschlagenheit übermächtig wird, kann sie loslassen und den Job kündigen – auch ohne einen Ersatz zu haben. Sie bittet ihren Mann und ihre Familie, sie eine Zeit lang finanziell mitzutragen und ist überrascht, als alle mit Freude anbieten, Gabriele zu unterstützen. (Schließlich hatte ihre bisherige Situation auch für ihre Ehe und ihr familiäres Umfeld eine hohe Belastung dargestellt.) Nun ist sie den beruflichen Druck zunächst einmal los, doch es fällt auch die Außensteuerung weg, sie muss sich jetzt den Tag selbst einteilen. Zunächst einmal fällt sie in ein tiefes Loch, ihre Probleme stehen noch mehr als bisher im Zentrum ihres Lebens, was sich auch im ständigen Aufflackern alter, aber auch in immer neuen Beschwerden niederschlägt (siehe Station 10). Ganz besonders die Schlafstörungen quälen sie jetzt sehr, denn fast jede Nacht drehen sich ihre Gedanken um ihre unsichere Zukunft. Sie hat vor lauter innerer Unruhe eine Art Reizblase entwickelt und muss neuerdings ständig auf die Toilette. Manchmal ist sie sogar gezwungen, in der Nacht drei bis viermal aufzustehen, um Wasser zu lassen, obwohl der Hausarzt einen Blaseninfekt ausgeschlossen hat. Außerdem hört sie nachts in der Stille ein ständiges Ohrgeräusch, das sie sehr stört und ihren Schlaf zusätzlich beeinträchtigt.
Im Coaching erkennt Gabriele, dass dieser „krisenhafte" Prozess durchaus normal ist. Sie empfindet Erleichterung und kann ihre Selbst-

vorwürfe abbauen. Außerdem plant sie, in ihre Alltagsgestaltung nun sportliche Aktivitäten ein (Joggen und Yoga).

### Weitere Schritte

Einen zentralen Teil im Coaching stellt die Suche nach einer neuen Aufgabe dar: Durch Persönlichkeitstests und gezielte Fragen findet Gabriele heraus, dass sie eine kreative Ader hat, die ihr bisher völlig verborgen war. Außerdem arbeitet sie gern für sich, braucht aber auch regelmäßig Kontakt zu Kollegen oder Kunden; sie ist gut belastbar, hat ein Talent, andere zu begeistern und zu führen, mitunter kann ihr Perfektionismus jedoch für sie selbst und andere anstrengend werden. Im Coaching werden zunächst einmal all ihre Kompetenzen – besonders jene, über die sie keine Zertifikate besitzt – herausgearbeitet. Denn jeder Mensch hat viele Fertigkeiten und Talente bereits in der Kindheit und auch später im Privatleben erworben, ist sich derer jedoch nicht bewusst. Wir beleuchten dabei vier Sorten von Fähigkeiten: soziale Kompetenzen, wie z. B. Einfühlungsvermögen, persönliche Kompetenzen, wie z. B. Konzentrationsfähigkeit, methodische Kompetenzen, wie z. B. organisieren können und auch fachliche Kompetenzen, wie z. B. die Beherrschung von bestimmten Computerprogrammen. Aus all diesen Puzzlesteinen setzt sich nun ein neues Bild zusammen und Gabriele erkennt nun endlich, was sie tatsächlich alles kann. Das wirkt sich positiv auf ihr Selbstwertgefühl aus und macht sie stark für die nächsten Schritte. Im nächsten Schritt geht es darum, zu erkennen, welche Aufgabe ihr wirklich entsprechen würde. Was hat ihr schon immer Freude bereitet? Was würde sie interessieren? Welcher Rahmen wäre gut – eher selbstständig oder angestellt in einem großen Unternehmen, im

Team oder lieber vorwiegend selbstverantwortlich? Dann werden alle Teile zusammengefügt, eine Idee kristallisiert sich heraus und nimmt immer stärkere Formen an: Gabriele möchte sich selbstständig machen und kleine Unternehmen beraten und aktiv unterstützen, die für eine eigene Personalabteilung zu klein sind, trotzdem aber einen entsprechenden Bedarf haben. So kann Gabriele ihre Erfahrungen aus der bisherigen Tätigkeit in einem ganz anderen Rahmen einbringen. Als sie ihren Entschluss gefasst hat, werden die nächsten Schritte geplant, um dieses Ziel zu erreichen. Endlich kann Gabriele wieder anpacken, etwas tun. Doch es gibt auch kleine Rückschläge: Ihre Familie reagiert sehr ablehnend, als sie ihnen von der geplanten Selbstständigkeit erzählt. Sie ist verunsichert und wird wieder von Mutlosigkeit erfasst.

Die Nächte werden erneut zu einer Achterbahnfahrt der Sorgen und Gedanken und tagsüber hat sie ein flatterndes Druckgefühl in der Magengegend, das ihr den sonst so guten Appetit verschlägt. Ihre sonst immer regelmäßige Monatsblutung bleibt, typisch für Stresssituationen, für über eine Woche aus.

### Das Umfeld

Im Coaching zeigt sich außerdem, dass sie unbewusst schon lange mit „angezogener Handbremse" durch ihr berufliches Leben geht, um ihren Vater nicht mit ihrem Erfolg brüskieren zu müssen. Dieser konnte nämlich nicht die Karriere machen, die er sich immer gewünscht hatte. Außerdem gibt es auch viel Widerstand von ihren Schwiegereltern, wohinter sich deren Wunsch nach Enkelkindern und das Bild einer „klassischen" Rollenverteilung in der Ehe des Sohnes verbergen. Jetzt heißt es für Gabriele, auch mit ihrem Mann in eine Auseinandersetzung zu treten, um nach fünf

Jahren Ehe endlich ein echtes gemeinsames Verständnis davon zu erarbeiten, wie die Rollen in der Ehe aussehen sollen. Auch hier gibt es große Tendenzen bei Gabriele, wieder in die alte „Harmonie" zurückzufallen und sich zu ergeben. Doch ihr Körper signalisiert ihr immer wieder, dass es keinen Weg zurück gibt. Vor drei Monaten hat sie ihr kleines Unternehmen gegründet, ihre Homepage ist bereits fertig und sie hat auch schon einen größeren Handwerksbetrieb aus dem Bekanntenkreis als ersten Kunden gewinnen können: Es geht ihr besser denn je.

## STATION 9: DER HEILUNGSPROZESS

Vor allem die angstfreie Beurteilung der eigenen Berufssituation, das Formulieren und Finden der eigenen Wünsche und Berufsvorstellungen sowie die Entscheidung, den derzeitigen Job aufzugeben und nach einer neuen Aufgabe zu suchen, haben bei Gabriele zu einer ungeahnten Befreiung und Energieentfaltung geführt. Einmal pro Woche gönnt sie sich wieder mal einen Tag für sich ganz alleine und besucht ein Tanzstudio für Jazzdance. Das interessiert und fasziniert sie ganz besonders, und sie lebt auf diese Weise jetzt ein wenig ihren alten Traum vom Tanzen. Am Wochenende unternehmen ihr Mann und sie endlich wieder etwas gemeinsam, meist packen sie die Mountainbikes und machen eine schöne Tour. Ihre neue Energie macht das wieder möglich und ihrer Beziehung tut dies ausgesprochen gut.

Durch die über sechs Monate konsequent durchgeführte Immuntherapie und die Ernährungsumstellung auf fructosefreie Kost verschwinden die Symptome des Reizdarms und Gabrieles Haut wird deutlich besser. Sogar die Warzen ist Gabriele los und sie bekommt nur noch selten einen Halsinfekt. Blaseninfekte

sind mittlerweile überhaupt nicht mehr aufgetreten.

Bei den Blutuntersuchungen lässt sich jetzt ein deutlich besseres Abwehrsystem und ein wieder normaler Serotoninspiegel feststellen, ohne weitere Einnahme von Medikamenten.

## STATION 10: DAS RÜCKFALL-MANAGEMENT

Natürlich ist niemand davor sicher, wenn er oder sie viele neue Weichen in seinem Leben gestellt hat, auch wieder einmal einen Rückfall zu erleiden und erneut die Krankheitsprozesse zu durchlaufen, die man schon überwunden glaubte. Bei Gabriele wird dies deutlich bei der Durchsetzung ihres neuen Berufswunsches gegenüber der Familie. Aber auch als ihre geliebte Großmutter unerwartet an einem Schlaganfall verstirbt, reagiert ihr Körper wieder mit großem Energieverlust und erstmals seit Langem auch mit einer schweren bakteriellen Blasenentzündung. Es ist bekannt, dass plötzliche und unerwartete Verlust- und Trauersituationen das Immunsystem massiv beeinträchtigen können und es zu schweren körperlichen Leiden, bis hin zu Krebserkrankungen kommen kann. Schuld daran sind höchstwahrscheinlich die extremen Hormon- und Zytokin-(Botenstoff-)Ausschüttungen, welche die Immunzellen fehlregulieren können. Gabriele hilft in der Krise ein erneutes Gespräch mit ihrem Coach, der die plötzliche Verlustsituation gemeinsam mit ihr aufarbeitet. Der Blaseninfekt wird nach einer Blut- und Urinuntersuchung gezielt behandelt und mit einem Antibiotikum zur Ausheilung gebracht. Als Begleittherapie erhält Gabriele erneut ein Probiotikum mit nützlichen Lacto- und Bifidobazillen, das die Darmflora wieder aufzubauen und die Verträglichkeit des Antibiotikums zu verbessern vermag. (Siehe auch TIPP auf Seite 217).

# WEGWEISER FÜR DEN GEBREMSTEN IMMUNTYP

### Station 1: Die Symptome

**Die körperlichen Beschwerden**
Müdigkeit, Erschöpfung, Infektanfälligkeit, Blasenentzündungen, Pilzinfektionen, Warzen

**Die seelisch-sozialen Probleme**
Zu hoher Arbeitseinsatz im Beruf, mangelnde Wertschätzung der Arbeit, „das eigene Licht unter den Scheffel stellen"

**Station 2: Das ärztliche Gespräch**
Anamnese: Als Kind viele Infekte, nach erster Bindung und Trennung erstmals Blasenentzündung

**Station 6: Das Coaching-Gespräch**
Wunsch, den Job zu wechseln, Unzufriedenheit mit derzeitiger Lebenssituation, keine Reflexion über eigene Ziele und Wünsche

**Station 3: Die Untersuchung**
Körperliche Untersuchung, Blut (immunologische Werte, Ausschluss von Stoffwechsel- und Tumorerkrankungen, Eisenmangel, Blutarmut), Untersuchung beim Frauenarzt und Herzspezialisten

**Station 7: Das Kernproblem**
Ganze Kraft geht in den Job, außerhalb nur noch Energie fürs „Überleben", am Wochenende nur Zeit für Wäsche, Haushalt etc., keine Zeit für neue Lebensentwürfe, neue Ziele, Veränderung

**Station 4: Die Diagnose**
Schwäche des Abwehrsystems (Immundefizienz), Hormonmangel für Serotonin, Unverträglichkeit von Fruchtzucker (Fructoseintoleranz) Verdacht auf Overload-Syndrom

**Station 8: Die Coaching-Strategie**
Das Loslassen lernen, Talente und Fähigkeiten erkennen, Kündigung des Jobs, Unterstützung durch die Familie, Joggen, Yoga; Entschluss für die Selbstständigkeit, Abgrenzung vom Umfeld

**Station 5: Die Therapie**
Meiden von fructosehaltigen Nahrungsmitteln, 5 HTP, Probiotika, Immunmodulatoren

**Station 9: Der Heilungsprozess**
Innere Befreiung, Blutwerte normalisiert, Entzündungen/Reizdarm abgeheilt, Infektanfälligkeit weg

**Station 10: Das Rückfall-Management**
Erneutes Coaching, ärztliche Therapie der körperlichen Beschwerden (Blaseninfekt, Reizdarm); verstärkt Yoga-Übungen, Sport, Meditation

## ❋ WEGWEISER FÜR DEN ÜBERAKTIVEN IMMUNTYP

Alexandra ist 52 Jahre alt und selbstständige Journalistin.

### STATION 1: DIE SYMPTOME

Immer wieder Ringen um Aufträge, permanente Sorge um die Finanzen und (vor allem saisonale) Überlastung – damit befindet sich Alexandra seit langer Zeit im Dauerstress. In den vergangenen Wochen spitzte sich ihr Zustand zu, ihr ganzer Körper juckt, die Haut ist stark gerötet und bildet kleine Quaddeln. Wenn sie dann einmal anfängt zu kratzen, wird der Juckreiz immer stärker, und es bilden sich dicke Striemen auf der Haut. Heuschnupfen plagt sie nicht mehr nur im Frühjahr, sondern mittlerweile das ganze Jahr hindurch, und seit Kurzem macht Alexandra noch ein vermehrter Haarausfall zu schaffen. Sie hat seit vier Jahren keine Periode mehr, leidet gelegentlich an Hitzewallungen. In letzter Zeit hat Alexandra sehr an Gewicht zugelegt, vor allem, weil sie zur Beruhigung gerne isst. Sie traut sich nicht das Rauchen aufzugeben, weil sie dann noch mehr zunehmen könnte; außerdem hat sie derzeit noch zu viel Stress, um damit aufhören zu können. Die Frauenärztin hat ein (gutartiges) Myom in der Gebärmutter festgestellt, welches mit regelmäßigen Ultraschalluntersuchungen kontrolliert wird. So lange es sich nicht in der Größe verändert oder unerwartet zu Blutungen führt, bedarf es wohl keiner gezielten Behandlung. Trotzdem ist Alexandra irgendwie immer alarmiert und macht sich – bislang absolut unbegründet – Sorgen. Alexandras Stimmung ist oft sehr gedrückt und ängstlich, manchmal aber auch völlig überdreht – je nach Stresslevel. Gegen den Juckreiz hilft keines der Antiallergika, die verschiedene Hautärzte ihr bisher verschrieben haben. Lediglich Linderung bringt es Alexandra, die Haut und damit auch die Aufregung und den Ärger „abzukühlen". Die Multivitamine, speziell gegen Haarausfall, haben auch noch keine Wirkung gezeigt. Alexandra ist wirklich sehr verzweifelt.

### STATION 2: DAS ÄRZTLICHE GESPRÄCH

Alle Zeichen deuten auf eine Neurodermitis, eine Krankheit des allergischen Formenkreises, die offensichtlich bei Alexandra durch den hohen Stresslevel ausgelöst wird. Die Patientin ist sehr reflektiert und vermutet selbst, dass ihre Beschwerden mit ihrer Lebensführung und ihrem Stress zusammenhängen – aber sie findet keinen Weg zur Lösung der Probleme. Das Myom bereitet ihr zusätzlich Sorgen und sie merkt auf einmal, dass sie immer häufiger ängstlich, manchmal sogar verzweifelt über das „Älterwerden" nachdenkt. Auch hinterfragt sie seit Langem erstmals wieder, ob ihre frühere Entscheidung, keine Kinder zu bekommen, vielleicht doch ein – jetzt nicht mehr zu korrigierender – Fehler war. Sie gibt zu, vor lauter rotierender Gedanken und Fragen, die vor allem abends auftauchen, wenn sie eigentlich am liebsten zur Ruhe kommen würde, des Öfteren zu Schlaf- und Beruhigungsmitteln zu greifen. Essen hat einen hohen Stellenwert für sie, insbesondere um abzuschalten und sich etwas Gutes zu gönnen. Immer öfter reagiert ihre Haut mit Juckreiz und Quaddeln, die sich als behandlungsresistent erweisen.

Die Beschwerden und die vielen Arztbesuche gehen ihr mittlerweile ganz gehörig auf die Nerven. Eine Kortisontherapie und eine Hormonbehandlung hat Alexandra aus Angst vor Nebenwirkungen bisher abgelehnt. Sie nimmt allerdings auf eigene Initiative ein Sojapräparat gegen die Wechseljahrbeschwerden ein.

## STATION 3: DIE UNTERSUCHUNG

Mit speziellen Blutuntersuchungen und Tests können schwerwiegende Ursachen wie etwa eine Zuckerkrankheit, eine Fettstoffwechselstörung, eine Schilddrüsenerkrankung oder eine Krebserkrankung ausgeschlossen werden. Gerade autoimmune Erkrankungen, zum Beispiel der Haut, der Nieren oder der Schilddrüse müssen genau abgeklärt werden. Die Messung sogenannter Schilddrüsenantikörper zeigt, ob eine Erkrankung wie z. B. die Hashimoto-Thyreoiditis vorliegt. Bei dieser entzündlichen Erkrankung greift das eigene Immunsystem die Schilddrüse an und vermag langfristig sogar das Gewebe zu zerstören. Auch die Bestimmung anderer Auto-Antikörper ist möglich, um weitere Krankheitsbilder auszuschließen. Keine der Messungen ist glücklicherweise auffällig. Das Immunsystem von Alexandra wird unter anderem mithilfe der Lymphozytendifferenzierung gemessen. Hierbei werden die einzelnen Immunzellen (Lymphozytenuntergruppen) mit einem speziellen Messverfahren aus dem Blut bestimmt. Es zeigt sich bei ihr eine starke Aktivierung und Vermehrung der T-Helferzellen bei gleichzeitiger Verminderung der „bremsenden" T-Suppressorzellen (siehe Kapitel 1), wie das für den immunologisch überaktiven Immunstatus typisch ist. In einem weiteren speziellen Bluttest, bei dem Antikörper gegen Nahrungsbestandteile bestimmt werden, findet sich außerdem eine Unverträglichkeit gegen zahlreiche Nahrungsmittel, unter anderem sogar eine massive Allergie gegen Soja.

## STATION 4: DIE DIAGNOSE

Folgende Diagnosen konnten bei Alexandra festgestellt werden: Neurodermitis bei Stressbelastung, Nahrungsmittelunverträglichkeit, Sojaeiweißallergie, überaktives Immunsystem.

## STATION 5: DIE THERAPIE

Als erste Maßnahme erhält Alexandra den Rat wegen Ihrer Sojaallergie, das „selbstverordnete" Sojamittel gegen ihre Wechseljahrbeschwerden wegzulassen. Diesen Rat befolgt sie sofort. In diesem Fall wird deutlich, dass eine unkontrollierte Selbstmedikation auch schädliche Effekte haben kann. Auch wenn grundsätzlich nichts gegen rezeptfreie Nahrungsergänzungsmittel spricht, empfiehlt sich doch immer eine Abstimmung mit dem Arzt.

Mit dem speziellen Nahrungsmitteltest lässt sich genau ermitteln, welche Lebensmittel Alexandras Immunsystem gut toleriert, welche weniger gut. Auf dieser Basis erhält sie einen Diätplan, auf dessen Grundlage sie ihre tägliche Kost umstellt. Denn auch für das Immunsystem stellt es einen großen Stressfaktor dar, wenn es mit Nahrungsmitteln, gegen die eine starke „Sensibilisierung", eine sogenannte „Intoleranz" besteht, konfrontiert wird. Für die Gewichtsreduktion helfen außerdem ausgewogene, vitalstoffreiche und niedrigkalorische Lebensmittel sowie zusätzliche körperliche Betätigung.

Auch wenn Alexandra meint, dass der momentane äußere Stress keine Zeit für Ruhephasen und Entspannung erlaubt, so sollte sie dennoch unbedingt eine „sanfte" Methode wählen, um sich fit zu halten und geistig zu entspannen. Besonders die Stresshormonproduktion lässt sich damit nachweislich günstig beeinflussen, und das Immunsystem kann sich beruhigen. Als Sportart würde ihr sicherlich eine ruhigere Disziplin wie zum Beispiel Golf guttun, aber der Faktor Zeit erlaubt dies in ihrem Fall wirklich nicht. Also entschließt sie sich zum Nordic-Walking und kauft schon mal die Stöcke. Zu Hause kann Alexandra aber sehr gut auch Qi-Gong-Übungen ausführen – am einfachsten und mit nur geringem Zeitaufwand geht dies unter Anleitung mit einer speziellen Übungs-DVD.

Zur Anregung der Nebennierentätigkeit und Verbesserung der körpereigenen Cortisolproduktion (siehe Kapitel 1) werden Alexandra spezielle pflanzliche Mittel verordnet.

Im Rahmen eines Coachings erfährt Alexandra, wie sie ihre seelisch-soziale Situation verbessern, Stress abbauen und das Rauchen aufgeben kann.

## STATION 6: DAS COACHING-GESPRÄCH

Alexandras Leben ist völlig aus dem Gleichgewicht. Sie erhält zum einen Aufträge von Redaktionen für Reportagen, d.h., sie muss zu vorgegebenen Themen recherchieren, schreiben und schließlich die Feinabstimmung mit der Grafik machen. Zum anderen bietet sie aktiv Themen an, was bedeutet, ständig die Ohren offenzuhalten und einen Riecher für aktuelle Themen zu haben, diese dann zu Konzepten auszuarbeiten – und – nicht zuletzt – Abnehmer dafür zu finden. Außerdem schreibt Alexandra Ratgeberbücher zum Thema Inneneinrichtung. Sie muss Abgabetermine einhalten, oft kommt noch einmal sehr kurzfristig ein Änderungswunsch auf den Tisch, oder ein Thema wird schnell noch einmal ausgetauscht und die bisherige Arbeit war, zumindest vorerst, umsonst. Um rechtzeitig zu liefern, sitzt sie nicht nur einmal bis fünf Uhr morgens am Schreibtisch. Außerdem ist sie viel auf Messen im In- und Ausland, um aktuelle Trends aufzuspüren. In der Hektik gibt es Essen meist zwischendurch, im Auto oder am PC, während sie E-Mails liest. Der Tag beginnt fast immer mit einer Tasse Kaffee im Stehen, dazu eine Zigarette. Sie hat eine Schublade mit Süßigkeiten, aus der sie sich oft bedient. Abends gibt es häufig eine Pizza oder sonstiges Fast Food.

## STATION 7: DAS KERNPROBLEM

Im Coaching zeigt sich, dass Alexandra völlig planlos arbeitet. Was immer ihr gerade einfällt, wird gemacht – sie springt ständig zwischen unterschiedlichen Arbeiten hin und her, ist ständig und für jeden erreichbar und jede Mail lenkt sie von ihrer derzeitigen Arbeit ab. So sitzt sie oft bis spät in die Nacht vor ihrem PC und fragt sich, was sie denn eigentlich den ganzen Tag gemacht hat. Die ständige Überlastung verbunden mit dem Gefühl, nichts wegzuschaffen, löst bei Alexandra größte Frustration aus. Dieses unangenehme Gefühl kompensiert sie mit Zigaretten, Süßigkeiten und häufig auch einigen Gläsern Rotwein.

## STATION 8: DIE COACHING-STRATEGIE

Bei Alexandra geht es zum einen um die Selbstorganisation. Sie muss lernen, ihre Zeit zu planen, statt getrieben zu werden. Dazu gehört auch Zeit einzuplanen, um sich um eine gesunde und bewusste Ernährung und um einen körperlichen Ausgleich in Form von Sport zu kümmern. Außerdem ist es für sie wichtig, sich besser abzugrenzen, um nicht ständig unbezahlte Mehrarbeiten aufgehalst zu bekommen oder für ihre Arbeit dann doch nicht bezahlt zu werden.

### Selbstorganisation

Um das Chaos zu lichten, setzt das Coaching beim Thema Selbstorganisation an: Alexandra plant jetzt jeden Monat ihre Projekte im Voraus, sie ordnet ihre Aufgaben nach Prioritäten und reserviert feste Zeiten für die jeweiligen Arbeiten. Dabei achtet sie darauf, dass sie in die ruhigeren Zeiten – am früheren Morgen, mittags und nach 17 Uhr – all die Aufgaben legt, für die sie Konzentration und Ruhe braucht. In dieser Zeit leitet sie alle Anrufe auf die Mailbox um. Ihre Telefonate legt sie in die

Zeit nach dem Mittagessen, wenn sie von der Mittagsmüdigkeit erfasst wird und sich eher schlecht auf die eigentliche Arbeit konzentrieren kann. Da Alexandra jetzt einen festen Plan für alle Projekte hat, kann sie diese innerlich loslassen, bis sie im Kalender auftauchen. Dadurch erfährt sie eine deutliche innere Entlastung. Außerdem kann sie durch die konzentrierte und gebündelte Arbeit in gleicher Zeit mehr schaffen als früher und die Fehlerquote reduziert sich. Das spart ihr weitere Zeit.

Ihr E-Mail- und Kalenderprogramm kann sie so einrichten, dass es Aufgaben elektronisch erfasst und Alexandra automatisch an das erinnert, was ansteht. Das macht die Zettelwirtschaft überflüssig und schafft Ordnung auf dem Schreibtisch. Außerdem kann sie ihr Mail-Programm durch „Regeln und Benachrichtigungen" so einrichten, dass alle eingehenden Mails automatisch nach Wichtigkeit und Absendern sortiert werden. Alle wichtigen Mails von ihren Auftraggebern landen in einem extra Postkasten, alle Mails, die sie nur in Kopie erhalten hat, wandern in ein weiteres Postfach. Außerdem liest sie jetzt nur noch morgens und abends ihre Mails, oft auch nur die wichtigen. So wird sie nicht mehr ständig von eingehenden Nachrichten abgelenkt.

## Abgrenzung

Als Nächstes geht es bei Alexandra um das Thema Nein-Sagen, denn ein weiterer Grund für die ständige Überlastung ist offenbar auch ihre Unfähigkeit, Grenzen zu setzen: Es hat sich bei ihren Auftraggebern bereits eingespielt, ganz selbstverständlich und unabgesprochen die Aufträge inhaltlich zu erweitern, zu ändern oder zu stornieren, auch wenn der wesentliche Teil schon fertig ist. Nicht nur, dass Alexandra dafür kein höheres bzw. ein Ausfallhonorar erhält, die Redaktionen sind auch noch ungehalten, wenn sie den neuen Zeitplan aufgrund zu knapper Fristen nicht einzuhalten vermag. Kurz gesagt: Alexandra schafft es, für mehr Leistung auch noch Kritik und Abwertung einzufahren.

Im Coaching lernt sie erst einmal, ein anderes Selbstverständnis für den Wert ihrer Arbeit zu entwickeln. So ändert sich ihr Selbstbewusstsein, ihre innere Haltung und Ausstrahlung. In Rollenspielen erarbeitet sich Alexandra Strategien, mit „Grenz"-Konflikten besser umzugehen; sie sendet jetzt keine unbewussten Einladungen mehr aus, sich ausnutzen zu lassen. Alexandra erfährt für sich, dass es eine Selbstverständlichkeit ist, nachzuverhandeln oder auch nicht umsetzbare Aufträge oder Änderungen abzulehnen. Die Folge davon ist: Weniger Arbeit, gleiches Geld, mehr Anerkennung.

## Ernährungsumstellung

Ein weiteres Coaching-Thema betrifft die Ernährung – auch hier braucht Alexandra einen konkreten Fahrplan, um ihre tägliche Kost aus gesunden Lebensmitteln zusammenzustellen, die sie regelmäßig zu sich nimmt. So schafft sie es nach und nach, sich Essanfälle im Heißhunger und ein ständiges Naschen von Süßigkeiten abzugewöhnen. Zunächst sieht ihr Weg gut aus, denn Alexandra ist hoch motiviert, endlich ihr Gewicht zu reduzieren.

## Krise und Überwindung

Doch schon wenige Wochen später hat sie ein wichtiges Projekt verloren, zusätzlich gibt es großen Stress bei einer Reportage, deren Abgabetermin um zwei Wochen vorverlegt wurde. Das ganze Zeitmanagement fällt in sich zusammen, die Pizza verdrängt wieder den Salat, und abends an der Tankstelle holt sich Alexandra eine Familienpackung Eis, die sie abends auf dem Sofa in Verbindung mit einer Flasche Rotwein vernichtet. Ihren nächsten Coaching-Termin sagt Alexandra ersatzlos ab, denn sie hat ja so viel Stress. Durch das frustrierte Ignorieren der Ernährungsempfehlungen ist der immunologische, körperliche und seelische Rückfall programmiert. Was viele nicht wissen, ist, dass die meisten Fertiggerichte sowie Süßspeisen – Pizza, Kuchen, Kekse, Schokoladen, Nuss-Nougatcremes und Eissorten – als Emulgator Sojalezithin enthalten, gegen das relativ häufig Allergien bestehen. In Alexandras Fall war ja die allergieauslösende Wirkung durch einen Allergietest ausdrücklich bestätigt worden.

Auch das hoch motiviert gestartete Sportprogramm, mit immerhin zweimal wöchentlichem Nordic-Walking, das sie gerade vor zehn Tagen begonnen hatte, fällt ab sofort aus. Die Qi-Gong-Übungen fallen ebenfalls der erneuten Stressattacke zum Opfer, obwohl sie gerade jetzt ganz besonders wichtig wären. Das Ganze hat nicht nur zur Folge, dass Alexandra sich als Versagerin fühlt und diesen Frust mit noch mehr Süßigkeiten, Alkohol und Zigaretten betäubt, zwei Wochen später hat sie einen Zusammenbruch, der sich unter anderem mit erneuten massiven Entzündungsherden und Juckreiz auf ihrer Haut äußert und ihr zusätzlich noch schwere Kopfschmerzattacken, Nackenverspannungen und Rückenschmerzen beschert. Ihr Darm rebelliert plötzlich mit starkem Durchfall, Bauchschmerzen und heftigen Blähungen.

Jetzt sind die Alarmglocken so laut, dass Alexandra es mit der Angst zu tun bekommt. Bisher war der Leidensdruck offenbar noch nicht groß genug. Alexandra versteht, dass ihr Körper immer stärkere Symptome zeigen wird, wenn sie nicht endlich ihr Leben ändert. Im Laufe der nächsten zwei Monate zeigen sich nach einer erneuten medizinischen Behandlung und einem detaillierten Plan für Ernährung, Sport und die Strukturierung des Alltags erste Erfolge ihrer neuen Lebensweise. Mithilfe von Akupunktur packt Alexandra jetzt auch die Entwöhnung von Zigaretten an. Es kostet sie unheimlich viel Kraft, gerade in stressigen Situationen, die zwar immer seltener, aber doch immer mal wieder auftauchen, standhaft zu bleiben. Doch ihre Motivation durchzuhalten, steigt stetig, seit sie wieder in ihre Lieblingsjeans hineinpasst, die vor zwei Jahren zu eng geworden war. Außerdem hat sich ihr Hautbild deutlich verbessert, sie fühlt sich zunehmend wieder wohl „in ihrer Haut".

## STATION 9: DER HEILUNGSPROZESS

Ein Jahr nach der Therapie hat die Patientin zwölf Kilo abgenommen, ohne sich dabei allzu sehr einzuschränken. Sie ernährt sich jetzt nur noch mit Nahrungsmitteln, die für sie als verträglich getestet wurden und hat jegliche sojahaltige Kost und Sojapräparate abgesetzt. Vor allen Dingen macht Alexandra jetzt auch um Lebensmittel mit „verstecktem Sojaeiweiß" einen großen Bogen. Neben dem konsequenten Ernährungsprogramm hat sie als moderaten Sport nun das regelmäßige Nordic-Walking in ihr Leben eingebaut. Die Qi-Gong-Übungen kann sie mittlerweile auswendig und genießt fast jeden Tag die halbe Stunde der Entspannung, selbst wenn sie auf Geschäftsreisen in einem Hotelzimmer ist. Der Juckreiz, die Hautquaddeln und der Haarausfall sind vollständig verschwunden, der Heuschnupfen tritt nur noch ganz selten auf. Die Immunkontrolle zeigt ein deutlich „beruhigtes" Immunsystem, die T-Helferzellen sind wieder im Normbereich. Alexandra befolgt die im Coaching erarbeiteten Strategien und fühlt sich viel weniger gestresst. Sie hat ihr Leben gut im Griff und kann ihre journalistische Arbeit mit ganz anderen Augen sehen. Während sie sich früher durch diese Tätigkeit oft gehetzt und getrieben fühlte wie ein gejagtes Tier, empfindet sie nun Erfüllung in diesem Beruf und ist sogar stolz darauf, ihre kreativen Kräfte und Talente Früchte tragen zu lassen. Auch vermag Alexandra jetzt mit Ruhe und Gelassenheit ihren Auftraggebern gegenüberzutreten. Sie gerät nicht mehr in Panik und Stress, beispielsweise, wenn terminlicher Druck auf sie ausgeübt wird, sondern diskutiert ruhig und sachlich, welcher Zeitplan zur Erfüllung der Aufträge realistisch ist und welcher nicht. Dies bringt ihr Anerkennung und Respekt und lässt sie innerlich weiter erstarken.

## STATION 10: DAS RÜCKFALL-MANAGEMENT

Bei manchen Patienten flackern in unerwarteten Krisensituationen nicht nur die alten Beschwerden wieder auf, sondern es gesellen sich sogar neue Symptome hinzu. So ist es auch bei Alexandra, die durch den Termindruck einer großen Reportage derart in Stress gerät, dass all ihre guten Vorsätze, ihre gute Strategie für einen neuen, gesunden Weg wie ein Kartenhaus in sich zusammenfallen und sie in die Tiefe reißen. Dort wartet nicht nur die überwunden geglaubte Neurodermitis auf sie, jetzt hat sie auch noch mit Kopf-, Nacken- und Rückenschmerzen zu kämpfen. Durch die ausgeschütteten Stresshormone werden sehr komplexe entzündliche Immunreaktionen in Gang gesetzt und es kommt zu sogenannten „sterilen" Entzündungen, also Entzündungsreaktionen ohne die Auslösung und Beteiligung von Bakterien. Die gesamte Muskulatur, aber auch Gelenke können dann sehr schmerzhaft und verhärtet sein, die Haut entzündet sich, wird rot, juckt und verhärtet ebenfalls.

In einer solchen Akutsituation ist es ganz wichtig, sein Selbstvertrauen zu bewahren, nicht den Mut sinken zu lassen, nicht zu verzweifeln und die Hilfe seines Arztes und Coaches erneut in Anspruch zu nehmen. Dass dies kein Zeichen von Schwäche oder Versagen ist, wird nach einiger Zeit auch Alexandra bewusst. Durch behutsame und einfühlsame Gespräche sowie vom Arzt verordnete entzündungshemmende Akutmedikamente und andere therapeutische Maßnahmen wie Massagen, Bäder und eine sanfte Entspannungstherapie mit Heilpflanzen findet Alexandra langsam ihr inneres Gleichgewicht wieder, die Schmerzen schwinden, ihr Wohlbefinden steigt jeden Tag ein wenig mehr. Und bald hat sie die Kraft, den Faden der Neustrukturierung ihres Lebens wieder aufzunehmen.

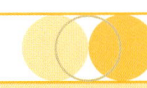

### TIPP

Auf den Seiten 211 und 218 finden Sie die beschriebenen Körper-Geist-Seele-Therapien in einer grafischen Übersicht dargestellt. Die Stationen der Wegweiser wie auch diese Grafiken können Sie als Vorlage nehmen, um IHREN Therapieweg zu dokumentieren. So können Sie Veränderungen, Rückschläge und Erfolge im Blick behalten. Da jeder Weg ein individueller ist, müssen Sie sich nicht akribisch an die 10 Stationen halten. Erfinden Sie Ihr eigenes Schema, das Ihnen angemessen ist.

## WEGWEISER FÜR DEN ÜBERAKTIVEN IMMUNTYP

**Station 1: Die Symptome**

**Die körperlichen Beschwerden**
Juckreiz am ganzen Körper, Hautrötung, Quaddeln, Heuschnupfen, Haarausfall, Übergewicht, Myom

**Die seelisch-sozialen Probleme**
Starke nervliche Belastung, Stimmungsschwankungen, Angst vor dem Älterwerden, Zweifeln am eigenen Lebensentwurf, Arbeitsüberlastung

**Station 2: Das ärztliche Gespräch**
Anamnese: Unausgewogene Ernährung, Rauchen, zeitweise Alkohol- und Schlafmittelmissbrauch, Ruhelosigkeit, Gewichtszunahme

**Station 6: Das Coaching-Gespräch**
Das Leben ist aus dem Gleichgewicht, keine Regelmäßigkeit, keine Strukturen, Frustration über „Chaos" und ungesunde Lebensweise

**Station 3: Die Untersuchung**
Körperliche Untersuchung, Blut (immunologische Werte, Ausschluss von Stoffwechsel-, Tumor- und Autoimmunerkrankungen), Nahrungsmitteltest

**Station 7: Das Kernproblem**
Planloses Arbeiten, „Sisyphos-Phänomen", mangelnde Selbstorganisation, zu starke Außensteuerung, massiver Druck von anderen

**Station 4: Die Diagnose**
Neurodermitis, Sensibilisierung gegen Nahrungsmittel, (Nahrungsmittelunverträglichkeit), Allergie gegen Sojaeiweiß (Sojaprotein), überaktives Abwehrsystem (hyperreagibles Immunsystem)

**Station 8: Die Coaching-Strategie**
Selbstorganisation lernen, eigene Zeiteinteilung, Strukturierung des Alltags, Zeit für Essen, Sport, Relaxen; Abgrenzung und „Nein sagen" lernen

**Station 5: Die Therapie**
Diätplan, Meiden von Sojaeiweiß, Sportprogramm: Nordic-Walking, Entspannungstechnik: Qi Gong

**Station 9: Der Heilungsprozess**
Gewichtsabnahme (12 kg), Neurodermitis/Haarausfall verschwunden, Immunwerte normalisiert, Erfüllung im Beruf, Freude bei der Arbeit

**Station 10: Das Rückfall-Management**
Krisenbewältigung im Coaching-Gespräch, entzündungshemmende Akutmedikamente vom Arzt, Massagen, Bäder, beruhigende Heilpflanzen

## DIE AUTOREN

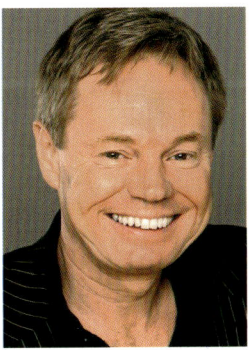 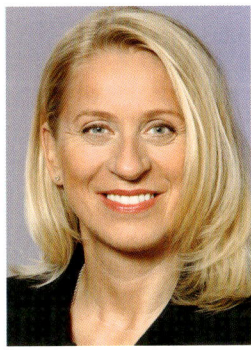

### DR. MED. LUTZ BANNASCH

ist Arzt, Immunologe, Medizinjournalist und erfolgreicher Buchautor. Er lebt in München und arbeitet dort in eigener Praxis. Er ist Mitglied der Europäischen Gesellschaft für klinische Psycho-Neuro-Immunologie (kPNI) und weiß um die immer größer werdende Bedeutung des Zusammenspiels von Körper, Geist und Seele für ein gesundes Leben. Sein Hauptanliegen als Autor ist es, deren Wechselwirkungen aufzuzeigen und die wachsende Bedeutung der Psychoneuroimmunologie einem breiten Publikum zugänglich zu machen. Sein Buch „Das Geheimnis der Selbstheilung" (zusammen mit Nina Ruge) stürmte die Bestsellerlisten. Weitere Informationen unter: www. praxis-juchheim-bannasch.de

### BEATE JUNGINGER

arbeitet seit Ende der Achtzigerjahre als selbstständige Trainerin und Coach für mittelständische Unternehmen und Konzerne, insbesondere im deutschsprachigen Raum. Dort geht es vor allem um Führung, Teamentwicklung und die Begleitung von Veränderungsprozessen. Das Thema Stressbewältigung und der Zusammenhang zwischen Körper, Geist und Seele

spielt schon lange eine große Rolle in ihrer Arbeit mit Teams, Top-Managern in der Wirtschaft sowie Privatklienten in ihrer Praxis in München. Beate Junginger hält außerdem Vorträge im In- und Ausland und ist immer wieder als Coaching-Expertin im Fernsehen zu sehen. Weitere Informationen unter: www.beatejunginger.de

### ALS TEAM

arbeiten Dr. Lutz Bannasch und Beate Junginger seit 2004 zusammen, gemeinsam begeben sie sich mit den Patienten auf die Suche nach der Lösung von gesundheitlichen Problemen und bieten individuelle ganzheitliche Therapien. Dabei werden sie von einem ausgesuchten Team aus unterschiedlichen Disziplinen ergänzt: Von der Atemtherapie, über Physiotherapie bis zum Yoga. Durch ihre Zusammenarbeit haben sie ein Phänomen entdeckt, das sie das Overload-Syndrom genannt haben und in diesem Buch erstmals der Öffentlichkeit vorstellen. Außerdem bieten Sie Vorträge und Seminare, z. B. zu den Themen „Psychoneuroimmunologie", „Work-Life-Balance" und „Potenziale entdecken", an. Weitere Infos unter: www.overload-syndrom.de

An dieser Stelle danken wir ganz herzlich Frau Dr. med Heike Kovacs für die intensive und kreative Zusammenarbeit, ihre bereichernden Ideen und die unermüdliche Mithilfe bei der Umsetzung des komplexen Themas. Außerdem danken wir dem Gräfe und Unzer Verlag, insbesondere Herrn Ulrich Ehrlenspiel und Frau Ilona Daiker dafür, dass sie sich mit uns an den ersten Ratgeber zum Thema Psychoneuroimmunologie herangewagt haben. Vielen Dank auch an Frau Ulrike Auras, die uns mit viel Liebe zum Thema und noch mehr Geduld als Lektorin zur Seite stand.

## BÜCHER UND ADRESSEN, DIE WEITERHELFEN

### AUS DEM GRÄFE UND UNZER VERLAG

> Dahlke, Ruediger: **Der Körper als Spiegel der Seele**

> Engelbrecht, Sigrid: **Der kleine Coach – Lass los, was dich nicht glücklich macht**

> Grün, Anselm /Altmann, Petra: **Klarheit, Ordnung, Stille**

> Kessler, Nicola / Kührt, Christiane: **Jin Shin Jyutsu – Schnelle Selbsthilfe durch sanfte Berührung**

> Mannschatz, Marie: **Buddhas Anleitungen zum Glücklichsein**

> Moschke, Grit / Schmidt, Mathias R: **Fitness für die Seele**

› Trökes, Anna / Altenberg, Gisela: **Yoga. Kraft für die Seele**

### WEITERE TITEL

> Bauer, Joachim: **Das Gedächtnis unseres Körpers. Wie Beziehungen und Lebensstile unsere Gene steuern**

> Blohm, Wolfgang: **Die Seele der Krankheit**

> Bohne, Michael: **Einführung in die Praxis der Energetischen Psychotherapie**

> Bohne, Michael: **Feng Shui gegen das Gerümpel im Kopf. Blockaden lösen mit Energetischer Psychologie**

> Bohne, Michael: **Klopfen gegen Lampenfieber. Sicher vortragen, auftreten, präsentieren**

> Goleman Daniel: **Die heilende Kraft der Gefühle**

> Hengstschläger, Markus: **Endlich unendlich**

> Kovacs, Heike: **Gesund bleiben, länger leben**

> Martel, Jaques: **Das Körper-Barometer der Seele**

> Megarisiotis, Athanasios: **Kundalini Yoga**

> Lipton, Bruce H.: **Intelligente Zellen. Wie Erfahrungen unsere Gene steuern**

> Roitt, Ivan: **Essential Immunology**

> Ruge, Nina, Bannasch, Lutz: **Das Geheimnis der Selbstheilung**

> Satir, Virginia: **Selbstwert und Kommunikation**

> Schöffmann, Dieter: **Wenn alle gewinnen – Bürgerschaftliches Engagement von Unternehmen**

> Schreiber, Servan: **Das Anti-Krebs-Buch**

> Schreiber, Servan: **Die neue Medizin der Emotionen**

> Sebrich, Angie: **Nichts gesucht, viel gefunden: Von der Medienfrau zur Herbergsmutter**

> Straub, Rainer H.: **Vernetztes Denken in der biomedizinischen Forschung**

### INTERNETADRESSEN:

> **Jugendherberge im Sudelfeld, Angie Sebrich:** www.jugendherberge.de/jh/bayern/sudelfeld

> **Beratung für Corporate Social Responsibility-Projekte:** www.dorschundhoertlackner.de

> **Beratung für ethische Unternehmensführung:** www.church-up.de

> **Yogakurse und Workshops in München und Umgebung:** www.call-a-yogi.com

> **Ski und Yoga in Deutschland und der Schweiz:** www.skiyo.info

> **Osteopathie in München:** www.star-therapie.de

> **Ausbildung in Prozessorientierter Energetischer Psychologie:** www.dr-michael-bohne.de, www.ziep.ch

# REGISTER

## IMPRESSUM

© 2009 GRÄFE UND UNZER VERLAG GmbH, München

Programmleitung:
Ulrich Ehrlenspiel
Redaktion: Ilona Daiker
Lektorat: Ulrike Auras
Bildredaktion: Daniela Jelinek
Layout: Independent Medien-Design (Claudia Hauptkappe)
Satz: Cordula Schaaf
Herstellung: Susanne Mühldorfer
Repro: Longo AG, Bozen
Druck: aprinta, Wemding
Bindung: m.appl, Wemding

ISBN 978-3-8338-1275-0
1. Auflage 2009

### Bildnachweis

Alle Illustrationen:
Detlef Seidensticker
Fotoproduktion Kundalini-Yoga und Energetische Psychologie:
Nicolas Olonetzky

Weitere Abbildungen:
Blickwinkel: Seite 46, 148; Corbis: Seite 2 rechts, 62, 78, 114, 118, 124, 131 unten; Jan Engelking: Seite 171; Getty images: Cover vorne, Cover hinten links, Seite 2 Mitte, 20, 40, 42, 60, 80, 86, 102, 131 links oben, 144, 148 links, 149, 156, 172, 175, 176, 188 links, 188 rechts, 189; Joker: Seite 192; Jump: Seite 14, 146, 181, 203, 204; Jupiter images: Cover hinten Mitte, Seite 3, 105, 106, 182, 187; laif: Seite 191; Look-foto: Seite 96, 98, 100, 108, 123; Mauritius images: Cover hinten rechts, Seite 2 links, 12; Dominik Parzinger: Seite 179, 185, 219 rechts; plainpicture: Seite 41, 52, 112, 113, 131 rechts oben, 139, 174; Superbild: Seite 116, 197; Stock-Food: Seite 120, 147, 150, 190

### Persönliche Danksagungen

**Lutz Bannasch**
Ich danke persönlich von ganzem Herzen meinem Glücksengel und lieben Frau Herta, die mir, wie immer, den Rücken frei gehalten hat und ohne deren wunderbare Unterstützung ein solches Buchprojekt nicht möglich wäre. Dank auch an meinen Praxispartner Dr. med. Jürgen Juchheim für seine Loyalität und seinen täglichen Optimismus.

**Beate Junginger**
Mein persönlicher Dank geht an all die Menschen, die mich absichtlich oder versehentlich wunderbare Dinge gelehrt haben und an all jene, die sich mir anvertraut haben und ihren Weg mit mir gegangen sind. Ganz besonders danke ich dem Himmel für meinen Sohn Moritz und dem Mann meines Herzens, Daniel, für die Unterstützung, den Humor, die Inspiration, die Liebe und die Freude.

### Umwelthinweis

Dieses Buch wurde auf chlorfrei gebleichtem Papier gedruckt. Um Rohstoffe zu sparen, haben wir auf Folienverpackung verzichtet.

### Wichtiger Hinweis

Die Empfehlungen in diesem Ratgeber sind von den Autoren nach bestem Wissen erarbeitet und sorgfältig geprüft worden; eine Garantie für die Wirksamkeit kann im Einzelfall jedoch nicht übernommen werden. Dieser Ratgeber kann eine ärztliche Beratung und Behandlung nicht ersetzen.

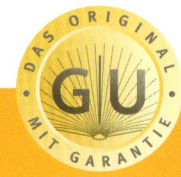

### Unsere Garantie

Alle Informationen in diesem Ratgeber sind sorgfältig und gewissenhaft geprüft. Sollte dennoch einmal ein Fehler enthalten sein, schicken Sie uns das Buch mit dem entsprechenden Hinweis an unseren Leserservice zurück. Wir tauschen Ihnen den GU-Ratgeber gegen einen anderen zum gleichen oder ähnlichen Thema um.

### Liebe Leserin und lieber Leser,

wir freuen uns, dass Sie sich für ein GU-Buch entschieden haben. Mit Ihrem Kauf setzen Sie auf die Qualität, Kompetenz und Aktualität unserer Ratgeber. Dafür sagen wir Danke! Wir wollen als führender Ratgeberverlag noch besser werden. Daher ist uns Ihre Meinung wichtig. Bitte senden Sie uns Ihre Anregungen, Ihre Kritik oder Ihr Lob zu unseren Büchern. Haben Sie Fragen oder benötigen Sie weiteren Rat zum Thema? Wir freuen uns auf Ihre Nachricht!

**Wir sind für Sie da!**
Montag–Donnerstag: 8.00–18.00 Uhr;
Freitag: 8.00–16.00 Uhr
Tel.: 0180-5 00 50 54*
Fax: 0180-5 01 20 54*
E-Mail:
leserservice@graefe-und-unzer.de

*(0,14 €/Min. aus dem dt. Festnetz/ Mobilfunkpreise können abweichen.)

**P.S.:** Wollen Sie noch mehr Aktuelles von GU wissen, dann abonnieren Sie doch unseren kostenlosen GU-Online-Newsletter und/oder unsere kostenlosen Kundenmagazine.

**GRÄFE UND UNZER VERLAG**
Leserservice
Postfach 86 03 13
81630 München

Die GU-Homepage finden Sie im Internet unter www.gu-online.de

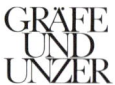

GRÄFE UND UNZER

Ein Unternehmen der
GANSKE VERLAGSGRUPPE